国际旅行卫生
International Travel and Health

（2012 版含 2019 更新内容）

原著 世界卫生组织

主译 孟菁 田洁 李夏

U0333832

中国质量标准出版传媒有限公司

中 国 标 准 出 版 社

北 京

图书在版编目(CIP)数据

国际旅行卫生:2012版含2019更新内容/孟菁,田洁,李夏主译.
—北京:中国质量标准出版传媒有限公司,2021.10(2022.7重印)
ISBN 978 - 7 - 5026 - 4931 - 9

Ⅰ.①国…　Ⅱ.①孟…　②田…　③李…　Ⅲ.①旅游保健
Ⅳ.①R161

中国版本图书馆 CIP 数据核字(2021)第 080574 号

中国质量标准出版传媒有限公司
中　国　标　准　出　版　社　出版发行
北京市朝阳区和平里西街甲 2 号(100029)
北京市西城区三里河北街 16 号(100045)
网址:www.spc.net.cn
总编室:(010)68533533　发行中心:(010)51780238
读者服务部:(010)68523946
中国标准出版社秦皇岛印刷厂印刷
各地新华书店经销

*

开本 880×1230　1/32　印张 9.5　字数 288 千字
2021 年 10 月第一版　2022 年 7 月第二次印刷

*

定价:39.00 元

编译委员会

译者名单

主　译　孟　菁　　田　洁　　李　夏

译　者　（按姓氏笔画排序）

　　　　　王亚伦　　田玲玲　　杨　博　　吴海珊
　　　　　邱文毅　　何　蕾　　汪海波　　张　瑾
　　　　　陈　旺　　陈　宜　　周燕楠　　赵　亮
　　　　　常宝龙　　崔　颖　　蔡常青

审　校　朱兆银　　韩　辉　　周冬根

译者序

旅行医学或旅行卫生是一门研究旅行者健康及安全的新兴学科，发源于欧洲，始于 20 世纪 60 年代，涉及临床医学和预防医学等多个学科，与旅行者健康和全球公共卫生安全有着重要的关系。

对于全球公共卫生而言，旅行卫生是世界卫生组织（WHO）"全球健康"工作中的一环。便捷快速的航空运输促进了人员的国际间流动，大量国际旅行者的频繁出入境，大大增加了各种疾病感染和传播的风险，给各国传染病防控工作带来了新的挑战。2019 年，中国出入境人数已达 6.7 亿人次，出国留学人员达 70 万人次，仅在非洲，我国从事援建、投资贸易等活动的人员就多达 18 万人。为防范通过旅行者导致的传染病跨区域传播，世界卫生组织专门在《国际卫生条例（2005）》中列明了相应条款，并在"全球健康"工作中强调了国际旅行卫生工作对预防传染病在国际间传播所起到的重要作用。

对于旅行者而言，由于健康需求和旅行方式的不同，国际旅行的健康危害因素也多种多样。旅行者既可能遇到与交通工具有关的疾病，如晕动病、深静脉血栓等，也可能因为暴露于病原体而罹患痢疾、疟疾、黄热病等感染性疾病。尤其是在那些食宿条件差、个人卫生和环境卫生状况不良、医疗服务落后且缺乏清洁饮用水的地方，发生严重健康危害的风险会显著增加。旅行医学可以为其提供旅行前的医学建议、旅行中的预防和自我治疗措施以及旅行后的临床诊治，保护旅行者健康。

《国际旅行卫生》是世界卫生组织专家组编写的关于旅行医学的重要技术文件，内容丰富、技术权威、适用范围广、可读性强，一直是世界各国旅行医学和公共卫生专业人员的重要工具书，也是广大国际旅行者自我健康防护的权威参考资料。本书重点更新了第六章可预防性疾病与疫苗、第七章疟疾、国家名录——对国际旅行者的疫苗接种要求和建议，各国疟疾状况和附录 1 存在黄热病传播风险的国家和要求接种黄热病疫苗的国家，对其他章节原译文进行了全面修订。2019 更新版《国际旅行卫生》更新的主要内容体现了全球公共卫生治理在疟疾消除方面的成果及先进的生物科学技术手段在新型疫苗研发方面的运用。中华人民共和国海关总署作为我国口岸公共卫生主管机构，与 WHO 密切合作，得到 WHO 的授权，组织全国海关系统内从事卫生检疫工作的专业人员对本书的最新版本进行了翻译，旨在为国际旅行者提供科学的健康建议，帮助我国卫生检疫工作者、临床医师和公共卫生医师等从事疾病预防与控制的专业人员了解旅行医学发展动态和最新进展，掌握全球传染病疫情的变化趋势，以使其为旅行者提供更具前瞻性和针对性的旅行健康和疾病防护指导意见。

近几十年来，随着病原体的变异、进化，以及社会环境的迅速变化，重大、突发、新发传染病不断发生。2003 年的 SARS、2009 年的甲型 H1N1 流感、2013 年的埃博拉出血热、2016 年的寨卡病毒病都给世界人民的生命健康造成了巨大威胁。2020 年 1 月爆发的新型冠状病毒（COVID－19）肺炎疫情更是人类历史上一次百年未遇的全球性灾难，世界各国的经济活动和社会秩序已被其深刻改变，其对世界格局和历史走向的深刻影响还将在未来逐渐显现。在全球新冠肺炎疫情防控形势依然严峻的当下，如何遏制疫情跨境传播，如何让国际旅行者做好自我防护，本书将提供一定的借鉴和参考。

最后需要指出的是，由于译者水平有限，本书中难免存在错漏和不足，敬请广大读者批评指正。

《国际旅行卫生》编译委员会

原著前言

以职业需要、社会活动、娱乐休闲和人道主义为目的而进行的大人群的国际旅行，参与其中的人员数量正不断增加。许多人的行程比过去长，旅行速度比原来快，且这两方面的增长保持着继续上升趋势。旅行者在陌生的环境中暴露于多种多样的健康危害中，而这些危害中的大部分，可通过旅行前、旅行中和旅行后采取的适当措施而降至最小。编写本书的目的是提供指导措施，以预防或减少与旅行者健康相关的不良后果。

本书主要适用于医学和公共卫生方面的职业工作者，以便于他们向旅行者推荐预防措施；也力求为旅行社、旅行组织者、航空公司、船务公司等提供指引。我们尽可能将有关信息表格化以便于感兴趣的旅行者和非医学专业人士查阅。对于医学专业人士来说，因可以查阅其他辅助资料，所以本书只简要叙述了重要的有关信息。

本书著者希望就广泛的与旅行相关的重要问题给予指导。鉴于医学工作者、旅行行业和旅行者自己在对规避健康风险方面的作用已有一定的认识，本书对与旅行和旅行者相关的不同形式的健康风险提出了推荐措施。

虽然有证据显示，许多传统观光客和商务旅行者已采用了适当的预防措施或得到了恰当的治疗，但对回原居住国探望朋友和亲戚的移民人群仍应给予特别的关注，他们是与健康风险相关的高危人群。

在这一版本中，加入了"即将出发的旅行者"这部分内容（见第9章）和主要的感染性疾病的全球分布情况；更新了疫苗推荐表。相关章节经回顾后综述了当前可供选择的预防和治疗方法；修订了对旅行者有潜在健康危害的感染性疾病的相关信息，并就影响旅行者健康和幸福的负面因素给出了预防措施和信息；在疟疾相关章节中，对疟疾的化学药物预防和治疗的可选方案提供了更新信息。

　　本书的英文印刷版每年在修订后出版。英文网络版（见网址http：//www. who. int/ith）使信息得以持续更新，并提供了多种链接供查询有实用价值的信息，例如：国际间重要的疾病暴发流行新闻；实用型国家级旅行与健康信息网页链接；包含黄热病和疟疾流行状况、要求和推荐措施的交互式地图；高分辨率、更精确的疾病分布地图册等。我们的网站还设有名为"旅行最新更新信息"栏目，用以报告旅行卫生当前重要的进展信息。

原著者

原著致谢

Editors: Dr Gilles Poumerol and Dr Annelies Wilder-Smith
Assistants: Ruth Anderson, Sheila Nakpil and Christèle Wantz
The following WHO personnel made contributions in their fields of expertise:

Dr Jorge Alvar
Dr Hoda Atta
Dr Bruce Aylward
Dr Mauricio Barbeschi
Dr Eric Bertherat
Dr Gautam Biswas
Dr Léopold Blanc
Dr. Robert Bos
Dr Andrea Bosman
Dr Robert Butchart
Dr Keith Carter
Dr Claire-Lise Chaignat
Dr Yves Chartier
Dr Lester Chitsulo
Dr Eva Christophel
Dr Renu Dayal-Drager
Dr Neelam Dhingra-Kumar
Dr Philippe Duclos
Dr Chris Duncombe
Dr Mikhail Ejov
Dr Dirk Engels
Dr Rainier Escalada

Dr Socé Fall
Dr Olivier Fontaine
Dr Pierre Formenty
Dr Albis Gabrielli
Dr Bruce Gordon
Dr Max Hardiman
Dr Joachim Hombach
Dr Stéphane Hugonnet
Dr Kazuyo Ichimori
Dr Jean Jannin
Dr Georges Ki-Zerbo
Dr David Meddings
Dr Kamini Mendis
Dr Shanti Mendis
Dr François-Xavier Meslin
Dr Mark Nunn
Dr Otavio Oliva
Dr Peter Olumese
Dr Fernando Otaiza
Dr Margaret Peden
Dr William Perea
Dr Pere Perez Simarro

Dr Carmen Pessoa-Da-Silva
Dr Rakesh Mani Rastogi
Dr Aafje Rietveld
Dr Pascal Ringwald
Dr Cathy Roth
Dr Lorenzo Savioli
Dr Nikki Shindo
Dr Rudolf Tangermann
Dr Krongthong Thimasarn

Dr Marc Van Ommeren
Dr Yvan Velez
Dr Marco Vitoria
Dr Steven Wiersma
Dr David Wood
Dr Sergio Yactayo
Dr Taghi Yasamy
Dr Morteza Zaim
Dr Ghasem Zamani

WHO gratefully acknowledges the collaboration of the International Society of Travel Medicine, the International Civil Aviation Organization, the International Air Transport Association and the International Maritime Health Association.

WHO also gratefully acknowledges the collaboration of travel medicine experts and end-users of *International travel and health* who have provided advice and information for the 2011 edition:

Dr Paul Arguin, Chief, Domestic Response Unit, Malaria Branch, Division of Parasitic Diseases, Centers for Disease Control and Prevention, Atlanta, GA, USA

Dr Karen I. Barnes, Professor, Division of Clinical Pharmacology, Department of Medicine, University of Cape Town, South Africa

Dr Ron Behrens, Department of Infectious and Tropical Diseases London School of Tropical Medicine and Hygiene, London, England

Dr Anders Björkmann, Professor, Division of Infectious Diseases, Karolinska University Hospital, Stockholm, Sweden

Dr Bjarne Bjorvatn, Professor, Centre for International Health, University of Bergen, Bergen, Norway

Dr Deborah J. Briggs, Professor, Department of Diagnostic Medicine/

Pathobiology, College of Veterinary Medicine, Kansas State University, Manhattan, KS, USA

Dr Geneviève Brousse, Département des Maladies Infectieuses, Parasitaires, Tropicales et Santé Publiqufe, Groupe Hospitalier Pitié-Salpêtrière, Paris, France

Dr Mads R. Buhl, Senior consultant in Infectious Diseases and Tropical Medicine, Aarhus University Hospital, Aarhus, Danemark

Dr Suzanne Cannegieter, Department of Clinical Epidemiology, Leiden University Medical Centre, Leiden, Netherlands

Dr Eric Caumes, Professor, Département des Maladies Infectieuses, Parasitaires, Tropicales et Santé Publique, Groupe Hospitalier Pitié-Salpêtrière, Paris, France

Dr David Chadwick, Senior Lecturer in Infectious Diseases, The James Cook University Hospital, Middlesbrough, England

Dr Charles D. Ericsson, Professor, Infectious Disease Medicine, Internal Medicine, Houston, TX, USA

Dr Anthony Evans, Chief, Aviation Medicine Section, International Civil Aviation Organization, Montreal, Canada

Dr David O. Freedman, Professor of Medicine and Epidemiology, Gorgas Center for Geographic Medicine, Division of Infectious Diseases, University of Alabama at Birmingham, Birmingham, AL, USA

Mr Tom Frens, Managing Editor, Shoreland Inc. , Milwaukee, WI, USA

Dr Maia Funk, Research Scientist, Division of Communicable Diseases, WHO Collaborating Centre for Travellers' Health, Institute of Social and Preventive Medicine, University of Zurich, Zurich, Switzerland

Dr Hansjakob Furrer, Professor, University Clinic for Infectious Disease, Bern University Hospital and University of Bern, Bern, Switzerland

Dr Alfons van Gompel, Associate Professor in Tropical Medicine, Institute of Tropical Medicine, Antwerpen, Belgium

Dr Catherine Goujon, Service de Vaccinations Internationales et Médecine des Voyages, Centre Médical de l'Institut Pasteur, Paris France

Dr Peter Hackett, Altitude Research Center, University of Colorado Health Sciences Center, Aurora, CO, USA

Dr Christoph Hatz, Professor and Head of Department, Division of Communicable Diseases, Institute of Social and Preventive Medicine, University of Zurich, Zurich, Switzerland

Dr David Hill, Professor and Director, National Travel Health Network and Centre, London, England

Dr Shigeyuki Kano, Director, Department of Appropriate Technology, Development and Transfer, Research Institute, International Medical Centre of Japan, Tokyo, Japan

Dr Phyllis E. Kozarsky, Professor of Medicine/Infectious Diseases, Director, Travel and Tropical Medicine, Emory University School of Medicine, Atlanta, GA, USA

Dr Ted Lankester, Director of Health Services, InterHealth, London, England

Dr Damien Léger, Chief, Exploration et Prise en Charge des Troubles du Sommeil et de la Vigilance, Hôtel Dieu, Paris, France

Dr Rogelio López-Vélez, Head Tropical Medicine, Infectious Diseases Department, Ramóny Cajal Hospital, Madrid, Spain

Dr Anne McCarthy, Director, Tropical Medicine and International Division of Infectious Diseases, Ottawa Hospital, General Campus, Ottawa, Canada

Dr Ziad A. Memish, Director, Gulf Cooperation Council States Center for Infection Control, King Abdulaziz Medical City, Riyadh, Saudi Arabia

Dr Marc Mendelson, Associate Professor and Head, Division of Infectious Diseases and HIV Medicine, University of Cape Town, South Africa

Dr Esperanza de Miguel García, Mental Health Department, University Hospital Virgen de las Nieves, Granada, Spain

Dr Deborah Mills, Travel Medicine Alliance Clinic, Brisbane, Australia

Dr Thomas P. Monath, Kleiner Perkins Caufield & Byers, Menlo Park, CA, USA

Dr Nebojša Nikolic, Medical Centre for Occupational Health Rijeka, Faculty of Maritime Studies, University of Rijeka, Rijeka, Croatia

Dr Eskild Petersen, Department of Infectious Diseases, Aarhus University Hospital, Aarhus, Denmark

Dr Lars Rombo, Infektionskliniken, Eskilstuna, Sweden

Dr Patricia Schlagenhauf-Lawlor, Senior Lecturer, Research Scientist, WHO Collaborating Centre for Travellers' Health, Institute of Social and Preventive Medicine, University of Zurich, Zurich, Switzerland

Dr Pratap Sharan, Professor, Department of Psychiatry, All India Institute of Medical Sciences, New Delhi, India

Ms Natalie Shaw, Secretary of the International Shipping Federation, London, England

Dr Mark Sobsey, Professor, Environmental Sciences and Engineering, University of North Carolina at Chapel Hill, NC, USA

Dr Gerard Sonder, Head, National Coordination Center for Travellers

Health Advice (LCR), Amsterdam, Netherlands

Dr Robert Steffen, Professor and Head, Division of Communicable Diseases, WHO Collaborating Centre for Travellers' Health, Institute of Social and Preventive Medicine, University of Zurich, Zurich, Switzerland

Dr Victoria Sutton, Director and Professor of Law, Center for Biodefense, Law and Public Policy, Lubbock, TX, USA

Dr Dominique Tessier, Unité Hospitaliere de Recherche et d'Enseignement sur le Sida, Centre Hospitalier de l'Université de Montréal, et Bleu, Réseau d'experts, Québec, Canada

Dr Claude Thibeault, Medical Adviser, International Air Transport Association, Montreal, Canada

Dr Oyewole Tomori, Redeemer's University, Ogun State, Ikeja, Lagos State, Nigeria

Dr Jane Zuckerman, Medical Director, Academic Centre for Travel Medicine and Vaccines and WHO Collaborating Centre for Travel Medicine, Royal Free and University College Medical School, London, England

目　录

1 健康危害因素及相关注意事项：
一般注意事项

据世界旅游组织统计,2010 年全球商务、休闲和其他目的的国际到埠旅行者已达 9.4 亿人。

在所有国际到埠的旅行者中,休闲、娱乐以及度假者所占比例略高于总数的一半(51%)。以商务和职业工作为目的的国际旅行者约占 15%,另有 27%因特定目的而旅行,如探亲访友(VFR)、宗教活动(含朝圣)、医疗等。2010 年有超过一半的旅行者乘飞机抵达目的地(51%),其余(49%)则通过地面旅行前往目的地——经公路(41%)、铁路(2%)或航海(6%)。随着时间的推移,航空旅行方式的比例正逐渐增大。

预计到 2020 年,国际到埠旅行者将达 16 亿人次。

由于健康需求和旅行方式的不同,国际旅行中的健康危害因素也多种多样。旅行者既可能遇到海拔、湿度、温度突然而剧烈的变化,也可能暴露于可致人患病的多种感染性疾病中。此外,在那些食宿条件差、个人卫生和环境卫生状况不良、医疗服务落后和缺乏清洁饮水的地方,发生严重健康危害的风险会增加。虽然意外事故一直是导致旅行者生病和死亡的首要因素,但是保护旅行者防止罹患感染性疾病也十分重要。

每个计划旅行的人都应该通过咨询了解旅行目的地的潜在危害,以及如何最好地保护自身健康,减少患病风险。提前规划适当的预防措施,以及谨慎防范能够保护旅行者健康,减少意外和患病风险。虽然医学界和旅游业可以提供大量帮助和提出中肯的意见,但搜集信息、了解所涉及的风险并采取必要的预防措施保证旅行健康,仍然是旅行者的首要责任(见 1.8)。

1.1　旅行相关风险因素

旅行者可能暴露的风险取决于下列关键因素:

1

——交通方式；

——目的地；

——旅行持续时间和旅行季节；

——旅行目的；

——住宿标准、食品卫生；

——旅行者的行为；

——旅行者的健康状况。

除非旅行者原本就患有某种疾病，如果目的地的住宿条件、卫生和环境卫生状况、医疗保健和水质标准较高，旅行者的健康风险就较低，那些去大城市和旅游胜地，住宿条件好的商务旅行者和游客即是如此；相反，如果目的地住宿条件差、卫生和环境卫生状况不良、缺乏医疗服务和清洁饮水，旅行者将面临严重的健康威胁。此规律也适用于下列人群：执行紧急救援任务的工作人员、开发机构的员工、去偏远地区探险的游客。在上述状况下，必须采取严格的预防措施防止患病，并应认真对待来自官方的旅行警告，因为它很可能包含旅行和旅行保险的重要信息。

目的地国家的感染性疾病流行病学对旅行者而言至关重要。旅行者和旅行医学业界人士应该对这些疾病在目的地的发生情况有所了解。不可预见的自然或人为灾难可能发生，已知或新出现的感染性疾病暴发通常无法预测。那些本书未述及的国际旅行者面临的新的风险因素会在世界卫生组织（WHO）的网站（http://www.who.int）上发布，应该定期予以关注。同样，关于安全和安保风险的最新风险信息也可从官方网站（http://www.who.int/ith/links/national_links/en/index.html）上获得。

交通方式、旅行持续时间、旅行者行为和生活习惯，在确定旅行者罹患感染性疾病的可能性方面非常重要，还有助于决定是否需要预防接种或抗疟用药。旅行持续时间也有助于确定旅行者是否要经受海拔、温度和湿度的剧烈变化或长时间暴露于大气污染中。

了解旅行目的和拟定的旅行方式对于分析旅行相关健康风险至关重要，但是，旅行者的行为也不可忽视。例如，在疟疾流行区的傍晚，没有采取防蚊措施就到户外可能会感染疟疾。在偏远地区旅行，容易接触到昆虫、啮齿动物或其他动物，传染源，被污染的食物和水，加上缺医少药,尤其危险。

无论去哪里,乘坐何种交通工具,旅行者都应该注意因饮酒、药物成瘾引致的意外事故,以及主要与公路交通和运动相关的伤害事故。

1.2 旅行前的医学咨询

打算去发展中国家的旅行者在旅行前应向旅行医学门诊或医学人士咨询。咨询应在出发前 4 周～8 周进行,如果是长期旅行或去海外工作则宜更早。对于临时决定出行的旅行者——即使是出发当天进行咨询也有裨益(见 9.1)。咨询内容应涵盖最重要的健康危害因素(包括交通事故),确定是否需要预防接种和/或抗疟用药以及识别旅行者需要的其他医疗项目。通常可向旅行者提供一个通用保健药盒,并可按需补充一些个体化配置。

在前往发展中国家或偏远地区进行长期旅行之前,建议进行口腔科、妇科及相应的适龄体检,这对患有慢性或反复发作的健康问题的旅行者尤为重要。强烈建议正在患病的旅行者向旅行医学门诊或医学人士进行咨询,以确保他们旅行中复杂的潜在健康需求可以得到满足。强烈建议所有旅行者寻求一份全面的旅行保险。

1.3 旅行相关健康风险评估

医学咨询人员在对旅行者进行个体风险评估的基础上给出相应建议,包括预防接种和其他用药。风险评估应充分考虑到该人员患病的可能性及其严重性。风险评估的关键要素包括旅行者出发前的健康状况、目的地、旅行持续时间和旅行目的、旅行方式、住宿标准和食品卫生以及旅行期间的风险行为。

针对考虑到的具体疾病,还应进行下列评估:

——目的地适当的医疗服务、预防措施、应急治疗包、自我治疗药盒(如旅行者腹泻药盒)的可及性;

——其他相关公共卫生风险(如传染他人的风险)。

收集风险评估用的这些信息需要详细询问旅行者。因此,列一份一览表或草拟清单有助于收集并记录下所有相关信息。因为预防接种往往是在不同的中心进行的，所以应给旅行者提供个人接种记录（即病人留存的记录），比如肌注狂犬病疫苗的记录。本章末尾给出了一览表的范例，旅行者个人可复制使用。

1.4 保健药盒和卫生用品

应携带足够的医疗物品以满足旅行中的需要。

前往健康危害风险较高的目的地旅行必须携带保健药盒，特别是发展中国家和/或当地医疗可及性不明确的地方。保健药盒应包括治疗常见病的基本药物、急救用品以及其他物品，如注射器和针头（用于降低血源性传播病毒的暴露风险）等可能需要并在某些情况下旅行者可自行使用的物品。

携带某些种类的处方药或特殊医疗用品还必须同时附有印有信头的医生签字的医疗证明，证明旅行者的确需要这些药物或物品用于医疗之用。有些国家要求证明上不仅要有医生的签字还要有国家卫生部门的签章。

如果旅行目的地卫生用品的可及性情况不明，则应该携带充足的数量满足旅行之用。这些物品包括口腔护理用品、护眼用品（包括隐形眼镜）、护肤产品和个人卫生用品，包括冲洗狂犬病伤口用的碱性肥皂。

通用保健药盒中的物品

急救物品：

——黏性胶布；

——抗菌伤口清洗液或碱性肥皂；

——绷带；

——剪刀；

——安全别针；

——滴眼液（润滑液）；

——驱虫剂；

——虫咬治疗药；

——抗组胺药；

——治鼻塞药；

——口服补液盐；

——一般止痛药（如扑热息痛）；

——无菌敷料；

——体温计；

——防晒霜；

——耳塞；

——镊子；

——创可贴。

根据目的地和个人需求需配备的额外物品：

——旅行前已有基础疾病的治疗用药；

——止泻药（包括肠道分泌抑制剂、抗动力药、口服补液盐及其使用说明书）；

——治疗旅行者最常见感染（例如旅行者腹泻、皮肤和软组织感染、呼吸道和泌尿道感染等）的抗生素；

——抗菌软膏；

——抗真菌粉剂；

——抗疟疾药；

——蚊帐和处理织物的杀虫剂（衣服、蚊帐、窗帘）；

——足够的安全套和口服避孕药；

——无菌注射器和针头；

——水消毒剂；

——备用眼镜和/或备用隐形眼镜（及护理液）；

——根据目的地和旅行持续时间可能用到的其他用品。

1.5　有基础疾病和有特殊需要的旅行者

对于婴儿、儿童、孕妇、老年人、残疾人、免疫缺陷者以及那些原来就有健康问题的旅行者来说，旅行相关健康风险比一般旅行者要高得多。强烈建议这类旅行者寻求专业旅行卫生咨询（也可参见第 9 章）。

1.5.1　年龄

航空旅行中由于客舱压力的变化可能引起婴儿不适，因此出生 48h

以内的婴儿禁止乘坐飞机。婴儿和儿童对海拔高度和紫外线的突然变化尤为敏感（见第3章），他们对预防接种和抗疟疾药都有特殊要求（见第6章、第7章）。在腹泻或呕吐引起体液丢失，或者水分摄入不足时，他们比成人更容易脱水。

如果健康状况良好，上了年纪并不是旅行的必然禁忌证。老年人在长途旅行前应进行医学咨询。

1.5.2 妊娠

如果妊娠期间没有异常情况，孕妇身体状况良好，并且没有临近预产期，则不影响旅行。孕妇在孕期4月～6月期间旅行最为安全。针对终末妊娠和新生儿期（见第2章），航空公司制定了一些限制性的乘机规定，建议旅行者直接向相关的航空公司了解具体情况。

孕期接受预防接种有一些禁忌，详见第6章。

如果孕妇感染疟疾或戊型肝炎（简称戊肝）有可能发生严重的并发症。怀孕期间应尽可能避免去这些疾病的流行区旅行。第7章给出了怀孕期间疟疾用药的专门建议。血栓栓塞并发症在孕期更常见。

孕期服药必须严格遵循医嘱。

妊娠期间不建议在海拔3000m以上的地区过夜（见第3章）或去偏远地区旅行。

1.5.3 残障

如果旅行者健康状况良好，身体残疾并不是旅行的禁忌证。出于对残疾人需陪护旅行的关注，航空公司出台了一些相关规定（见第2章），旅行前应从相关航空公司了解详情。

1.5.4 基础疾病

患有慢性疾病的旅行者在计划旅行前应咨询医生。下列疾病可能增加旅行中的健康风险：

——心血管疾病；
——慢性肝炎；
——慢性炎症性肠病；
——需要透析的慢性肾病；

——慢性呼吸系统疾病；

——糖尿病；

——癫痫；

——药物或 HIV 感染引起的免疫缺陷；

——原有血栓性疾病；

——重度贫血；

——严重精神疾病；

——需要定期治疗的慢性疾病；

——器官移植；

——肿瘤；

——慢性血液系统疾病。

患慢性病的旅行者在旅行期间应携带必要的药物或医疗用品。所有药物，尤其是处方药必须存放在随身携带的行李中，使用原有包装并保持标识清晰。在托运行李中另外准备一套药品作为丢失或失窃时的保障。随着航空安全措施的加强，尖锐物体或超过 100mL 以上的液体需办理托运。

旅行者应将其医生的姓名和联系方式、病情和治疗情况、药物详情（包括药品通用名）和处方剂量等信息，与其他旅行文件放在一起随身携带。这些信息还应以电子方式储存，如存放在安全的数据库中以备远程检索。还应随身携带医生的证明文件以证明旅行者使用药物或其他医疗用品的必要性（如注射器），以备海关人员和/或安保人员询查。

1.6 旅行保险

强烈建议旅行者例行购买一份全面的旅行保险，并将实际健康状况如实告知承保人。旅行者应明白在海外就医往往只能在私人诊疗机构，价格可能很贵。在医疗条件不理想的地方，万一发生事故或患病还可能需要紧急转运。如果在海外死亡，运送尸体回国的代价昂贵且过程复杂。建议旅行者：①检索居住国和目的地国之间有无互惠医疗保健协议等信息（参见 http://www.who.int/ith/links/national_links/en/index.html）；②前往健康风险明显、医疗费用昂贵或医疗条件较差的地方，获取一份全面的旅行健康保险。健康保险应涵盖路线的变更、健康

7

原因导致的紧急转运、住院治疗、患病或发生意外事故时的医疗护理以及死亡后的尸体回运等项目。旅行者应在问题发生时就与相关方讨论索赔事宜，而不要等到旅行结束后。

　　旅行社和包价旅游承办方通常可提供旅行健康保险的相关信息，并应向旅行者推介旅行保险的重要性和益处。应注意，现在有些国家将适当的健康保险证明作为入境的条件。同时，某些旅行保险商要求提供预防接种和/或疟疾预防用药证明作为同意治疗或转运的条件。旅行者应知晓获取援助和赔偿的程序。保险证明的副本和具体联系方式应与其他旅行文件一起放在手提行李中。

1.7　旅游业专业人士的作用

　　包价旅游承办方、旅行社、航空公司和海运公司都对保护旅行者的健康负有重任。旅行者在前往和在境外游览过程中尽量不发生问题，这符合旅行行业的利益。可以利用出发前联系的难得机会告诉旅行者将要前往的每个国家的具体情况。旅行社或包价旅游承办方应向旅行者提供下列相关健康指导（或者获得这些信息的途径）：

- 到健康风险较高的地方尤其是发展中国家旅行，建议旅行者在作出旅行计划后立即咨询旅行医学门诊或从业医生。咨询最好在出发前 4 周～8 周进行。
- 建议即刻启程的旅行者也应在出发前一天或当天到旅行医学门诊或从业医生处进行咨询。
- 告知旅行者目的地存在的任何影响个人安全的特殊状况，并建议采取适当预防措施，包括定期检索官方网站（http://www.who. int/ith/links/national_links/ en/index. html）。
- 鼓励旅行者购买一份全面的旅行健康保险并提供可用的政策信息。
- 告知旅行者获得援助和赔偿的程序，特别是旅行社或公司负责投保时。

1.8 旅行者的责任

旅行者可以从医疗和旅游业专业人士那里获得大量的信息,用于预防在国外遭遇健康问题,但旅行者应自始至终对他们自己的身心健康负责,同时还要防止把感染性疾病传播给他人。旅行者的主要责任如下:

——审视自己的旅行决定;

——了解并承受旅行相关风险;

——适时寻求健康咨询,最好在出行前 4 周～8 周;

——依从推荐的预防接种、其他处方药物和保健措施;

——出发前周密计划;

——携带保健药盒并了解其用途用法;

——购买足够的保险;

——在旅行前、中、后采取卫生预防措施;

——就随身携带的所有处方药、注射器等物品获取一份医生证明;

——关注同行儿童的身心健康;

——采取预防措施防止在旅行中和旅行后将感染性疾病传播给他人;

——返回时应向从业医生全面报告患病情况,包括近期所有旅行情况;

——尊重所到国家及其人民;

——性行为要负责,避免无保护的性交。

本章末附有可供旅行者参考的自查清单范例,其中列明了旅行前应自查的项目。

1.9 旅行后的医学检查

如果旅行者回国时与下列情况相关,应建议他们进行医学检查:

——从疟疾流行或可能流行的国家返回时有发热,以排除疟疾这一病因;

——患有慢性疾病,如心血管疾病、糖尿病或慢性呼吸系统疾病,或服用过抗凝血剂;

———返回数周后生病，特别是出现发热、持续性腹泻、呕吐、黄疸、泌尿系统疾病、皮肤病或生殖道感染；

———旅行中接受过抗疟疾治疗；

———旅行中可能暴露于某种严重的感染性疾病；

———在发展中国家停留 3 个月以上。

旅行者应向医疗人员提供最近的旅行信息，包括目的地、旅行目的和持续时间。经常出差的旅行者应给出最近数周和数月的所有旅行细节，包括旅行前的预防接种和服用的疟疾化学预防药物。

注意：从疟疾流行地区回国后发热属于医学急症，发热的旅客应立即就医，并告知医护人员其可能已感染疟疾。

（周燕楠 译 孟菁 校）

扩展阅读

Keystone JS et al. ,eds. *Travel Medicine*,2nd ed. London,Elsevier,2008.

Steffen R,Dupont HL,Wilder-Smith A,eds. *Manual of travel medicine and health*, 2nd ed. London,BC Decker,2007.

UNWTO tourism highlights. Madrid,World Tourism Organization,2009.

Zuckerman JN, ed. *Principles and practice of travel medicine*. Chichester, Wiley,2001.

旅行者自查清单一览表

获取当地信息

根据目的地

- 地区相关风险（城市、丛林或乡村）；
- 住宿形式（酒店、露营）；
- 居留时间；
- 海拔和气温；
- 人身安全问题（比如：冲突事件）；
- 医疗设施的可及性；
- 空气污染。

疾病预防

- **预防接种**：尽早联络最近的旅行医学中心或医生，最好在出发前4周～8周。
- **疟疾**：获得疟疾风险信息，预防蚊子叮咬，必要的预防用药和应急储备，携带蚊帐和驱虫剂。
- **食品卫生**：仅食用完全煮熟的食物，只喝瓶装或盒装的冷饮并确保封口处没有破损。开水是安全的。但如果无法煮沸饮用水，可以使用合格有效的过滤器和/或消毒剂。
- **地方疾病详情**：参考本书有关章节，或者检索 http://www. who. int 和官方网站（http://www. who. int/ith/links/national_links/en/index. html）。

警惕与下列因素相关的事故或问题

- 交通（出发前获得并携带血型卡片）；
- 动物（了解有毒的水生或陆地生物和其他可能携带狂犬病病毒的动物）；
- 过敏（戴医疗警示手镯）；
- 日晒（戴墨镜和防晒霜）；
- 运动。

接受下列检查

- 医学检查——根据停留时间长短获得相关处方药，根据医生建议准备合适的保健药盒；

- 口腔科检查；
- 其他特殊情况的检查（例如怀孕、糖尿病等）。

保险

购买有适当保障的海外医疗保险，涵盖事故、疾病、医疗转运等内容。

出发前旅行健康记录

姓：	名：
出生日期：	现居住国：
旅行目的：	□观光　□商务　□非政府组织和其他类别旅行 □探亲访友　□朝圣
特殊活动：	□住宿：例如，野营、露宿 □运动：例如，潜水、打猎、高原跋涉 □冒险：例如，蹦极、跳跃、激流漂筏运动
出发日期和停留时间：	

将访问的地点

国家	城镇	乡村地区	日期
		是　　否	从　　到
		是　　否	从　　到
		是　　否	从　　到
		是　　否	从　　到
		是　　否	从　　到

病史

预防接种记录，包括儿童时期的免疫和接种日期详情

目前健康状况：

目前罹患的发热性疾病：

慢性病：

最近或目前的就医记录，包括当前的药物治疗情况和其他非处方药服用情况：

过敏（例如鸡蛋、抗生素、磺胺药、蜜蜂/黄蜂等）：

女性：□目前正怀孕　　　□计划3月内怀孕　　　□目前正值哺乳期

焦虑或抑郁史：

　　　　　□如果是，写明具体医治情况：

神经系统疾病（例如癫痫、多发性硬化症）：

心血管系统疾病（例如栓塞、安装起搏器）：

深静脉血栓：

HIV检测阳性？

（周燕楠 译　　田洁、孟菁 校）

2 旅行方式:健康关注点

航空和航海旅行使乘客面临许多影响健康的因素。为方便广大读者,本章尽量不使用专业术语。医疗人员如需更详细信息,请参考航天医学协会官方网站(http://www.asma.org)和国际海事健康协会官方网站(http://www.imha.net/)。

2.1 航空旅行

近年来航空客流量持续攀升,旅客中的"空中飞人"现在占相当大的比例。长途航班的数量不断增加。根据国际民用航空组织的估计,航空客流量在 2006—2020 年将翻番。

航空旅行,尤其是长途飞行,将使旅客暴露于许多影响身心健康的因素中。原先就有健康问题和正在接受治疗的旅客则更容易受到影响,因此,旅客在出行前应及时咨询医生或旅行医学诊所。如果旅行者精心计划,并在飞行前、飞行中和飞行后采取一些简单的预防措施,就可以最大限度地降低航空旅行的健康风险。现将影响航空旅行者身心健康的各种因素综述如下。

2.1.1 客舱气压

尽管对飞机客舱进行了加压,但在巡航高度,舱内气压低于海平面大气压。通常巡航高度在 11000m～12200m(36000ft～40000ft)时,客舱内气压相当于海拔 1800m～2400m(6000ft～8000ft)的大气压。低压导致血液中载氧量减少(缺氧)和胀气,但健康旅客通常能耐受客舱内的这种低气压。

氧气和缺氧

客舱空气中含有对健康旅客和机组人员足够的氧气。但由于客舱气压相对较低,此时血液的载氧量相较海平面时减少。有健康问题的旅客,尤其是患有贫血(特别是镰状细胞贫血)等心肺疾病和血液疾病的旅客,对这种低氧水平(缺氧)的耐受性较差。如果预先安排航空公司在飞行中给该类旅客额外供氧,则能帮助其安全出行。然而,由于各个国家和航空公司的规定和做法不同,强烈建议该类旅行者,特别是想自带氧气的旅行者,根据旅行计划提前咨询有关航空公司。需要航空公司辅助供氧的旅客需额外付费。

胀气

飞机在起飞爬升时,客舱气压下降导致体内气体膨胀。同样,飞机降落着陆时,客舱内压力变大导致气体压缩。这些变化可能对体内气体滞留的部位产生影响。

飞机爬升过程中,由于空气从中耳和鼻窦中外逸,旅客往往会感到耳朵中"啪啪"作响,一般而言,这属于正常现象。飞机下降着陆时,为了平衡压力,空气又流回到中耳和鼻窦中。如果没有回流,就会感到耳朵或鼻窦像被塞住了一样,并可致疼痛。吞咽、咀嚼或打哈欠(俗称"清理耳朵")通常会缓解不适感。一旦发现这些方法不能解决问题,应尽快捏鼻闭口(Valsalva动作)进行一次短促有力的呼气。对于婴幼儿,喂食或给予安慰奶嘴以刺激吞咽可减轻症状。

耳、鼻和鼻窦感染者因内外压力差无法平衡而导致疼痛和损伤,应避免飞行。如必须飞行,在临近起飞时和降落前使用缓解充血的滴鼻液会有所帮助。

飞机爬升时,腹部气体膨胀可导致不适,但通常较为轻微。

某些手术(如腹部手术)和其他治疗或检查(如治疗视网膜剥离)可能会使空气或其他气体进入体腔。近期接受过此类治疗的旅行者应咨询旅行医学医生或为其主治医生,以确定术后何时可空中旅行。

2.1.2 客舱湿度和脱水

客舱湿度较低,通常在 20% 以下(家居湿度通常超过 30%)。低湿度可能导致皮肤干燥,眼睛、鼻子和嘴巴不适,但不构成健康危害。使用皮肤保湿乳液或盐水鼻喷液可以湿润鼻腔。戴框架眼镜而非隐形眼镜可以减轻或防止眼睛不适。现没有证据显示低湿度会导致体内脱水,因此无需比平常多饮水。然而,由于咖啡因和酒精有利尿作用(可增加尿量),在长途飞行中应减少该类饮料的摄入。

2.1.3 臭氧

臭氧是氧气的一种形式,存在于高空大气中,并可能于新鲜空气一同进入飞机机舱。在老式飞机上,曾发现客舱内的臭氧水平有时会刺激肺、眼睛和鼻腔组织。臭氧可被加热分解,大部分臭氧通过为客舱提供压缩空气的引擎压缩机(用于压缩和加热空气)时就被除掉了。此外,大多数现代长途喷气客机配备分解残留臭氧的设备(催化转化器)。

2.1.4 宇宙射线

宇宙射线由来自太阳和外太空的辐射组成。由于地球大气层和磁场具有天然的防护作用,在低海拔地区宇宙辐射水平较低。地球上的人群一直暴露在由土壤、岩石和建筑材料发出的自然背景辐射和到达地球表面的宇宙辐射中。

受到地球磁场形状和极地上空大气"扁平化"的影响,极地上空的宇宙辐射比赤道地区强度要高。虽然飞机在巡航高度受到的宇宙辐射水平比海平面要高,但研究显示这对飞机乘客和机组人员没有任何显著的健康影响。

2.1.5 晕动病

除非出现严重的颠簸,否则鲜有旅行者晕机。晕机者应选择颠簸幅度较小的客舱中部座位,并准备好呕吐袋,每个座位都备有呕吐袋可随时取用。该类旅行者在飞行前应就预防用药问题咨询其医生或旅行医学医生,并避免在飞行前24h内和飞行中饮酒。

2.1.6 静止久坐、循环问题和深静脉血栓形成(DVT)

肌肉收缩是促进血液在静脉中流动的一个重要因素,特别是对腿部而言。长时间不动,尤其是坐姿时,可导致血液在腿部淤积而引发肿胀、僵硬和不适。

众所周知,久坐不动可能是导致在深部静脉形成血凝块——也就是所谓的"深静脉血栓形成"或 DVT 的一个因素。研究表明。乘汽车、公共汽车、火车或飞机长途旅行时,长时间不动可导致 DVT 的发生,世界卫生组织(WHO)开展了一项大型研究——WHO 全球旅行危害因素研究(WRIGHT),以期发现静脉血栓栓塞的风险是否因航空旅行而增加,并确定危害程度和其他危害因素的影响,以及对预防措施的效果开展研究。流行病学研究表明,长途飞行之后(超过 4h),静脉血栓栓塞形成的风险增加了 2 倍～3 倍,其他旅行方式,只要是久坐不动也有类似风险。随着旅行时长增加或在短期内多次乘坐航班,风险也相应增加。按绝对值计算,平均每 6000 名旅客在长途飞行后就有 1 名形成静脉血栓栓塞。

大多数 DVT 病例血栓很小,不会出现任何症状。血栓在机体内能逐渐溶解,不会造成长期影响。较大的血栓可能引起腿部肿胀、触痛、酸痛和疼痛等症状。少数情况下,部分血栓可能脱落,随着血流运行卡在肺部造成肺栓塞,可导致胸痛、气短,严重时甚至可造成猝死。肺栓塞可在腿部血栓形成数小时甚至数天后发生。

旅行中 DVT 的发病风险可伴随其他风险因素而增加,包括:

——既往 DVT 或肺栓塞病史;

——家族近亲中有 DVT 或肺栓塞病史;

——使用雌激素疗法即口服避孕药或激素替代疗法(HRT);

——妊娠;

——近期做过手术或受过外伤,尤其是腹部、骨盆和腿等部位;

——癌症;

——肥胖;

——某些遗传性凝血异常。

DVT 常见于老年人。部分研究人员认为吸烟和静脉曲张也可能是风险之一。

建议有这些风险因素的人群及时(在登机前 4h 或更早)向其医生或者旅行医学诊所征询专业的医疗建议。

DVT 预防的注意事项

推荐给 DVT 特定风险旅行者的大部分预防措施未经证实,有些甚至可能有害。有效的预防措施目前正在深入研究之中。此处向旅客提出一些一般性建议。

• 长途飞行中在客舱来回走动可减少静止不动的时间,但有时较难实现，且飞机突然颠簸可能会导致身体受伤，所以应综合考虑（在客舱内活动带来的）利弊。每 2h～3h 去上一次洗手间不失为良策。

- 很多航空公司在飞行过程中建议旅客在座位上进行活动。活动小腿肌肉可刺激循环，缓解不适、疲劳和僵硬，并可减少 DVT 形成的风险。
- 手提行李不应放在限制腿脚活动的地方，衣服要宽松舒适。
- 由于阿斯匹林副作用较大且效果不确定，建议旅客不要特意服用该药物来预防旅行中 DVT 的发生。
- DVT 风险极高的旅行者可接受专门治疗，并应向其医生征求进一步的建议。

2.1.7　潜水

因为客舱内的低气压可导致减压病（通常称为"屈肢症"），所以潜水员在潜水后应避免立即乘机。建议他们在最后一次潜水至少 12h 以后再乘飞机；如果是多次潜水或需要分段减压到水面的潜水，间隔则应延长至 24h。旅行者应征求潜水学校专家的意见。潜水员警报网是极好的信息资源，有常见问题专栏（http://www. diversalertnetwork. org/medical/faq/Default. aspx）和紧急情况热线电话。

2.1.8　时差反应

时差反应是一个术语，用来描述人体的"生物钟"及其控制的 24h（昼夜）节律被打乱时出现的症状。当跨越多个时区，如从东往西飞或从西往东飞时就会发生紊乱。时差反应可导致消化不良、肠胃功能失调、全身不适、白天嗜睡而夜晚失眠、身体倦怠和精神不振。旅途本身的劳累和时差反应往往交织在一起。当身体适应新的时区时，时差反应逐渐消失。

时差反应不可避免，但可设法减轻其影响（见下文）。旅行者如需严格按时服药（例如胰岛素、口服避孕药等），则应在旅行前向医生或旅行医学诊所征询医疗建议。

减少时差反应的常用措施：

- 在出发前和中长途飞行中要尽可能好好休息。即使是小憩（不到

40min)也有所帮助。

- 清淡饮食,控制饮酒。酒精促进排尿,排尿则妨碍睡眠。虽然酒精可加快入睡,但会影响睡眠质量,导致休息不好。过度饮酒的后遗症("宿醉")可能加剧时差反应和旅途劳累。因此在飞行前和飞行期间最好不饮酒,即使饮酒也需适量,应控制咖啡因的摄入,睡前 4h～6h 避免摄入咖啡因。如果白天喝咖啡,每 2h 左右喝一小杯优于一次性喝一大杯。

- 在目的地应找到适宜的环境睡觉,到达后的 24h 内需要尽可能多的正常睡眠。在抵达的当天夜间至少需要睡 4h——即所谓的"锚定睡眠",人体的生物钟才能适应新时区。如果有条件在白天小睡,可补充总睡眠时间,从而减轻困倦感。眼罩和耳塞有助于白天睡觉。白天做些运动有助于延长夜间睡眠,但应避免在睡前 2h 内进行剧烈运动。

- 明暗节律是调整人体生物钟的重要因素之一。在目的地适时地接受光照,最好是明亮的日光,通常有助于加快适应新环境。当向西飞行时,晚上延长光照和早上避免光照(例如用眼罩或墨镜)或有帮助;向东飞行的建议正好相反。

- 短效安眠药可能有用,应谨遵医嘱服用。由于短效安眠药会延长静止不动的时间,从而增加发生 DVT 的风险,一般不应在飞行中服用该药物。

- 有些国家可以买到褪黑素。因其一般作为食品补充剂出售,所以对该产品的限制不像药物那么严格(例如,美国未批准褪黑素作为药用,但可作为食品补充剂出售)。尚未对褪黑素的作用时间和有效剂量进行评估,而且其副作用,尤其是长期使用的副作用尚不明确。此外,褪黑素并无标准化的生产方法,片剂含量相差可能很大,亦有可能混入某些有害的化学物质。鉴于这些原因,不推荐使用褪黑素。

- 对于 2d～3d 的短期旅行,由于人体的生物钟可能在适应新时区前又要飞回家乡再次调整以适应当地时区,需要适应的时间反而可能更长。因此,适应时差或许并非上策。如有疑问,应征询旅行医学专家的意见。

- 个体对时区变化反应各异。空中飞人应了解自己对时差的反应并养成相应的习惯。咨询旅行医学门诊有助于制定有效的应对策略。

2.1.9　心理问题

压力、害怕飞行(飞行恐惧症)、空中暴力和其他航空旅行方面的心理问题将在第10章详述。

2.1.10　有健康问题或特殊需求的旅行者

如果旅客的健康状况在飞行中可能恶化或产生严重的后果,航空公司有权拒绝搭载。如有迹象表明旅客可能因患有任何疾病、身体或精神问题而导致下列情况的,航空公司可要求其医疗部门/顾问予以排查。

——可能对飞机安全构成潜在的危害;

——对其他旅客和/或机组人员的安宁和舒适有不良影响;

——在飞行中需要医疗看护和/或特殊设备;

——可能因飞行而恶化的情况。

如果客舱乘务员在起飞前怀疑有旅客生病,机长在得到报告后应做出决定:该旅客是否适合旅行,是否需要医疗看护,或者是否对其他旅客和机组人员或飞机安全构成威胁。

尽管本章就事先需要医疗许可的情况提供了一般性的指导意见,但各航空公司的规定不一,务必在订票时或提前了解具体要求。通常,航空公司自设的网站是获得信息的好地方。

婴儿

健康的婴儿在出生后48h即可乘坐飞机,但最好等到满7日龄后。早产儿在器官发育正常并稳定之前,坐飞机旅行应先获得医生许可。客舱内气压变化可能导致婴儿烦躁,通过喂食或给予安慰奶嘴刺激吞咽可能有所帮助。

孕妇

航空旅行对孕妇来说一般是安全的,但大部分航空公司对妊娠晚期孕妇有所限制。对正常孕妇旅行的一般要求是:

——怀孕28周以上的,应随身携带医生或助产士的证明,注明预产期并确认妊娠状况正常；

——单胎妊娠者,怀孕 37 周起禁止飞行；

——多胎妊娠者,怀孕 33 周起禁止飞行。

所有存在妊娠并发症的孕妇均须提供医疗证明。

有基础疾病的旅客

对大部分有健康问题的人来说,如果提前采取必要的预防措施(如对氧气的额外需求等)是可以安全地进行航空旅行的。

对正在患病,如癌症、心肺疾病、贫血和糖尿病的旅客,需要定期服药或治疗的旅客,近期接受过手术或住院的旅客,或者因其他原因担心健康是否适于旅行的旅客,在决定航空旅行前都应向他们的医生或者旅行医学诊所咨询。

需要在途中或到达后马上服用的药物应放在手提行李中。建议随身携带一份处方复印件,以便在药物丢失或额外需要购买药物时使用,也可在安全检查时作为带药证明(详见第 1 章)。

有健康问题但经常出行的旅客

有健康问题又经常出行的旅客,如果其慢性疾病情况稳定,可以向航空公司的医疗部门或订票部门申请常旅医疗卡。在既定条件下,此卡可以当作医疗证明,或用于识别持卡人的健康问题。很多航空公司都有类似服务。

牙科/口腔手术

近期的牙科治疗,如补牙等,一般不是飞行禁忌。然而,未完成的根管治疗和牙科脓肿则需谨慎,建议旅行者根据旅行计划咨询熟悉他们情况的外科或口腔科医生的意见。

安检问题

安装了金属设备,如人工关节、心脏起搏器或体内自动除颤器的旅行者可能担心安全检查会有影响。某些起搏器可能会受现代安全检查设备的影响,因此,所有安装心脏起搏器的旅行者应携带医生证明。

吸烟者

现在几乎所有的航空公司都实行机上禁烟,这使一些烟民特别是长途飞行的烟民倍感压力,所以,应在旅行前与医生探讨这一问题。在飞行中使用尼古丁替代贴或含尼古丁的口香糖可能有一定的帮助,也可考虑使用其他药物或技术。

残疾旅行者

身体残疾通常不是旅行禁忌证。在飞行期间不能照料自己(包括上厕所,从轮椅移到座位上或反之)的旅客应由陪护人员陪伴并提供必要的帮助。一般不允许机组人员提供这种帮助,如果没有合适的陪护,这类旅行者可能不能登机。应提醒坐轮椅的旅行者不要为了少上厕所而在旅行前或飞行中有意限制液体摄入,这样做可能对身体健康有害。

航空公司针对残疾旅客旅行制定了一些条例,残疾旅客应在旅行前联系航空公司进行咨询。航空公司的网站通常也有信息可供参考。

2.1.11 传染性疾病在飞机上的传播

研究表明,在飞机上各种传染性疾病的传播风险非常低。

客舱空气质量得到精心控制,通风频率为20次/h～30次/h彻底换气。大多数现代飞机配有空气再循环系统,可回收高达50%的客舱空气。回收空气通常通过HEPA(高效空气微粒)过滤器进行循环,这是一种用于医院手术室及重症监护室的设备,可阻挡灰尘、细菌、真菌和病毒。

感染的传播可能发生就座于同一区域的旅客之间,通常是由于感染者咳嗽、打喷嚏或通过接触所致(直接接触或与其他旅客共同接触客舱的同一部位和设施)。这与其他情况下,如在火车、公共汽车上或在剧院里人群的密切接触并无不同。像流感这种具有高度传染性的疾病,更有可能在飞机通风系统没有启动的情况下传播给其他旅客。当飞机在地面上未发动主引擎时,通常使用辅助动力设备进行通风,但有时由于环境(噪音)或技术原因没有启动辅助动力设备。在这种情况下如果长时间延迟起飞,可让旅客暂时下机等候。

20世纪80年代曾有报道在长途商用飞机上发生了结核(TB)的传播,但后来并没有核实到在飞机上感染的活动性结核病例。然而,航空旅行量的不断增长以及耐药菌株的出现,要求我们时刻保持警惕,避免结核感染通过航空旅行传播。关于结核与航空旅行的更多信息可参考WHO 2008 年出版的《结核与航空旅行：预防和控制指南》。

2003 年,严重急性呼吸综合征(SARS)暴发期间,有研究发现在飞机上传播这种疾病的风险很低。

为了最大限度地降低感染性疾病的传播风险,身体不适尤其是发热的旅行者应推迟他们的旅行直至康复。已知正患某种传染性疾病的人不应乘坐飞机旅行。航空公司可以拒绝疑似传染性疾病患者登机。

2.1.12　飞机除虫

许多国家要求对来自虫媒疾病(如疟疾、黄热病)流行国家的飞机进行除虫(杀死昆虫)。在一些没有疟疾的国家,曾发现在机场周边生活或工作的人群中出现了一些疟疾感染病例,据推测/或被认为是入境飞机携带的带疟原虫的蚊子传播的。澳大利亚和新西兰等国对入境飞机常规实施除虫,以防止物种意外入侵而危及其农业。

除虫是《国际卫生条例(2005)》(见附录 2)规定的一项公共卫生措施,指使用 WHO 指定的杀虫剂对飞机内部进行处理。目前使用以下几种除虫程序：

——旅客登机后,在飞机即将起飞前使用速效喷雾杀虫剂处理飞机内部；

——旅客登机前,对停在地面的飞机使用气溶胶滞留杀虫剂处理内部,辅之以在飞机即将降落前使用速效喷雾杀虫剂；

——定期使用滞留杀虫剂处理飞机所有内表面,餐饮准备区除外。

旅客有时担心在航空旅行中接触到杀虫剂,有的则报告说在飞机喷雾除虫后感到不舒服。但是 WHO 发现没有证据表明按要求使用指定的杀虫剂会对人体健康造成损害。

2.1.13　机上医疗救助

航空公司必须在飞机上提供最低限度的医疗设备并对机组人员进行急救培训。飞机上的急救设备各不相同,很多航空公司配备的设备都超过了规定的最低标准。通常国际航班配备的设备包括：

——一个或多个急救箱,供机组人员使用；

——一个用于空中医疗急救的医疗箱,通常由医生或其他有资质的
人员使用。

还有一些航空公司配备了自动体外除颤仪（AED）,由机组人员用
于心脏停搏的救治。

机组人员都经过培训,会使用急救设备实施急救和进行心肺复苏。
他们通常还接受培训来识别一系列可能导致空中急症的疾病情况,并进
行适当处置。

此外,许多航空公司配有设备供机组人员联系地面响应中心的医学
专家,咨询如何处置飞行中的医疗急症。

2.1.14　航空旅行的禁忌

下列情况通常为航空旅行禁忌:

• 不足 48h 龄的婴儿。

• 孕 36 周（不含）后的孕妇（多胎妊娠为 32 周）。

• 患有:

——心绞痛或休息时胸部疼痛;

——任何活动期的传染性疾病;

——潜水后减压病;

——由于出血、创伤或感染导致颅内压增高;

——鼻窦或耳朵和鼻感染,尤其是咽鼓管阻塞;

——近期心肌梗死和中风（时间限制取决于发病的严重程度和旅行
持续时间）;

——近期手术或受伤,导致体内空气或气体潴留,尤其是腹部创伤
和胃肠道手术,颅面和眼部损伤,脑手术,涉及眼球贯通操作的
眼科手术;

——严重的慢性呼吸系统疾病、休息时气喘或气胸未愈;

——镰状细胞性贫血;

——没有完全控制的精神疾病。

以上所列并不全面,是否适合旅行应视具体个案而定。

2.2 航海旅行

本部分内容与国际旅行医学会合作编写。

近几十年来船运旅客业务（邮轮和渡轮）大幅增加。2008 年,全世界有 1300 万名旅客乘邮轮旅行。邮轮航线覆盖各大洲,包括其他旅行方式难以达到的地区。一次巡航时间平均约 7d,具体航行可从几小时到几个月不等。常规邮轮现在可搭载 3000 名旅客和 1000 名船员。

修订后的《国际卫生条例（2005）》强调了船舶运营中的健康要求,制定了有关船舶和港口卫生、疾病监测以及应对感染性疾病的全球标准。水和食物的安全供应、昆虫和啮齿动物的控制以及废弃物处置的技术指南也已发布。根据《国际劳工组织公约》(第 164 号)第八条"关于海员的健康保护和医疗保健"(1987)的规定:载有 100 名以上船员,跨国航行 3d 及以上的船舶,必须配备医生照料船员。但这些规定不适用于航程不到 3d 的客轮和渡轮,即使这些航线的船员和旅客人数可能超过 1000 人。渡轮往往没有急诊室,但可指定一名官员或护士负责医疗事务。远洋商船的医疗箱内配备物品必须符合国际推荐标准和国家法律要求,但对客轮的储备药物则没有特别要求。

邮轮航线上的旅行者平均年龄为 45 岁～50 岁,老年旅客约占 1/3。长途邮轮通常更吸引老年旅行者,而这类人群可能患有心肺疾病等慢性病。在船上,光顾急诊室的病人超过半数是 65 岁以上的旅客,最常见的健康问题是呼吸道感染、外伤、晕船和胃肠道疾病。长期远离家门,特别是在海上航行时,旅客需预备足够的医药用品。处方药品应置于原始包装或容器内随身携带,并附带医生的用药证明。乘邮轮出行的旅行者如需特殊医疗,应在订票之前咨询其保健医生。

旅行者需认识到船上的医疗设施仅相当于医务室而不是医院。虽然船上的医疗设施等同于国内流动的医疗车,大部分在船上出现的健康问题可得到治疗,但严重的问题可能需要在病人病情稳定后,转送到陆地上人员、设备齐全的正规医院接受治疗。了解航线上各港口医疗设施的种类和水平很重要,这有助于决定是将患病旅客或船员就近送岸治疗,抑或是通过空运转运至母港。大部分邮轮上没有设置口腔科诊室,也少有牙医驻船。

邮轮快速地从一个港口航行至另一个港口,各港口的卫生标准和感染性疾病暴露风险可能差别较大,导致感染性疾病可能随着登轮的旅客和船员带上船。而在船上相对封闭和拥挤的环境中,疾病可能会传播给其他旅客和船员,还可能随着离船旅客和船员播散到国内社区。过去30年间,已确认了有100多起与船舶有关的疫情。由于许多疫情未被报道,有些可能根本就没被发现,所以情况很可能被低估。麻疹、风疹、水痘、脑膜炎球菌性脑膜炎、甲型肝炎、军团病、呼吸道和胃肠道疾病等,在乘船旅客中的暴发疫情均已见报道。这些疫情之所以受到关注,是因为它们有导致严重健康问题的潜在可能,并且增加了运营成本。而近年来,流感和诺如病毒感染的暴发流行已成为邮轮业的公共卫生挑战。

2.2.1 传染性疾病

胃肠道疾病

大多数监测到的邮轮相关胃肠道疾病的暴发都涉及船上消耗的食物和水。导致疫情暴发的因素包括:舱储水受到污染,水消毒不达标,饮用水被船舶污水污染,饮用水储水舱设计施工不合理,食物处理、准备和烹饪不足以及在厨房里使用海水。

疫情暴发相关的最常见病原体是诺如病毒。症状常表现为急发的呕吐和/或腹泻,可伴发热、腹部绞痛和不适。病毒通过食物或水播散,或者直接人传人;它具有高度传染性,邮轮上暴发疫情时,超过80%的旅客可能都会受感染。为了防止或减少诺如病毒导致的胃肠道疾病暴发,许多船舶现在强化了饮食卫生措施和表面消毒,越来越多的船舶在重点部位配置洗手消毒液并要求旅客和船员使用。有些邮轮公司要求船上医疗中心隔离有消化道症状的旅客,直至症状消失后24h,还有些船舶对无症状的接触者也进行24h隔离。

流感和其他呼吸道感染

呼吸道感染也是邮轮旅客的常见病。来自季节性流感病毒流行地区的旅行者可能会将病毒带入没有季节性流感病毒的地区。为旅客服务的船员可能会成为流感病毒感染的宿主并传染给下一航次邮轮上的旅客。

军团病

军团病（又名退伍军人症）是一种可致命的肺炎，于 1976 年首次发现。该病通常因吸入军团菌感染肺部深处引起，在微小的水滴（气溶胶）或飞沫核（水蒸发后留下的颗粒）中可发现军团菌。过去 30 年间，与船舶相关的军团病事件超过 50 起，涉及 200 多例病人。例如，1994 年在一艘邮轮上暴发的军团病传播到其他 9 艘邮轮上导致 50 多名旅客感染，1 例死亡。该次疫情与船上的漩涡水疗（SPA）有关。其他传染源与饮用水供应和在港口逗留期间的暴露有关。

适当的消毒、过滤和良好的水源储存以及科学设计供排水系统是预防和控制该病的关键。须对 SPA 定期清洗和消毒以减少军团病的风险。

其他传染性疾病

已发生的水痘和风疹疫情凸显了旅行者及时接受常规预防接种的重要性。大型邮轮公司现在都要求他们的船员接种水痘和风疹疫苗。

2.2.2 非传染性疾病

由于温度和气候变化、饮食和活动改变，邮轮旅客（尤其是老年人）原有慢性疾病可能会恶化。邮轮上最常见的死亡原因是心血管事件。晕船也可发生，尤其是在小型船舶上。外伤和牙科急症也常有报道。

2.2.3 预防措施

由于邮轮航行范围大，目的地多变，且可用的数据不足，邮轮旅客和船员患传染性和非传染性疾病的风险难以量化。一般来说，邮轮旅行者应：

- 登轮前就预防措施和预防接种情况咨询他们的保健人员、医生或旅行医学专家，特别应考虑到：
——个人健康状况，旅行持续时间，要访问的国家和可能上岸进行的活动；
——根据身体状况和不同年龄推荐的常规预防接种；
——无论哪个季节，优先考虑流感疫苗接种预防，属于年度流感疫苗接种常规推荐群组的旅行者（见第 6 章）尤其应考虑接种，再考虑提供流感治疗或预防药物处方的必要性；

——针对行程中每个国家，考虑预防接种和其他（例如疟疾）推荐建议；

——备晕船药，特别对容易晕船的人。

• 请牙医例行检查，确保口腔健康，目前没有病症。

• 考虑购买专门的健康保险，以防行程取消、额外的医疗费用和/或必要时的医疗转运。

• 急性疾病发作时不应登轮。

• 携带所有处方药并放于原始包装或容器中，附带医生的证明（见第 1 章）。

• 常用肥皂和水或使用含酒精的洗手液洗手。

• 在船上腹泻或高烧时不要自己服药，应立即报告船上的医疗服务部门。

（田玲玲 译　　周燕楠 校）

扩展阅读

航空旅行

General information related to air travel may be found on the web site of the International Civil Aviation Organization (http://www.icao.int).

Mendis S, Yach D, Alwan Al. Air travel and venous thromboembolism. *Bulletin of the World Health Organization*, 2002, 80(5): 403 – 406.

Summary of SARS and air travel. Geneva, World Health Organization, 23 May 2003 (available at http://www.who.int/csr/sars/travel/airtravel/en/).

The impact of flying on passenger health: a guide for healthcare professionals, London, British Medical Association, Board of Science and Education, 2004 (available at http://www.bma.org.uk/health_promotion_ethics/transport/Flying.jsp).

Tuberculosis and air travel: guidelines for prevention and control, 3rd ed. Geneva, World Health Organization, 2008 (WHO/HTM/TB/2008.399) (available at http://www.who.int/tb/publications/2008/WHO_HTM_TB_2008.399-eng.pdf).

WHO Research into global hazards of travel (WRIGHT) *project: final report of phase I.* Geneva, World Health Organization, 2007（available at http://www. who. int/cardiovascular_diseases/wright_project/phase1_report/en/index. html）.

航海旅行

International Maritime Health Association: http://www. imha. net

Miller JM et al. Cruise ships: high-risk passengers and the global spread of new influenza viruses. *Clinical Infectious Diseases*, 2000, 31: 433 − 438.

Nikolic N et al. Acute gastroenteritis at sea and outbreaks associated with cruises. In: Ericsson CD, DuPont HL, Steffen R, eds. *Traveller's diarrhea*. Hamilton, BC Decker Inc. , 2008: 136 − 143.

Sherman CR. Motion sickness: review of causes and preventive strategies. *Journal of Travel Medicine*, 2002, 9: 251 − 256.

Smith A. Cruise ship medicine. In: Dawood R, ed. *Travellers' health*. Oxford, Oxford University Press, 2002: 277 − 289.

WHO International medical guide for ships : including the ship's medicine chest , 3rd ed. Geneva, World Health Organization, 2007.

3　危害健康的环境因素

　　旅行者常会经历环境突然而剧烈的变化,而这些变化很可能会导致健康危害。旅行活动可能涉及的重大环境变化主要包括:海拔高度、温度和湿度的变化,与不同的微生物、动物和昆虫接触。采取一些简单的预防措施可使这些环境突变所致的负面影响降到最低。

3.1　海拔高度

　　海拔高度的增加将导致大气压降低,氧气分压也将随之降低,从而导致缺氧。科罗拉多州的维尔海拔 2500m,其氧分压比海平面低 26％,在玻利维亚的拉巴斯州(海拔 4000m)的氧分压则较海平面低 41％。机体对于高度变化导致的强大压力,往往至少需要几天来适应,而可适应程度也会受到身体条件特别是肺部疾病的限制。适应的关键是通过增加通气以增加肺泡氧,这一机制在 1500m 高度启动。即便已成功适应海拔高度,有氧运动依旧困难,旅行者仍会存在睡眠障碍。

　　缺氧超过机体适应能力时就会引致高山病(HAI)。高山病可在 2100m 以上发生,但最常见于 2750m 以上地区。在科罗拉多滑雪场,据就寝的不同高度,高山病的发生率为 15％～40％。高山病的易感性主要与遗传基因相关,但快速爬升和选择较高处就寝往往是促发因素,年龄、性别和身体素质与发病关系不大。

　　高山病的疾病谱包括:常见的急性高原反应(AMS)、偶发的肺水肿和更为罕见的脑水肿。后两种情况虽然较少发生,但却能致死。急性高原反应可于登高后 1h～12h 发生,首发症状为头痛,继而可有厌食、恶心、失眠和疲倦困乏。这些症状多数于 24h～48h 内自然缓解,或通过供给氧气、服用镇痛药及止吐药物得以改善。一种针对高山病的有效的预防方案是每日按 5mg/kg 体重服用乙酰唑胺,分次服用;从登高前 1d 开始服用,至到达高度后的最初 2d 持续服用该药物。有磺胺药物过敏史者不能服用乙酰唑胺。

仅有少数健康状况不能前往高海拔地区,主要包括:不稳定型心绞痛、肺动脉高压、重度慢性阻塞性肺病(COPD)和镰状细胞贫血患者。稳定的冠心病、高血压、糖尿病、哮喘或轻度慢性阻塞性肺病的患者、孕妇等,一般均能耐受高原旅行,但可能需要进行健康状况监测。便携式和固定式供氧装置是大多数高海拔度假胜地的常备设备,通过缓解缺氧压力来消除暴露于高原环境所引起的潜在危险。

尚未适应高海拔旅行者的注意事项

- 如果可能的话,应避免一天之内就爬到海拔超过 2750m 的高度并在此高度就寝。建议合理安排旅程,应至少在 2000m～2500m 高度逗留一夜再上行,以防高原反应。
- 在到达高原的第一个 24h,避免过度劳累和饮酒,并应增加饮水量。
- 如果必须直接到海拔超过 2750m 的高度休息过夜,则应考虑服用乙酰唑胺进行药物预防。在高原反应发作早期服用乙酰唑胺仍然有效。
- 计划在高海拔地区攀登或跋涉的旅行者需要一段时间逐步适应。
- 存在心血管或肺部基础疾病的旅行者,应在出发去往高海拔地区前进行医疗咨询。
- 在高海拔地区,有下列症状的旅行者应尽早就医:
——高原反应的症状严重或持续时间超过 2d;
——进行性呼吸困难伴有咳嗽和疲劳;
——共济失调或精神状态改变。

3.2 炎热及潮湿

温度和湿度的骤变可能对机体产生危害。暴露于高温可导致机体失水和失去电解质(盐),进而发展成中暑和热射病。除非刻意适当补液,不然干热环境中很容易发生脱水。在食物或饮料中加入些许食盐(除非有个体禁忌)可以预防中暑,在热适应过程中尤其如此。

中暑状态或大量出汗以后,进食含盐食物或饮料可以帮助补充电解质。旅行者须足量饮水以维持正常尿量。老年旅行者在炎热环境中应特别注意增加饮水，因为口渴反射随年龄增长而减弱。应确保婴幼儿足量饮水以免出现脱水现象。

炎热环境可以导致皮肤刺痒（痱子），足癣（脚气）等皮肤真菌感染也常在炎热潮湿环境下加剧。每天用肥皂洗澡，穿着宽松棉织服装，并在敏感的皮肤部位使用爽身粉，可以阻止感染的发生和扩散。

暴露于炎热、干燥、粉尘环境可致呼吸道和眼部的刺激和感染。应避免使用隐形眼镜以防眼部疾患。

3.3 太阳紫外线

日光中的紫外线（UV）包括 UVA（波长 315nm～400nm）和 UVB（波长 280nm～315nm），两者均可对皮肤和眼睛造成伤害。紫外线造成皮肤损害的程度一般用"全球日照紫外指数"表示，该指数是指地球表面日照紫外线强度，从 0 开始，数值越高表示对皮肤和眼睛造成损害的可能性越大，造成损害所需的时间越短。指数的数值表示不同的暴露级别，数值大于 10 则表示为极高。通常越靠近赤道数值越大。UVB 在夏季及正午前后的 4h 内尤为强烈。紫外线可穿透 1m 或 1m 以上清澈的水体。海拔每增高 300m，紫外线辐射约增加 5%。

以下是太阳紫外线所致的危害：

- 暴露于紫外线，特别是 UVB，可以发生严重的可致皮肤衰老的灼伤，尤其是浅肤色人群。

- 眼部暴露可导致急性角膜炎（"雪盲症"），长期损害可致白内障。

- 暴露于日光可能导致日光性皮炎——一种由光照引起的皮肤荨麻疹，暴露部位出现皮肤发红、瘙痒等症状。暴露于日光几分钟就可发生日光性皮炎，病症持续时间一般不长。

- 皮肤的长期有害影响包括：

——由 UVB 所致的皮肤癌变（多种皮肤癌和黑色素瘤）；

——UVA 比 UVB 更具有穿透力，可达皮肤深层并加速皮肤老化。

- 许多药物可导致皮肤不良反应，由光敏反应进而产生光毒性或光敏性皮炎。例如，服用一些抗生素、口服避孕药和一些防疟药后都可因暴露于日光而引起皮肤不良反应。光毒性接触反应通常由局部外用产品引发,例如:香水、香柠檬油或柑橘油等物质。

- 阳光暴露有可能抑制免疫系统,增加感染风险,降低预防接种效果。

预防措施

- 避免在紫外线最强烈的中午时段暴露于日光中。
- 穿着能遮蔽手臂和腿部的衣物(衣物遮蔽皮肤对紫外线的防护效果比防晒霜好得多)。
- 佩戴包围式紫外线防护墨镜,并配以宽边太阳帽。
- 对没有衣物保护的暴露部位,使用防晒因子(SPF)大于 15 的广谱防晒霜,并经常重复涂抹。
- 对儿童和婴儿应格外注意防护。
- 妇女妊娠期间应避免日光暴露。
- 在水上、水里和雪地里应采取措施避免过度的日光暴露。
- 核实所服用的药物不会影响机体对紫外线的敏感度。
- 如果既往曾发生过皮肤不良反应,应避免日光暴露并避免使用任何可引起该不良反应的产品。

3.4　食源性和水源性健康风险

许多重要的感染性疾病(例如:弯曲杆菌病、霍乱、隐孢子虫病、环孢子虫病、贾第虫病、甲型病毒性肝炎、戊型病毒性肝炎、李斯特菌病、沙门菌病、志贺菌病、伤寒)是由污染的水和食物传播的,有关这些疾病以及其他与旅行者相关的特殊感染性疾病的信息将在第 5 章、第 6 章介绍。

3.5　旅行者腹泻

旅行者腹泻是一种与受污染的食物或水相关的临床综合征,发生于旅程中或旅行后的短期内。在旅行者所能遭遇的健康问题中,该病最为常见。前往高危地区的旅行者中,根据停留时间的长短,最多可有 80% 的人员受染。旅行者腹泻最常累及从个人卫生及环境卫生标准较高地区去往相对落后地区的人群。腹泻可伴随恶心、呕吐、腹痛和发热。多种细菌、病毒和寄生虫均可导致旅行者腹泻，而细菌是最常见的致病因素。

食物、饮料和饮用水的安全性取决于其生产、制备和运输环节的卫生标准。在个人卫生和环境卫生标准均较低，且对食物、饮料和饮用水安全监控的基础设施较差的国家和地区，感染旅行者腹泻的风险较高。为使食源性和水源性感染的风险降到最低，旅行者在这些国家应谨慎对待所有的食物和饮料，即便是在高档的酒店和餐厅也应如此。尽管在贫穷国家风险较高，但任何国家都可能存在卫生状况较差的地方。另一个潜在的水源性感染的途径是污染的娱乐用水（详见3.6）。

高危人群，例如：婴幼儿、老年人、孕妇和免疫缺陷者，应格外注意避免污染的水和食物，以及不安全的娱乐用水。

腹泻的治疗

大多数腹泻都是自限性的，一般几天内康复，重要的是要防止脱水，尤其是儿童。一旦发生腹泻，应饮用安全的水（例如瓶装水、煮沸过的水或者消毒过的水）保持液体摄入。不应中断母乳喂养。如果持续出现中度至重度的腹泻，应使用口服补液盐（ORS）溶液，尤其是老人和儿童。

口服补液盐用量

2 岁以下幼儿	每次稀便后，补液 1/4 杯～1/2 杯（50mL～100mL），可多至大约每天 0.5L。
2 岁～9 岁	每次稀便后，1/2 杯～1 杯（100mL～200mL），可多至大约每天 1L。
10 岁及以上病人	每次稀便后，可根据自身感觉需要量饮用，可多至大约每天 2L。

如果没有现成的口服补液盐（ORS）制剂，可将 6 平茶匙糖加 1 平茶匙盐加入 1L 安全饮用水中替代，用量与口服补液盐相同（1 平茶匙约相当于 5mL）。

在世界上大多数地区，氟喹诺酮类（如环丙沙星或左氧氟沙星）等抗生素可作为经验性治疗药物，使病程平均缩短至 1d 左右。然而对氟喹诺酮类抗生素的耐药性逐渐增加，特别是弯曲杆菌菌株，因此在某些地区,尤其是亚洲地区,氟喹诺酮类抗生素治疗旅行者腹泻的疗效可能降低。这种情况下,可以用阿奇霉素替代进行治疗。阿奇霉素是治疗儿童和孕妇腹泻的一线药物。当旅行者需要迅速控制腹泻症状时,可以辅助用一些止泻药物,例如洛哌丁胺等。但是,这类抑制肠蠕动的药物禁用于 3 岁以下幼儿,一般也不推荐 12 岁以下儿童使用。

是否使用抗生素作为预防性用药,一直饱受争议。对于更为易感的旅行者,例如胃酸缺乏者或小肠病变以及执行重要任务的人员,预防性用药仍具使用价值。类似洛哌丁胺等止泻药,禁止作为预防药。

如果腹泻导致严重脱水或经验性治疗持续 3d 依然无效,尤其是腹泻间隔时间很短且大便呈水样,或伴随血便,或反复呕吐,或发热,都应及时就医。

如果出现严重症状,提示所患疾病非旅行者腹泻,应尽快就医。

3.6　娱乐水域

利用沿海水域、湖泊和河流从事锻炼或休闲活动均对健康有益,然而也存在一些与娱乐水域相关的健康危害,主要如下:
- 溺水和意外伤害(见第 4 章)。
- 生理性因素:
——骤冷,引发昏迷和死亡;
——骤热,引发抽筋和心脏停搏;
——突然暴露于高热和太阳光紫外线的中暑、晒伤和日射病;
——长期暴露于日光(皮肤癌、白内障)。
- 感染:
——吞入、吸入或接触致病性细菌、真菌、寄生虫或病毒;
——被蚊虫或其他病媒昆虫叮咬。
- 中毒:
——吞入、吸入或接触化学污染的水,包括漂浮油膜;
——有毒生物的叮咬;
——吞入、吸入或接触有毒水华现象生物(译者注:水华在海洋中称为"赤潮",指某些浮游生物、原生动物或细菌暴发性增殖或高度聚集而引起水体变色等现象)。

3.6.1 寒冷暴露：浸泡性低温

落水后的主要死因是寒冷而非溺水。一旦体温下降达到低体温状态，可出现意识模糊进而意识丧失，头部自然没入水中导致溺亡。如果穿着救生衣，可使落水者头部露出水面，虽可免于溺亡，但随之而来的低体温性心脏停搏可导致死亡。所以保暖的穿着与救生衣一样重要，可显著延长生存时间。儿童特别是男孩，比成人脂肪少，在凉水或冷水中体温散失更快。

在低温（5℃或更低）水中游泳是非常困难的，对于水性好的游泳者，如果不穿救生衣，即便是打算游很短的距离也可能突发溺水。因此，乘坐小艇时应始终穿着救生衣或佩戴其他浮水设备。

空腹或运动后饮用酒精，即使量很少，也容易引发低血糖。酒精可引起思维混乱和定向力障碍，并且在低温环境中可导致体温迅速下降。除非饮酒的同时进食足够量的食物，否则，少量酒精就可对长距离游泳、划船及其他大运动量且长时间的水上运动产生极大危害。

切忌在溜冰和钓鱼等冬季水上运动时全身浸入水中。意外落入冰水或接近冰点的冷水中是极其危险的，对于儿童和大多数成年人而言，平均致死浸泡时间不足 30min（落水后死亡时间）。

对于浸泡所致的低体温患者，尽快治疗使其体温恢复比其他任何后续措施都重要。热水浴（水温以浸入水中手可以承受的温度为上限）是最有效的措施。对于溺水后出现心脏停搏和呼吸停止的患者，应立即给予胸外心脏按压和人工呼吸。对于心脏没有停搏的患者不应施用胸外心脏按压。所有发生呛水的患者，都应送入医院筛查是否存在肺部并发症。

3.6.2 感染

在沿海水域，吞入、吸（呛）入或接触病原微生物可导致感染，这些微生物可以自然存在，也可能由用水的人或动物带入，甚至可能是粪便污染所致。旅行者被感染最常见的后果是腹泻性疾病、急性发热性呼吸系统疾病和耳部感染。皮肤被珊瑚礁擦伤的同时常接触到活珊瑚有机体，随后很快会发生严重的皮肤感染。

淡水中的钩端螺旋体来自染疫啮齿类动物的尿液，通过破损的皮肤和黏膜感染人类。在血吸虫病流行地区游泳或涉水时,幼虫可钻透皮肤进入人体导致感染(见第 5 章)。

如果泳池或水疗场所对水的消毒处理不充分也可导致感染。接触疫水还可导致腹泻、胃肠炎和咽喉炎。适当的加氯处理和施用其他消毒剂可抑制水中大多数细菌和病毒繁殖。然而,大量贾第鞭毛虫和隐孢子虫一旦被染疫个体排放到水中,对常规的水消毒处理方法高度耐受,只可通过臭氧灭活或过滤装置去除。

水疗中心或冲浪浴缸的污染可导致军团菌和铜绿假单胞菌的感染。其他与水疗中心相关的疾病还有外耳道炎、尿路感染、呼吸道炎症、外伤感染和角膜炎等。

在泳池和水疗中心附近,人与人之间的直接接触,或与受污染表面的物理接触可能会传播导致传染性软疣和皮肤乳头状瘤(疣)的病毒;头发、指甲和皮肤的真菌感染,尤其是脚癣,以类似的方式传播。

3.6.3　预防措施

- 在所有的娱乐水域均应遵守安全行为准则(见第 4 章)。
- 遵守所有公布的规定。
- 在娱乐水域或附近活动时,活动前或活动时不饮酒。
- 对在娱乐水域活动的儿童,监护人员须在附近持续监护。
- 在水疗和桑拿时应避免高温,尤其是有基础疾病的患者、孕妇和儿童。
- 避免接触疫水和不洁的沙或土壤。
- 对珊瑚剐蹭伤进行消毒处理。
- 避免吞咽任何娱乐用水。
- 征询当地人关于潜在的危险水生动物的建议。
- 在海滩、河岸及泥泞滩涂上行走时须始终穿鞋。

3.7　动物和昆虫

3.7.1　哺乳动物

非家养动物习惯于躲避人类,在没有受到激惹的情况下多数不会主动攻击人类。然而有一些大型食肉动物比较具有侵略性,可能会主动攻击。罹患狂犬病的动物往往比较具有攻击性,在未受激惹的情况下也会有攻击行为。野生动物的攻击行为可因领地受侵犯而激发,特别在保护幼崽期间。动物撕咬既可造成严重创伤,也可传播疾病。

被动物咬伤所致的最重要的感染风险是狂犬病。在许多发展中国家,狂犬病主要由犬咬传播,其他哺乳动物也能感染狂犬病病毒。一旦被动物咬伤,应立即用消毒液、肥皂、洗涤剂或水对伤口进行彻底清洗,应从医生或兽医处了解当地感染狂犬病的风险程度。如果确实存在风险,应对伤者实施狂犬病的暴露后免疫,并接种免疫球蛋白(见第 5 章)。被动物咬伤后,同样推荐加强接种一剂破伤风类毒素疫苗。

如果旅行者暴露于狂犬病的风险增加,可推荐实施暴露前免疫(见第 6 章)。暴露前免疫并不能省去被咬伤后的医学处理,但可以减少暴露后疫苗接种次数。

预防措施

- 在有狂犬病发生的地区,避免直接接触家养动物;避免接触所有野生的和捕获的动物。
- 避免所有惊吓、恐吓或威胁动物的行为。
- 确保孩子不靠近、不触摸、不激惹任何动物。
- 被动物咬伤后,须立即用清水、消毒剂或肥皂彻底清洗伤口并就医。
- 如果预计行程中存在狂犬病暴露的重大风险,应在出发前接受医疗咨询。

对于携带动物出行的旅行者,应该意识到犬类(在有些国家还包括猫类)必须接种过狂犬病疫苗才能顺利过境。许多非狂犬病流行国家还有一些附加要求。在带动物出国之前,应了解目的国及过境国的相关管理规定。

3.7.2 蛇、蝎子和蜘蛛

前往热带、亚热带和沙漠地区的旅行者,应意识到毒蛇、蝎子和蜘蛛存在的可能性。应征询当地人关于旅行地此类风险的建议。大多数有毒物种通常在夜间更活跃。

来自蛇咬、蜘蛛叮和蝎子蛰的毒素,除造成患部邻近组织损害外,还会具有其他多种毒性作用。神经毒素存在于陆生及水生蛇类毒液中,也常常存在于蜘蛛和蝎子毒液中。神经毒素可引起虚弱和麻痹。毒液接触眼睛可致严重伤害,甚至失明。大多数毒液影响凝血功能,可致大出血和血压下降。一些蜘蛛的绒毛上也有毒素,例如狼蛛,一旦接触皮肤,可致强烈刺痛。

毒蛇、蝎子和蜘蛛中毒属于医疗急症,须紧急处置。应将患者尽快转送至最近的医疗机构,急救措施包括用夹板和托架制动患肢,但不应太紧。用绷带捆扎以防毒素播散及局部坏死范围扩大。然而,如果被咬伤部位局部肿胀或组织已坏死,则不应继续捆扎。其他传统急救措施,如切开、吮吸、止血带捆扎和挤压都是有害的,不应使用。

对于是否使用抗毒素,只有具有资质的医疗人员才能决定。抗毒素制剂须在医疗机构内使用,而且须在确定制剂的抗毒谱能拮抗施咬动物的毒素后才予使用。

预防措施
- 求问当地人本地可能存在的各种毒蛇、蝎子和蜘蛛的情况。
- 在可能存在毒蛇、蝎子和蜘蛛的地方避免赤脚或穿裸露脚趾的凉鞋行走,应穿靴子或单鞋和长裤。
- 避免手或脚伸入可能藏有蛇类、蝎子或蜘蛛的地方。
- 夜间外出须格外谨慎。
- 在穿衣和穿鞋之前,检查是否有潜伏的蛇类、蝎子或蜘蛛。睡在蚊帐里。

3.7.3 水生动物

游泳者和潜水者可能被某些水生动物咬伤,包括康吉鳗、海鳝、水虎鱼、海豹和鲨鱼。它们也可能被有毒的刺胞水母、火珊瑚、海葵、黄貂鱼、梭鱼、蝎子鱼、石鱼和无脊椎动物水生生物所刺伤。许多热带国家(包括澳大利亚北部的热带地区),在河流和河口处栖息的鳄鱼会袭击人类,造成严重甚至致命的伤害。危险的水生生物造成伤害是由于:

——洗澡或涉水时接触有毒生物;
——踩踏有毒刺的动物;

——海滩探寻时，捡拾有毒生物；

——游泳或在水边时侵入大型动物领地；

——在大型动物的捕食水域游泳；

——干扰或激惹危险的水生动物。

预防措施

- 询问当地人活动区内是否存在危险水生动物。
- 避免激发食肉动物的攻击行为。
- 在海滩或水边行走时穿鞋子。
- 避免接触水中的活水母和海滩上的死水母。
- 无论何时都避免在鳄鱼出没的水域散步、涉水或游泳。
- 被有毒动物咬伤或叮咬后应寻求医疗指导。

治疗

治疗水生动物的刺咬取决于是否有伤口、刺孔或局部的皮肤反应（例如皮疹）。若被多刺鱼刺伤，需要在热水中浸泡，将刺拔出，仔细清洗伤口并用抗生素治疗（被石鱼所伤，还需使用抗毒血清）。如果被章鱼或海胆刺伤，治疗方法基本相同，但不需要热水浸泡。出现皮疹或长线状损伤，应考虑腔肠动物所致。治疗主要用 5% 乙酸局部洗擦除污，并用皮质激素（箱形水母海黄蜂所致的损伤，须用抗毒血清），对可能发生的后遗症，应适时随访。

3.7.4 昆虫和其他病媒生物

媒介在许多感染性疾病的传播中起着至关重要的作用。许多媒介是吸血昆虫，它们在吸血时可从染疫宿主（人或动物）摄取致病微生物，并在下一次吸血时注入新的宿主。蚊子是重要的病媒昆虫，也有一些疾病可由吸血蝇传播。此外，蜱和某些水生螺也作为中间宿主并参与疾病的传播。重要的媒介以及它们传播的主要疾病见表 3-1。疾病信息及特定的预防措施将在第 5 章、第 6 章、第 7 章中详细介绍。

表 3-1　重要病媒及其传播的疾病^a

媒介	传播的主要疾病
水生螺	血吸虫病
黑蝇（蚋）	河盲症（盘尾丝虫病）
跳蚤	鼠疫（跳蚤传染，由鼠到人类） 立克次体病
蚊子	
伊蚊	登革热 裂谷热 黄热病 基孔肯雅热
按蚊	淋巴丝虫病 疟疾
库蚊	流行性乙型脑炎（日本脑炎） 淋巴丝虫病 西尼罗热
白蛉	利什曼病 白蛉热
蜱	克里米亚-刚果出血热 莱姆病 回归热（包柔螺旋体病） 立克次体病包括斑疹伤寒和 Q 热 蜱传脑炎 土拉菌病
锥虫	恰加斯病（美洲锥虫病）
采采蝇	昏睡病（非洲锥虫病）

ª 基于广泛的研究，无绝对证据证明昆虫可以传播 HIV。

　　水在大多数媒介的生命周期中起着关键的作用。因为雨水与媒介的繁殖场所具有相关性，所以许多虫媒疾病的传播是季节性的。温度也是一大关键因素，它限制了媒介分布的海拔高度和纬度。

　　对于城市中心特别是睡在空调房里的旅行者们，其接触到虫媒疾病

41

的风险通常较低。但他们却有可能暴露于登革热的传播媒介，这是因为此病媒常见于热带国家的城市中心，且大多在白天叮人。前往农村地区或卫生标准较低地区的旅行者，暴露于病媒生物的风险相对较高，个人防护尤为重要。傍晚或夜间的户外活动可能会增加暴露于疟疾媒介的风险。

防媒介措施

旅行者可通过以下各段所述方法保护自身免受蚊虫和其他病媒的侵袭。

- **驱虫剂** 用于外露皮肤或衣服的化学物质，作用是阻断人与媒介的接触。驱虫剂的有效成分只能驱离昆虫，但不能杀死它们。所选驱虫剂须含有 DEET（N,N-二乙基-3-甲苯甲酰胺）、IR3535［3-（N-乙酰基-N-丁基）-氨基丙酸乙酯］或埃卡瑞丁［1-哌啶羧酸，2-（2-羟乙基）-1-甲基丙酯］。应在昆虫叮咬时段使用驱虫剂防护，使用时应注意避免接触黏膜，也不应喷在脸上，应避开眼睑或嘴唇，避开敏感、被晒伤或受损的皮肤，以及深层皮肤皱褶。使用驱虫剂后必须洗手。一般每 3h～4h 后需重复使用，在炎热潮湿、大量出汗的环境下更需及时重复使用。驱虫剂用于衣物的效果持续时间更长。应当遵循产品说明书，以避免损坏某些服装面料；应严格遵守驱虫剂制造商的使用说明，不得超剂量使用，对幼儿和孕妇尤其如此。

- **蚊帐** 睡觉时个人防蚊的极好手段。有用于吊床、行军床、小床等各种规格的蚊帐。蚊帐下沿应塞入床垫下，并确保没有被撕破且里面没有蚊子。蚊帐应结实，网眼尺寸不大于 1.5mm。经杀虫剂预处理或未经处理的蚊帐都可用，但处理过的蚊帐防蚊效果更加明显，只不过对最常用杀虫剂——拟除虫菊酯的耐药性已日渐明显。可以在市场上买到预处理蚊帐。

- **蚊香** 已知气雾型杀虫剂中的最佳代表，通常用合成拟除虫菊酯作为活性成分。电蚊香片是一种更精致的产品，需要电力驱动，将杀虫剂片放入电热栅格中，使杀虫剂受热蒸发。电池驱动的熏蚊器也有售。如有必要也可在日间使用这种装置。

- **喷雾剂** 用以杀灭飞虫，能够快速有效地击晕或杀死飞虫。睡前应在卧室区域喷洒。喷洒杀虫剂可使房间没有昆虫,但效果可能持续不久。建议在睡前喷洒,同时使用蚊香或蚊帐。用于杀灭爬行昆虫(如蟑螂和蚂蚁)的喷雾剂,应喷洒在这些昆虫可能爬经的表面。

- **防护性衣物** 可在虫媒活跃的时段内使用。面料的厚度是关键。驱虫剂用于衣服比用在皮肤上效果更持久。穿着经氯菊酯或醚菊酯处理过的衣服还可以防止蚊虫隔衣叮咬。在蜱和跳蚤出没的地区,应穿着适当的鞋类保护脚,并将长裤腿掖入袜子。对服装施用驱虫剂可使防护效果更明显。

在帐篷里露营的旅行者,应组合使用驱虫剂、纱门、纱窗。帐篷的纱门纱窗网眼往往大于 1.5mm,所以应配置特别的防蚊纱门、纱窗。

纱门、纱窗和纱檐可减少飞虫接触。应选择有这些设施的地方安排住宿。

只要房间的门窗周围没有空隙,空调是防止蚊和其他昆虫进入室内非常有效的手段。在全空调覆盖的酒店,没有必要在室内采取其他的防护措施。

在血吸虫病疫区,应避免接触湖水、灌溉沟渠水和缓慢流动的溪水等淡水水体。

3.8 肠道寄生虫:对旅行者的危害

旅行者在旅途中,尤其是前往热带和亚热带国家时,可能面临感染多种肠道寄生虫(蠕虫)的风险。感染肠道寄生虫的风险与较低的卫生标准有关,因卫生标准低下会导致人畜粪便污染土壤、水和食物。一般情况下,旅程结束一段时间之后,临床症状可能会逐渐明显。由于症状与旅行目的地的相关性可能不明显,易致诊断延迟甚至误诊。以下是旅行者可能接触到的主要肠道寄生蠕虫。

- **钩虫** 人类和犬类钩虫,特别是板口线虫属和钩口线虫属,均可能对旅行者造成危害,尤其是在土壤被人类或犬类粪便污染的地方。幼虫可穿透人类皮肤造成感染。治疗方法是口服阿苯达唑或甲苯咪唑。犬钩口线虫可造成特有的皮肤损伤——皮肤幼虫移行症,此症较容易通过驱虫药治疗,如外用噻苯达唑、口服阿苯达唑或伊维菌素。

- **绦虫**　感染牛带绦虫是由于进食生的或未经煮熟的含有寄生虫幼虫的牛肉。同样，进食生的或未经煮熟的猪肉可感染猪肉绦虫。治疗方法是口服吡喹酮或氯硝柳胺。人类绦虫携带者通过粪便排出绦虫虫卵，牛和猪摄入人类粪便中的绦虫虫卵而感染绦虫幼虫。人通常是绦虫的终末宿主，但也有可能因进食被粪便污染的食物（摄入猪带绦虫虫卵）而成为中间宿主。由于感染幼虫会引起囊虫病，可能会导致严重疾病，因此是非常危险的，且治疗较为复杂，需要医疗监护。感染细粒棘球绦虫的幼虫会引起包虫病，狗是细粒棘球绦虫成虫的终末宿主，从粪便中排出虫卵。人类因与受感染的狗密切接触或进食被感染的狗粪便污染的食物或水而感染。多房棘球蚴所致的泡型包虫病病情更重，其传播途径与包虫病相似，但终末宿主一般是狐狸而不是狗。针对这两种形式的包虫病的治疗方法都较为复杂，需要医疗监护。
- **蛔虫和鞭虫**　肠道寄生虫似蚓蛔线虫和毛首鞭形线虫通过土壤传播。含有寄生虫卵的土壤可能污染水果和蔬菜等食物，在未彻底清洗的情况下进食这些食物就可导致被感染。在市场徒手处理被疫土污染的食品，或用手接触被污染的水都可能造成感染。治疗方法是口服阿苯达唑或甲苯咪唑。

3.9　保障饮食、饮水卫生及避免昆虫叮咬要点

3.9.1　避免不安全食品及饮料的常识

- 避免进食已在室温或常温下放置了数小时的食物，如未加盖的自助餐厅食品，街头和海边摊贩食品。
- 避免进食未煮熟的食物，可去皮或去壳的水果和蔬菜例外；避免进食表皮受损的水果。
- 除非确认制冰用水是安全的，否则避免进食冰块。
- 避免进食含有生的或未煮熟蛋类的菜肴。
- 避免进食来源不可靠的冰淇淋，如街头小贩卖的冰淇淋。
- 避免使用不安全的水刷牙。

- 在鱼类和贝类食品可能存在生物毒素的国家,应在当地咨询求问。
- 未经巴氏消毒的(生的)牛奶须煮沸后进食。
- 加工食物或进食前,用肥皂和水彻底洗手。
- 如果怀疑饮用水的安全性可煮沸后饮用;如果没条件煮沸,可用经过认证的且维护良好的过滤器处理和/或用消毒剂处理。
- 如果制造商提供的瓶装水或软包装冷饮封装完好无损,通常是安全的。
- 60℃以上的饮料及彻底煮熟的食物通常是安全的。

3.9.2　如何处理质量可疑的水

- 烧水目测至沸腾并持续 1min 以上是杀死病原体最有效的方法。
- 对于清而不浊的水,化学消毒能有效地杀死细菌、病毒和某些原虫(部分例外,如隐孢子虫)。
- 结合氯化消毒和混凝/絮凝(即化学沉淀)作用的产品在杀死细菌和病毒的同时,可以去除大量的原虫。
- 对于浑浊的水应先沉淀或过滤,清除悬浮固体物质之后,再进行化学消毒。
- 便携式终端(POU)水处理装置,如陶瓷、薄膜和碳块的过滤器可去除原虫和一些细菌。选择合适的过滤孔径至关重要。建议使用小于等于 $1\mu m$ 的过滤孔径,以确保可以清除清水中的隐孢子虫。一些过滤装置也采用碘浸渍树脂以提高其效率。
- 由于大多数便携式终端水过滤装置不能去除或杀死病毒,建议使用多重方法联合处理用水(如先过滤后化学消毒),否则过滤后需将水煮沸。而反渗透滤器(滤孔极细,甚至可阻挡水中溶解的盐类)和超滤装置(滤孔也极细,允许溶解的盐通过,但可阻挡病毒和其他微生物)理论上能去除所有的病原体。
- 碳过滤器可以改善口味,可用于碘处理过的水,可以去除多余的碘。

3.9.3　媒介防护

- 驱虫剂,例如含有 DEET(N,N-二乙基-3-甲苯甲酰胺)、

IR3535[3 −（N −乙酰基− N −丁基）−氨基丙酸乙酯]或埃卡瑞丁[1 −哌啶羧酸，2 −（2 −羟乙基）− 1 −甲基丙酸酯]的驱虫剂。

- 蚊帐。
- 蚊香、喷雾剂。
- 防护性衣物。
- 纱窗、纱门。
- 空调。

（杨博 译　周燕楠、田玲玲 校）

扩展阅读

Addendum to Guidelines for safe recreational water environments，Vol. 1：*Coastal and Fresh Waters*，Geneva，World Health Organization，2009 （available at：http：//whqlibdoc. who. int/hq/2010/WHO_HSE_WSH_10. 04_eng. pdf）.

A guide on safe food for travellers. Geneva，World Health Organization，2007 （available at：http：//www.who.int/foodsafety/publications/consumer/travellers/en/index. html）.

Bites and stings due to terrestrial and aquatic animals in Europe. Weekly Epidemio-logical Record，2001，76：290 − 298 （available at：http：//www. who. int/wer/pdf/2001/wer7638. pdf）.

Five keys to safer food. Geneva，World Health Organization，2001 （ available at：http：//www. who. int/foodsafety/consumer/5keys/en/index. html）.

Foodborne disease：a focus on health education. Geneva，World Health Organization，2000. （See annex for comprehensive information on 31 foodborne diseases caused by bacteria，viruses and parasites. ）

Guidelines for drinking-water quality，incorporating the first and second addenda. Vol. 1：Recommendations，3rd ed. Geneva，World Health Organization，2008.

Guidelines for safe recreational water environments，Vol. 1：*Coastal and fresh waters*，Geneva，World Health Organization，2003.

Guidelines for safe recreational water environments. Vol. 2：Swimming pools and similar environments. Geneva. World Health Organization，2006.

Hackett PH，Roach RC. High-altitude illness. *New England Journal of Medicine*，2001，345：107 − 114.

How to prepare formula for bottle-feeding at home. World Health Organization，

2007. (available at: http://www.who.int/foodsafety/publications/micro/PIF_Bottle_en.pdf)

How to prepare for formula for cup-feeding at home. Geneva, World Health Organization, 2007. (available at: http://www.who.int/foodsafety/publications/micro/PIF_Cup_en.pdf)

Pesticides and their application for the control of vectors and pests of public health importance. Geneva, World Health Organization, 2006 (WHO/CDS/NTD/WHOPES/GCDPP/2006.1) (available at: http://whqlibdoc.who.int/hq/2006/WHO_CDS_NTD_WHOPES_GCDPP_2006.1_eng.pdf).

Preventing travellers,diarrhoea: how to make drinking-water safe. Geneva, World Health Organization, 2005 (WHO/SDE/WSH/05.07 (available at: http://www.who.int/water_sanitation_health/hygiene/envsan/sdwtravel.pdf).

Rozendaal J. *Vector control: methods for use by individuals and communities.* Geneva, World Health Organization, 1997.

Vectors of diseases: hazards and risks for travellers-Part I. *Weekly Epidemiological Record*, 2001, 76:189 − 194 (available at: http://www.who.int/wer/pdf/2001/wer7625.pdf).

Vectors of diseases: hazards and risks for travellers-Part II. *Weekly Epidemiological Record*, 2001, 76:201 − 203 (available at: http://www.who.int/wer/pdf/2001/wer7626.pdf).

Ultraviolet radiation and the INTERSUN Programme: http://www.who.int/uv/en.

4　伤害和暴力

目前数据表明,全球每年有 500 万人死于伤害和暴力,同时有数亿人因此受伤,其中一些人因此终身致残。对旅行者而言,遭受暴力或者意外伤害与罹患外来感染性疾病的风险相当,但更可能因暴力和伤害致死或致伤。道路交通事故是旅行者中最常见的死亡原因。中低收入国家创伤救治体系落后,道路交通事故以及暴力伤害的风险最高。其他环境也会发生意外伤害事故,特别是在与游泳、潜水、出海和其他活动相关的娱乐水域。通过对危险因素的认知和采取恰当的预防措施,旅行者可以减少伤害事故的发生。

4.1　道路交通意外伤害

据估计,全球每年有 130 万人死于道路交通事故,受伤的多达 5000万人。预测表明,如果不就该问题采取紧急行动,到 2030 年,道路交通事故致死将成为第五大致死因素。

在许多中低收入国家,交通法规的执行力度不够,其交通状况通常比高收入国家更加复杂,两轮车、三轮车、四轮车、畜力车、其他交通工具和行人,共用同一条道路。道路修建的质量不高,维修保养不善,交通标志和信号灯不足,驾驶习惯不好。因此,旅行者无论在开车还是步行都应非常注意和小心路况。

下面是一些实用的预防措施,旅行者可以采用这些措施,从而降低交通事故发生或在交通事故中受伤的风险。

预防措施
- 获取到访国家的相关信息,包括交通和车辆管理法规,以及道路状况。
- 租车前要检查轮胎、安全带、备用轮胎、车灯和刹车等设备。

- 了解道路上的一些不成文的规矩,如在有些国家,超车前习惯于先鸣笛或者闪大灯。
- 有些国家行驶车道与居住国相反,需要格外警惕。
- 不要酒后驾驶。
- 时刻注意不要超速驾驶。
- 如有安全带,请务必系上安全带。
- 不要在陌生和没有灯光的道路上驾驶。
- 不要使用轻型摩托车(助动车)、摩托车、自行车或三轮车。
- 小心流浪动物。

另外,准备在国外驾驶车辆的旅行者应确保随身携带自己的驾照和国际驾驶许可证,并提前购买涵盖伤害医疗救治的保险。

4.2 娱乐水域意外伤害

娱乐水域包括海滩水域、淡水湖、河流、游泳池以及水疗池等。通过采取安全行为和简单的预防措施,可以降低在娱乐水域的危险。

娱乐水域内最严重的健康危害是溺水和冲击伤,尤其是头部和脊柱的损伤。据估计,每年有超过 30 万人死于溺水。此外,许多"非致命性溺水"案例往往对健康造成终身的影响。

当个体遭遇潮汐或者离岸流,被涨潮围困,从船上翻落,被水下物体缠住,或者在充气垫上睡着被带入海里,都有可能溺水。泳池或水疗池的溺水或者呛水以及其他伤害,可能发生在排水口附近,由于吸力大,拉扯身体的某一部分或者头发,从而导致头部没入水中。泳池内溺水可能与滑倒、绊倒、坠落后撞击导致意识丧失有关。如果水体不清澈,可能很难看清水中的游泳者或物体,从而更增加了水域内发生意外的可能性。

儿童即使在浅水区短暂停留也有可能溺水。导致儿童溺水的最常见原因是缺少成人看护。在水域内或者在靠近水域处玩耍的儿童,要时刻有成人看护。

涉水和钓鱼的人也有溺水的危险。落入寒冷的水中,特别是身着厚重的衣物,使游泳受限,可能导致溺水。

撞击伤通常是潜水事故造成的,特别是潜入浅水和/或撞到水下障碍物。水从表面看起来比实际水位浅。头部撞击坚硬物质表面会导致脑部和/或脊柱的损伤。脊柱损伤可致不同程度的截瘫或四肢瘫痪。头部损伤可导致脑震荡、失忆和/或运动功能失调。

成人溺水或撞击伤常与饮酒有关，酒后判断能力和有效应对能力会受到影响。

从高处跃入水中或者跳到水中其他人身上会引起视网膜脱落，导致失明或近乎失明。

预防措施

- 在所有娱乐水域均需采取安全措施：恰当地使用救生衣；注意向当地居民询问关于潮汐和水流的信息；避开水疗池或游泳池的排水口。
- 小孩子在娱乐水域或水边时，即使水域不大或浅水区，也要确保一直有成人监护。
- 在任何水中或者水边活动之前，避免饮酒。
- 潜水前要仔细检查水的深度，水体浑浊难以看清水中的游泳者或水下物体时，避免潜入或者跃入。
- 切勿跳入水中或跳至水中他人身上。

4.3 人际暴力伤害

人际暴力伤害在许多中低收入国家风险显著。每年约有 60 万起谋杀案，其中 90％以上发生在中低收入国家。每起谋杀案中都有数十人因非致命性伤害而需要医疗救助，数百人遭受更加隐匿的暴力或虐待而使身体或精神长期受到影响，导致行为障碍和一系列社会问题。迄今尚无流行病学研究涉及休假旅行是如何降低或增加暴力伤害的，但有新的证据证明休假旅行是如何大大增加已知的暴力相关因素的，其中包括年轻人酗酒和滥用非法药物。

预防措施

- 适度饮酒，避免非法药物。
- 避免可能由言语上升到肢体冲突的争执。
- 如果他人行为造成的情绪或语气让你感受到威胁，离开现场。

- 避免去他人的私人住所或者酒店房间,除非你熟悉了解他们。
- 警惕白天或晚上可能发生的抢劫。
- 保管好珠宝、相机或其他贵重物品,不要随身携带大量现金。
- 避免到荒芜的海滩或者其他偏远地区。
- 仅乘坐官方许可的出租车。
- 避免夜间驾车,不要独自旅行。
- 锁好车门,关好车窗。
- 等待交通信号灯时,要格外警醒。
- 在照明良好的地方停车,不要搭载陌生人。
- 去偏远地区旅行时,要雇用当地导游/翻译,或者当地司机。
- 劫持车辆是许多国家公认的风险。如果被武装劫匪劫持,请勿试图抵抗,须始终将手放置于歹徒可见之处。

(赵亮 译　周燕楠、孟菁 校)

扩展阅读

世界卫生组织关于暴力和伤害的预防的相关信息请参考:http://www.who.int/violence_injury_prevention/en.

5 对旅行者具有潜在风险的感染性疾病

根据旅行目的地不同,旅行者可能面临多种感染性疾病的感染风险,感染的疾病种类视所到访地区存在的感染因子而异。旅行者的感染风险影响因素包括旅行目的、旅行路线、住宿条件、卫生状况以及旅行者的行为方式等。某些疾病可通过接种疫苗预防,然而还有一些感染性疾病,包括某些相当重要而危险的疾病,目前则缺乏有效的疫苗预防。

一些常规的预防措施可显著降低旅行者的感染风险。旅行者前往明确存在感染风险的目的地,无论是否已采取预防接种或药物等预防措施,都应当始终采取这类常规措施。

5.1 传播方式和常规预防措施

以下内容主要论及不同感染性疾病的传播方式及其相应的常规预防措施。

5.1.1 食源性和水源性疾病

食源性和水源性疾病主要通过食用被污染的食物或饮料而传播。在旅行时注意所有食物、饮料或饮用水的卫生,并避免接触受污染的休闲娱乐用水(见第 3 章),可降低感染此类疾病的风险。通过食物或饮用水传播的疾病包括旅行者腹泻、甲型肝炎、伤寒和霍乱。

5.1.2 虫媒传播疾病

一些非常严重的感染性疾病是由虫媒传播的,例如蚊子和其他病媒生物(如蜱)。在疾病流行区采取防止昆虫叮咬的措施,或避免与病媒生物接触(见第 3 章),可降低感染风险。这类疾病包括疟疾、黄热病、登革热、日本脑炎(流行性乙型脑炎)、基孔肯雅热、蜱传脑炎(森林脑炎)等。

5.1.3 人畜共患病(由动物传播的疾病)

人畜共患病包括多种感染性疾病,人类可因被动物咬啮、直接接触动物及被污染的体液或粪便以及食用动物源性食品(特别是肉制品及乳制品)而感染。因此,在疾病流行区避免与动物(包括野生的、捕获的或家养的)密切接触可降低感染风险。尤其要注意保护儿童,切勿让他们接近或触摸动物。这类疾病包括狂犬病、土拉菌病、布鲁氏菌病、钩端螺旋体病及一些病毒性出血热。

5.1.4 性传播疾病

性传播疾病主要通过不安全的性行为进行传播。避免随意和无保护措施的性交以及使用安全套可降低感染风险。这类疾病包括乙型肝炎、HIV 感染/艾滋病、梅毒等。

5.1.5 血液传播疾病

血液传播疾病主要通过直接接触感染者的血液或其他体液传播。避免直接接触血液或体液、注射或在进行医疗或美容过程中的侵入性操作(包括针灸、穿刺、文身等)时避免使用可能受污染的针头或注射器,以及避免输入不安全的血液(见第 8 章)可降低感染风险。这类疾病包括乙型肝炎、丙型肝炎、HIV 感染/艾滋病、疟疾等。

5.1.6 空气传播疾病

当直径小于 $5\mu m$ 的飞沫核散播在空气中并被人体吸入时可产生空气传播。这种飞沫核是飞沫的水分蒸发之后的残余物,可在空气中悬浮一段时间。这类疾病包括开放性/活动性肺结核、麻疹、水痘、肺鼠疫、军团病、出血热并发肺炎等,医务人员在进行气管抽吸术时也可导致此类疾病的传播。

体积较大的颗粒(大于 $5\mu m$)接触易感个体的鼻腔、口腔黏膜表面或结膜时可产生飞沫传播。飞沫一般由感染者在咳嗽、打喷嚏或讲话的时候产生。此类疾病包括白喉、流感、腮腺炎、流行性脑脊髓膜炎、百日咳以及严重急性呼吸综合征(SARS)等。

5.1.7 经土壤传播的疾病

经土壤传播的疾病包括由传染性病原体的休眠体（如孢子）引起的一些疾病，孢子经破损的皮肤（微小的创口、擦伤等）进入人体导致感染。在疾病流行区，采取防止皮肤与土壤直接接触的防护措施有助于降低感染风险。经土壤传播的细菌性疾病包括炭疽和破伤风；因食用被土壤污染的蔬菜可导致某些肠道寄生虫感染，如蛔虫病和鞭虫病；吸入被污染的尘土可导致真菌感染。

5.2 在旅行者中存在潜在健康风险的特定感染性疾病

旅行者在旅行过程中存在感染风险的几种主要感染性疾病，及其相应的防护措施将在下面的篇幅中详细说明。疟疾是旅行者所面临的最重要的感染性疾病威胁中的一种，相关信息见第 7 章。本章选定的几种感染性疾病主要基于以下标准：

——在全球范围或区域性范围内具有高流行率，将会对旅行者构成重大风险的疾病；

——严重并可危及生命，即使对大多数旅行者而言暴露风险很低的疾病；

——认知风险远大于实际风险，因此可能会引起旅行者焦虑的疾病；

——可由被感染的旅行者传播给他人，因而具有公共卫生风险的疾病。

可供旅行者使用的疫苗以及相关适应证详见第 6 章。儿童时期常规接种疫苗所预防的疾病，包括白喉、麻疹、腮腺炎、风疹、百日咳、脊髓灰质炎及破伤风，以及在以后生活及旅行中使用的疫苗介绍详见第 6 章，本章不再赘述。

旅行者中最常见的感染性疾病——旅行者腹泻详见第 3 章，因为旅行者腹泻可由多种不同的食源性或水源性病原体导致，其治疗及预防措施基本相同，因此，本病也不作为特异性感染性疾病放在本章节。

本章涉及的一些疾病，如布鲁氏菌病、HIV 感染/艾滋病、利什曼病以及结核病,其潜伏期迁延多变。这些疾病的临床症状可能在旅行归来很长时间之后才出现,在这种情况下,疾病与获得感染的旅行地点之间的关联可能并不明显。

以下列表中的疾病不包括疫苗可预防疾病(见第 6 章)。

阿米巴病	
病因	由原虫类寄生虫溶组织内阿米巴感染所致
传播途径	粪−口途径传播,包括通过人−人直接接触传播,或食用被粪便污染的食物或水间接传播
疾病特征	临床表现差异较大,可为无症状感染、腹泻和痢疾,也可表现为急性结肠炎、腹膜炎及肠外阿米巴病。 急性阿米巴病可表现为腹泻或痢疾症状,大便次数增多,量少,常伴血性便。慢性阿米巴病可表现为胃肠道症状伴疲劳,体重减轻,偶有发热。当阿米巴原虫散到其他器官会导致肠外阿米巴病,最常累及肝脏,引起阿米巴肝脓肿,患者出现发热和右上腹疼痛症状
地理分布	呈世界性分布,但以卫生条件差的国家和地区更常见,尤其是热带地区
注意事项	食物及水卫生(见第 3 章),无相关疫苗

广州管圆线虫病	
病因	广州管圆线虫感染所致
传播途径	进食生的或未煮熟的蜗牛或蛞蝓时,寄生于其中的三期幼虫侵入人体,导致疾病传播;进食生的或未煮熟的淡水虾、对虾、螃蟹、青蛙等转运宿主也可能导致传播
疾病特征	幼虫进入人体后可移行至中枢神经系统,导致嗜酸性粒细胞性脑膜炎
地理分布	多见于亚洲及太平洋地区,加勒比海地区亦有见病例报道。流行区域可因感染的船载鼠类以及作为中间宿主的蜗牛物种多样而扩大
注意事项	食物及水卫生(见第 3 章),特别要注意不吃生的或未煮熟的蜗牛或蛞蝓,以及莴苣等生的食物。无相关疫苗

炭疽	
病因	炭疽杆菌感染所致
传播途径	炭疽主要是一种动物疾病。临床上最常见的是皮肤炭疽，通过接触感染动物（主要是牛、山羊、绵羊）制成的产品，包括皮革或羊毛制品感染；也可通过接触含有炭疽孢子的土壤而感染
疾病特征	食草动物疾病，偶可引起人类的急性感染，通常累及皮肤，主要通过接触感染动物的组织或其制成的产品，或接触含有炭疽孢子的土壤而感染。如未及时治疗，感染可侵入局部淋巴结乃至血液中，危及患者生命
地理分布	世界范围内可见散发的动物病例报道，非洲和中亚地区偶可见疾病暴发流行
旅行者风险	对绝大多数旅行者而言，风险很低
预防措施	无（现有一种疫苗可用于炭疽杆菌职业暴露的高感染风险人群，但在绝大多数国家该疫苗尚未上市）
注意事项	避免直接接触土壤及动物制品（如以动物皮制成的纪念品）

布鲁氏菌病	
病因	几种布鲁氏菌感染所致
传播途径	布氏菌病主要是一种动物疾病。人类感染来源于牛（牛布氏杆菌）、狗（犬布氏杆菌）、猪（猪布氏杆菌）、山羊或绵羊（羊布氏杆菌）等，通常是因为与感染动物直接接触，或食用未经消毒的（生的）牛奶或奶酪而感染
疾病特征	引起全身性感染，起病隐匿，可出现持续性或间歇性发热、乏力，如治疗不当，症状可持续数月；治疗后复发的情况并不少见
地理分布	在动物间呈世界性分布，最常见于南美、中亚、地中海地区及中东等发展中国家
旅行者风险	对绝大多数旅行者而言风险很低。旅行者前往有本病传播风险的国家或地区的农村或农业区，风险会增高。一些地方在游客中心附近出售未经巴氏消毒的奶制品，也具有一定的风险
预防措施	无
注意事项	避免食用未经巴氏消毒的牛奶或奶制品；避免直接接触动物，特别是牛、山羊和绵羊

基孔肯雅热	
病因	基孔肯雅病毒——甲型病毒属（披膜病毒科）感染所致
传播途径	基孔肯雅热是由蚊虫传播的病毒性疾病，埃及伊蚊和白纹伊蚊为该病的两种重要蚊媒，它们还可传播登革热。这两类蚊种主要在白天叮咬人，尤以清晨及黄昏时刻最盛。叮咬主要发生在室外，但埃及伊蚊也会在室内叮咬人。本病不存在直接的人-人传播
疾病特征	"基孔肯雅"源自坦桑尼亚南部土语（Kimakonde 语），意思是"扭曲的"，描述患者因关节疼痛而弯腰的样子。基孔肯雅热是一种急性发热性疾病，主要表现为骤起的发热和关节疼痛，手、腕、踝、脚等处的关节受影响尤甚。大多数病人在几天内痊愈，但一些病例的关节疼痛症状可持续数周、数月甚至更长。其他一些常见的症状和体征包括肌肉疼痛、头痛、皮疹和白细胞减少。偶可见胃肠道不适或眼部、神经系统、心脏并发症的病例报道。患者可因一般症状轻微而漏诊，在登革热流行区易被误诊
地理分布	主要分布在撒哈拉以南非洲地区、东南亚以及印度次大陆的热带地区，印度洋西南群岛上亦有分布
旅行者风险	前往具有本病传播风险的国家和地区，以及正在发生本病流行的地区，存在感染风险
预防措施	无特异性的抗病毒药物，也无商用疫苗。治疗上以对症治疗为主，尤其是缓解关节疼痛
注意事项	旅行者在白天和夜晚都应采取措施防止蚊虫叮咬（见第 3 章）

存在基孔肯雅热感染风险的国家和地区

https://www.who.int/publications/i/item/9789241580472

球孢子菌病	
病因	球孢子菌属真菌感染所致
传播途径	通过吸入粉尘中的真菌分生孢子而感染
疾病特征	本病临床表现多样，可呈现无症状感染、流感样症状、肺部疾病或播散型疾病
地理分布	主要分布于美洲地区
旅行者风险	通常情况下旅行者的风险较低，施工、挖掘、野外泥地摩托车等活动可增加灰尘暴露，从而增加感染风险
预防措施	无相关疫苗
注意事项	采取减少接触粉尘的措施可起到保护作用，包括使用大小合适的防尘面罩

登革热（见第 6 章）

贾第虫病	
病因	原虫类寄生虫肠贾第虫（也称蓝氏贾第虫、十二指肠贾第虫）感染
传播途径	通过摄入被感染者或感染动物的粪便污染的食品和水（包括未经过滤净化的饮用水和娱乐用水），其中的蓝氏贾第虫包囊进入人体，导致感染
疾病特征	大部分感染者无症状，发病时多表现为肠道症状，主要以慢性腹泻（起初为水样便，后为油脂样稀便）、腹部绞痛、腹胀、疲乏和体重减轻为特征
地理分布	世界范围内皆有分布
旅行者风险	旅行者如果接触野生动物使用过的娱乐用水、接触未经过滤净化的泳池水或者接触被污染的市政供水，则会有很大的感染风险
预防措施	无
注意事项	避免食用未煮熟的食物（尤其是生的蔬菜和水果），避免摄入任何可能被污染（即未经过滤）的饮用水和娱乐用水。可以将水煮沸至少 5min，或过滤或氯化，或用次氯酸盐或碘（效果较差，不可靠）等进行化学处理达到净化效果

出血热

出血热由病毒感染所致,重要的出血热疾病包括埃博拉出血热、马尔堡出血热、克里米亚-刚果出血热(CCHF)、裂谷热(RVF)、拉沙热、汉坦病毒病、登革热、黄热病等

汉坦病毒病、登革热、黄热病将单独介绍

病因	可引起出血热的病毒属于几个不同的科属:埃博拉病毒和马尔堡病毒属于丝状病毒科;汉坦病毒、CCHF 病毒和 RVF 病毒属于布尼亚病毒科;拉沙热病毒属于沙粒病毒科;登革病毒和黄热病毒则属于黄病毒科
传播途径	可引起出血热的病毒由蚊虫(登革热、黄热病和 RVF)、蜱(CCHF)、啮齿类动物(汉坦病毒病、拉沙热)或蝙蝠(埃博拉出血热、马尔堡出血热)传播。人类通过接触感染的非人灵长类动物(猴子和猿类)及其他哺乳动物的组织而感染埃博拉病毒和马尔堡病毒,但大多数人类病例系直接接触病人的体液或分泌物所致。CCHF 病例通常是通过蜱虫叮咬而感染,也可以通过直接接触感染动物或患者的血液或其他组织而感染。RVF 可通过蚊虫叮咬或直接接触感染动物(主要是绵羊)的血液或组织而感染,包括饮用未经巴氏消毒的奶。拉沙热病毒由啮齿类动物携带并通过其排泄物传播,人类可因为吸入气溶胶或直接接触而感染。医院在诊治病毒性出血热病例时,可能由于不安全的操作程序、使用被污染的医疗器械(包括针头和注射器)、接触污染体液时未采取保护措施而发生院内感染,导致疫情扩散
疾病特征	出血热是严重的急性病毒性感染,通常表现为骤起发热、乏力、头痛、肌肉疼痛,伴有咽炎、呕吐、腹泻、皮疹和出血表现。病程末期可有相当比例的病人死亡(超过 50%)
地理分布	本组疾病广泛分布于热带及亚热带地区。埃博拉、马尔堡病毒出血热和拉沙热主要发生在撒哈拉以南非洲的部分区域;CCHF 发生在中亚和中欧的草原地区以及非洲南部和热带地区;RVF 主要发生在非洲,最近已蔓延至沙特阿拉伯和也门(https://www.who.int/publications/i/item/9789241580472)

出血热	
旅行者风险	对大多数旅行者而言风险很低,但在有本组疾病传播风险的国家和地区的农村和森林区域,旅行者的暴露和感染风险会增加
预防措施	除黄热病外,本组的其他疾病无相关疫苗
注意事项	避免被蚊、蜱叮咬;避免接触啮齿类动物、非人灵长类动物或蝙蝠等;避免饮用未经巴氏消毒的奶

克里米亚-刚果出血热（CCHF）地理分布

https://www. who. int/images/default-source/health-topics/crimean-congo-haemorrhagic-fever/global-cchfrisk-2017. png? sfvrsn = 4b961c4c_6

汉坦病毒病	
汉坦病毒病为病毒性感染性疾病,临床上包括肾综合征出血热（HFRS）及汉坦病毒肺综合征（HPS）	
病因	由布尼亚病毒科的汉坦病毒感染所致
传播途径	多种啮齿动物可携带汉坦病毒,不同类型的病毒有其特定的啮齿动物宿主。通过直接接触感染的啮齿动物的粪便、唾液或尿液,或吸入啮齿动物排泄物中的病毒而感染
疾病特征	汉坦病毒病系急性病毒感染,感染造成血管内皮损伤,导致血管通透性增加、低血压、出血和休克。HFRS 的特征性表现为肾功能损伤和少尿,急性非心源性肺水肿引发的呼吸衰竭发生于 HPS。本类疾病预后不佳,高达 15％的 HFRS 和 50％的 HPS 病例会最终死亡
地理分布	在啮齿动物中呈世界性分布
旅行者风险	对大多数旅行者而言风险很低,但在存在大量啮齿动物以及可能与啮齿动物接触的环境中,旅行者有感染风险
预防措施	无
注意事项	避免接触啮齿类动物及其排泄物。在有汉坦病毒传播风险的国家或地区进行探险、背包游、野营或有啮齿动物职业暴露的旅行者,应采取适当的预防措施,防止啮齿动物进入帐篷或其他居所,并防止食品受啮齿动物污染

丙型肝炎

病因	由丙型肝炎病毒（HCV）感染所致
传播途径	病毒通过肠外途径在人际传播，在 HCV 筛查方法投入使用之前，本病主要通过输入污染的血液或血制品传播。目前则多见于使用被污染的针头、注射器，或其他用于注射和皮肤侵入性操作的器械而感染。丙型肝炎的性传播很少见。丙型肝炎病毒不存在病媒生物或动物宿主
疾病特征	大多数的 HCV 为无症状感染。出现肝炎临床症状的患者一般起病呈渐进性，患者可出现厌食、腹部不适、恶心、呕吐等症状，随后部分病例出现黄疸（较乙型肝炎少见）。大多数病例将发展为长期的慢性感染，最终导致肝硬化和/或肝癌
地理分布	呈世界性分布，流行程度存在地区差异
旅行者风险	旅行者不安全的行为方式，如使用被污染的针头或注射器进行注射、针灸、穿刺或文身等可导致 HCV 感染。因意外事故或医疗急救而需要输血的情况下，如果血液未经筛查 HCV，也有可能导致感染。从事人道主义救援的旅行者如果医护过程中接触污染的血液或其他体液，也具有感染风险
预防措施	无
注意事项	在进行注射或其他皮肤侵入性操作时应避免使用可能受污染的器械。采取安全性行为

戊型肝炎（见第 6 章）

组织胞浆菌病

病因	荚膜组织胞浆菌（二相真菌）感染所致
传播途径	通过吸入被蝙蝠或鸟类粪便污染的土壤中的孢子导致感染
疾病特征	大部分为无症状感染，部分感染可导致急性肺组织胞浆菌病。临床上以高热、头痛、干咳、寒战、虚弱、胸膜性胸痛、疲乏等为特征。大多数患者可自愈，但少数病例可发生播散性感染，多见于播散至胃肠道和中枢神经系统。免疫力严重低下的患者发生播散性感染的风险更高

组织胞浆菌病	
地理分布	呈世界性分布
旅行者风险	除可能接触蝙蝠或鸟类粪便的旅行者外，通常感染风险较低。高风险活动包括洞穴探险、采矿、施工、挖掘等工作
注意事项	避免进入蝙蝠居住的洞穴。无相关疫苗

HIV 感染/艾滋病及其他性传播疾病

性传播疾病自古以来就为人所知，直到现在仍然是一个世界性的重大公共卫生问题，1980 年前后 HIV/艾滋病的出现使其愈发严峻复杂。以下是几种最为重要的性传播疾病及其病原体：

HIV 感染	人类免疫缺陷病毒（HIV），可导致获得性免疫缺陷综合征（AIDS）
乙型肝炎	乙肝病毒
梅毒	梅毒螺旋体
淋病	淋病奈瑟菌
衣原体感染	沙眼衣原体
滴虫病	阴道毛滴虫
软下疳	杜克雷嗜血杆菌
生殖器疱疹	单纯疱疹病毒（2 型人类单纯疱疹病毒）
尖锐湿疣	人乳头瘤病毒

旅行限制

一些国家对 HIV 感染者和艾滋病人实行入境和签证限制。携带 HIV 的旅行者在旅行前应当咨询医生，获取详细的医学评估和建议。WHO 认为，对 HIV 感染者采取歧视性入境限制的做法缺乏正当的公共卫生理由

传播途径	性传播疾病主要通过无保护措施的性行为进行传播，包括同性和异性间的肛交、阴道性交以及口交。一些病原体，如 HIV、乙肝病毒和梅毒螺旋体可经感染的母体传播给胎儿或新生儿，还可经输血传播。乙型肝炎和 HIV 感染可经污染的血液制品、注射用的注射器或针头等进行传播，用于针灸、穿刺或文身的器械如果未经妥善消毒，也可能造成传播

HIV 感染/艾滋病及其他性传播疾病

疾病特征	一些最常见的性传播疾病可有以下典型表现：生殖器溃疡、盆腔炎、尿道分泌物和阴道分泌物等，但也有许多患者为无症状感染。性传播疾病可导致急性和慢性的感染、不孕症、终身残疾乃至死亡，在数百万男性、女性和儿童中造成了严重的生理和心理问题。性传播疾病除了本身可引起严重后果之外，同时也会增加感染或传播 HIV 的风险。其他的病毒感染如 2 型单纯疱疹病毒（导致生殖器溃疡）或人乳头瘤病毒（导致宫颈癌）也越来越普遍。如若患有未经治疗的其他性传播疾病（溃疡性或非溃疡性），则其感染 HIV 的风险增加 10 倍。HIV 感染者或其性伴侣如有一方患有其他性传播疾病，则对方感染的风险也更大。因此，对各种性传播疾病进行早诊断、早治疗十分重要
重要性和地理分布	全世界每年约新增 3.4 亿例可治愈的性传播疾病（衣原体感染、淋病、梅毒、滴虫病等）。需要指出的是，在一些国家，一般人群中 HIV 流行率可能很低，但静脉吸毒者和性工作者等高风险人群的流行率可能非常高
旅行者风险	某些旅行者的感染风险可能会升高。不了解相关风险及预防措施以及旅行过程中与临时性伴侣发生性行为的可能性较大，这都会使旅行者感染性传播疾病的风险增加。在一些国家，很大比例的性传播疾病病例就是旅行者在国际旅行中无保护性行为的结果。家庭、工作或社交中一般的日常接触并不会增加任何感染性传播疾病的风险。与感染者同坐任何形式的公共交通工具（如飞机、船舶、公共汽车、汽车、火车等）也没有感染风险。目前尚无证据表明 HIV 或其他性传播疾病可通过昆虫叮咬传播
预防措施	提供有关安全性行为、风险因素以及预防措施的相关信息，以及提供安全套等适当的防护用品是公认的最佳预防措施。可考虑接种乙肝疫苗（见第 6 章）。目前一些国家已经开始接种针对致癌型人乳头瘤病毒的疫苗。如发生意外暴露，针对乙肝和 HIV 可采取暴露后预防措施（见第 8 章）

HIV 感染/艾滋病及其他性传播疾病	
注意事项	在旅行过程中节制性欲,不随意与临时性伴侣发生关系,可达到预防感染性传播疾病的风险;也可以通过采取更安全的性行为,如非插入式性交、坚持正确使用男用或女用安全套,可以降低感染风险。使用安全套还可以降低意外怀孕风险,乳胶安全套相对比较便宜,可靠性高,副作用低。对 HIV 感染状态不同的夫妇(配偶中仅一方 HIV 抗体阳性)的研究表明,两年内有规律性生活的情况下,坚持使用安全套的伴侣感染 HIV 的风险几乎为零。 在每次性交过程中,男性应从始至终都使用安全套,女性则应确保其伴侣使用了安全套。女性还可以通过使用女用安全套——阴道套来保护自己免于感染性传播疾病,该产品已在一些国家上市。 为降低乙型肝炎和 HIV 感染风险,必须避免非医疗目的的药物注射,尤其是避免以任何形式共用针头。输血应在有强烈(或明确)医疗适应证时才实施,以尽量降低梅毒、HIV 或乙型肝炎传播风险。 应避免使用未经消毒的针头或刀片进行医疗注射、牙科护理、穿刺和文身。如必须接受注射,旅行者应尽量确保使用无菌包装的一次性针头和注射器。需要频繁注射治疗的旅行者,如糖尿病患者,在旅行期间应携带足够的无菌针头和注射器,以及医生签发的使用授权书

HIV 的估计流行情况 *

https://www. who. int/data/gho/data/indicators/indicator-details/GHO/prevalence-of-hiv-amongadults-aged-15-to-49-(-)

军团菌病	
病因	军团菌属细菌感染所致,血清 1 型嗜肺军团菌多见
传播途径	通常因吸入受污染的水气或雾滴导致感染。该细菌生活在水中,并可在 20℃~50℃ 的热水系统中繁殖(最适宜温度 35~46℃)。它们可污染空调冷却塔、热水系统、加湿器、按摩水疗池和其他装水的设备。本病不发生人与人的直接传播

军团菌病

疾病特征	军团菌感染有两种不同的临床类型： ■军团菌病：为急性细菌性肺炎，起病急，出现厌食、无力、肌肉疼痛、头痛，体温快速上升，并逐步进展为肺炎，可导致呼吸衰竭乃至死亡。 ■庞蒂亚克热：为一种流感样疾病，可在 2d～5d 内自愈。 年龄越大对军团菌的易感性越高，尤其是吸烟、既往有慢性肺部疾病及免疫功能低下的人群
地理分布	呈世界性分布
旅行者风险	对旅行者的风险通常较低。旅行者通过使用宾馆中污染的水或其空调系统或者其他设备，导致感染扩散，偶可致疾病暴发
预防措施	无。对可能的污染源进行日常清洁和消毒是预防感染的主要措施
注意事项	无

利什曼病(皮肤、黏膜、内脏型)

病因	几种利什曼原虫感染所致
传播途径	通过雌性白蛉的叮咬传播。狗、啮齿动物以及其他哺乳动物(包括人)可作为储存宿主，利什曼原虫随着白蛉叮咬感染宿主时进入白蛉体内。输血或使用被污染的针头和注射器也可能导致本病的人际传播
疾病特征	利什曼病主要有 3 种临床类型： ■皮肤利什曼病：引起皮肤疼痛和慢性溃疡，病程一般为自限性，但在部分病例中也可呈慢性进展性疾病。 ■黏膜利什曼病：由非洲和美洲利什曼原虫感染所致，主要累及鼻部、口腔和咽部黏膜，可导致残疾和面容残毁。 ■内脏利什曼病：主要累及肝、脾、骨髓和淋巴结，引起发热和贫血，如不治疗可致死

利什曼病（皮肤、黏膜、内脏型）	
地理分布	分布于热带和亚热带的许多国家，包括非洲、中南美洲、亚洲和地中海地区。 90％以上的皮肤利什曼病发生于阿富汗、阿尔及利亚、巴西、哥伦比亚、伊朗、秘鲁、沙特阿拉伯和叙利亚。 90％以上的黏膜利什曼病发生于巴西、埃塞俄比亚、玻利维亚和秘鲁。 90％以上的内脏利什曼病发生于孟加拉国、巴西、埃塞俄比亚、印度、尼泊尔和苏丹
旅行者风险	前往具有本病传播风险的国家和地区，特别是农村和森林地区的旅行者具有感染本病的风险
预防措施	无
注意事项	使用驱虫剂和杀虫剂浸泡过的蚊帐避免白蛉叮咬，尤其是在日落后。白蛉叮咬后会在皮肤上形成无肿大的红晕，这种特征可给旅行者警示，有助于追溯源头

钩端螺旋体病（包括韦尔病）	
病因	钩端螺旋体属的螺旋体感染所致
传播途径	当易感人群的皮肤（尤其是皮肤擦伤）或黏膜接触受染动物（尤其是老鼠）污染的水、湿润的土壤或植物时，便可能导致感染。偶可见因直接接触受染动物的尿液或组织，或食用被受染老鼠的尿液污染的食物而感染
疾病特征	钩端螺旋体感染有多种不同的临床类型，通常起病急骤，出现发热、头痛、肌肉疼痛、寒战、结膜充血、皮疹等症状和体征，可进展为脑膜炎、溶血性贫血、黄疸、出血表现和其他并发症，包括肝肾功能衰竭
地理分布	呈世界性分布，热带地区的国家更常见
旅行者风险	对绝大多数旅行者而言感染风险很低。从事水稻和甘蔗种植的农民存在职业风险。前往农村地区以及接触运河、湖泊和河流水的旅行者存在感染风险。本病在洪水过后的感染风险升高。独木舟、皮划艇或从事其他水上活动的感染风险相对较高。与生态体育运动有关的本病暴发已有报道

钩端螺旋体病(包括韦尔病)

预防措施	有暴露风险时,可使用强力霉素预防。存在钩端螺旋体病职业病危害的地方,有针对当地菌株的疫苗,但在大多数国家该疫苗尚未上市
注意事项	避免在运河、池塘、河流、小溪、沼泽地等可能受到污染的水域里游泳或涉水。避免直接或间接接触啮齿类动物

李斯特菌病

病因	单核细胞增生李斯特菌感染所致
传播途径	多种动物可感染李斯特菌。人类的食源性感染主要是通过食用污染的食物,特别是未经巴氏消毒的牛奶、软奶酪、蔬菜、加工的肉制品如 pâté(译者注:法国特色美食,前菜的一种,主要以家畜或者家禽的内脏制成)。与大多数食源性疾病病原体不同的是,李斯特菌很容易在被污染的冷冻食品中繁殖。感染也可经胎盘由母体传播给胎儿或是在分娩过程中由母体传播给新生儿
疾病特征	李斯特菌病可引起成人或新生儿的脑膜脑炎和/或败血症,可致孕妇发热和流产。孕妇、新生儿、老年人以及免疫缺陷患者对本病尤其易感。在其他人群中,本病可能仅表现为轻微的急性发热过程。如经感染的孕妇传播给胎儿,可导致死胎、新生儿败血症以及新生儿脑膜炎
地理分布	呈世界性分布,散发
旅行者风险	通常较低。如食用未经巴氏消毒的牛奶、奶制品或加工过的肉制品,则感染风险增高
预防措施	无
注意事项	避免食用未经巴氏消毒的牛奶和奶制品。孕妇和免疫缺陷患者应严格遵循有关注意事项,避免李斯特菌和其他食源性疾病病原体的感染(见第 3 章)

莱姆疏螺旋体病（莱姆病）	
病因	伯氏疏螺旋体感染所致，该病原体有几种不同的血清型
传播途径	感染主要通过硬蜱属的蜱类成虫或若虫叮咬所致。多数人类感染病例主要由若虫叮咬所致，多种哺乳动物可被感染，鹿是重要的储存宿主
疾病特征	本病好发于夏季，早期皮损呈扩张性环形红斑，皮损中央的皮肤一般正常。常见发热、寒战、肌肉疼痛、头痛等症状，随后可累及脑膜。发病后的数周或数月，患者可出现中枢神经系统和其他并发症。关节炎可直到发病 2 年后才出现
地理分布	在亚洲、欧洲的西北部、中欧、东欧以及美国的森林地区均存在本病的疫源地
旅行者风险	通常较低，但旅行者前往有本病传播风险的国家和地区的农村地区，感染风险较高，特别是露营和徒步旅行者
预防措施	无
注意事项	避免到蜱虫孳生的场所活动，避免接触蜱虫（见第 3 章）。如发现被蜱叮咬，应尽快除去蜱虫

淋巴丝虫病	
病因	由丝虫总科的线虫感染所致。丝虫病包括淋巴丝虫病（象皮肿）、盘尾丝虫病（河盲症）、罗阿丝虫病（卡拉巴丝虫肿）以及多型曼森氏线虫病。但丝虫病这个术语一般指的是由班氏丝虫、马来丝虫和帝汶丝虫感染所致的淋巴丝虫病
传播途径	淋巴丝虫病主要通过感染的蚊子叮咬传播，蚊子吸血时丝虫幼虫便从蚊体进入人体
疾病特征	淋巴丝虫病为慢性寄生虫病，成虫寄生在患者淋巴管内，将微丝蚴排入血液。典型的临床表现包括丝虫热、淋巴管炎和逆行性淋巴管炎；进入慢性期后出现淋巴结肿大、鞘膜积液、乳糜尿、热带型肺嗜酸性粒细胞浸润症，少数患者还可出现肾损伤

淋巴丝虫病	
地理分布	淋巴丝虫病主要发生在撒哈拉以南非洲地区、东南亚大部分地区以及太平洋群岛,南美洲也有一些疫源地
旅行者风险	通常比较低,除非旅行者在有本病传播风险的国家和地区广泛暴露接触蚊媒
预防措施	无
注意事项	在有本病传播风险的国家和地区避免蚊虫叮咬

疟疾(见第 7 章)	

盘尾丝虫病	
病因	盘尾丝虫(一种线虫)感染所致
传播途径	盘尾丝虫病(河盲症)经感染的蚋叮咬传播
疾病特征	盘尾丝虫病为慢性寄生虫病,主要见于撒哈拉以南的西非地区,成虫寄生于皮下的纤维结节中,排出的微丝蚴在皮下移行,可引起皮炎,到达眼部引起眼部损伤导致失明
地理分布	本病主要见于西非和中非,在中美洲和南美洲亦有见分布
旅行者风险	通常比较低,除非旅行者在有本病传播风险的国家和地区广泛暴露接触病媒生物
预防措施	无
注意事项	在有本病传播风险的国家和地区避免蚋叮咬

鼠疫	
病因	鼠疫耶尔森菌感染所致
传播途径	鼠疫是一种感染啮齿动物的人畜共患病,并通过跳蚤传播给其他动物和人类。本病一般不发生直接的人际传播,但对于肺鼠疫病例,感染可通过患者的呼吸道飞沫直接传播给与其有密切接触的其他人

鼠疫	
疾病特征	鼠疫主要有 3 种临床类型： ■ 腺鼠疫：通常因感染的跳蚤叮咬所致，引流区淋巴结出现淋巴结炎，最常累及局部淋巴结。患者淋巴结肿胀、疼痛以及化脓，产生特征性的鼠疫淋巴腺肿。 ■ 败血症型鼠疫：可由腺鼠疫发展而来，也可不伴有淋巴结炎。感染随血流播散，可导致脑膜炎、内毒素性休克以及弥散性血管内凝血。 ■ 肺鼠疫：可因身体其他部位的鼠疫杆菌扩散至肺部造成继发感染，引发严重的肺炎。肺鼠疫可经呼吸道飞沫传播，导致感染者发生原发性肺鼠疫。 如缺乏及时有效的治疗，50%～60%的腺鼠疫病例最终死亡，而未治疗的败血症型鼠疫和肺鼠疫病例死亡率为 100%
地理分布	世界上许多地方都有啮齿动物鼠疫的自然疫源地。野生型鼠疫存在于非洲中部、东部和南部、南美洲、北美洲西部和亚洲的许多地方。在一些地区，野生鼠类或家栖鼠类的接触是很常见的，从而引发散发的人间鼠疫病例，或偶见鼠疫暴发
旅行者风险	通常较低，但前往有本病传播风险的国家和地区，尤其是农村地区的旅行者感染风险较高，特别是露营或打猎或接触啮齿动物者
预防措施	目前已有一种可有效预防腺鼠疫的疫苗，但仅用于鼠疫职业暴露高风险人员，该疫苗在绝大多数国家尚未面市
注意事项	避免与活的或死亡的啮齿动物接触

严重急性呼吸综合征（SARS）	
病因	SARS 冠状病毒（SARS－CoV）是 2003 年发现的病毒，被认为是一种动物病毒，动物宿主尚不明确（可能是蝙蝠），病毒由宿主传给其他动物（果子狸），2002 年在中国南部的广东省首次出现人类感染病例

严重急性呼吸综合征(SARS)

传播途径	2003 年,SARS 在 26 个国家流行,共导致 8000 多人感染。其后还出现过少量病例,主要系实验室意外事故,也有可能是动物-人传播所致。 SARS 冠状病毒以人际传播为主,一般认为病人在发病后的第 2 周传染性最强,这与该时期病人呼吸道分泌物和粪便中的病毒量达到顶峰有关,此时重症病例临床症状也开始恶化。大部分人际传播病例由于医疗环境中缺乏适当的感染控制措施而发生传播。当采取了妥善的感染控制措施后,全球 SARS 暴发疫情即得到有效控制,并最终宣告结束
疾病特征	患者出现发热、乏力、肌肉疼痛、头痛、腹泻、寒战等流感样症状,但没有一个症状或症候群可作为 SARS 的特异性诊断依据。发热是最常见的症状,但部分患者早期体温可正常,特别是老年人和免疫抑制人群。 病程的前 2 周出现咳嗽(起初为干咳)、气促和腹泻;严重者常迅速进展为呼吸窘迫并需要重症监护
地理分布	流行分布根据 2002－2003 年 SARS 疫情流行情况而定。2002 年 11 月 SARS 首次出现在中国南部的广东省,此地也被认为会是 SARS－CoV 可能再次出现的地区。 其他一些国家和地区则是在早期出现输入性病例之后发生了人际传播,包括加拿大多伦多、中国香港、中国台湾、新加坡和越南河内
旅行者风险	目前,世界各地都没有 SARS 病例报道。自 2003 年 7 月全球疫情结束以来,SARS 又出现 4 次,其中 3 次为实验室意外事故(新加坡和中国台湾地区),另外 1 次发生在中国南部,尽管有动物传人的间接证据,但感染源至今仍无法确定。 一旦 SARS 以流行的形式再次出现,WHO 将发布前往感染地区的旅行风险指南。旅行者应及时获得最新的旅行建议。但需要指出的是,即便是在 2003 年 SARS 流行高峰期,旅行者感染 SARS－CoV 的总体风险也是比较低的
预防措施	无,但实验性疫苗正处于研发阶段
注意事项	遵循 WHO 发布的旅行建议和健康忠告

血吸虫病（裂体吸虫病）	
病因	几种血吸虫寄生感染所致，其中最重要的是曼氏血吸虫、日本血吸虫、湄公血吸虫、埃及血吸虫
传播途径	随人类尿液或粪便排出的血吸虫卵污染水体，孵出毛蚴后感染其中间宿主——钉螺，血吸虫幼虫（尾蚴）在钉螺体内发育成熟并逸入淡水中，当宿主在游泳或涉水时，水中自由游动的尾蚴便可穿透宿主皮肤，从而引起感染
疾病特征	血吸虫成虫可在宿主的肠系膜静脉和膀胱静脉中寄生多年并在此产卵，形成慢性感染，虫卵在器官中堆积可导致器官发生病变。患者的症状依不同种类血吸虫累及的主要靶器官而异，其中曼氏血吸虫、日本血吸虫和湄公血吸虫主要引起肝和肠道的症状体征，埃及血吸虫则主要引起泌尿系统功能紊乱。晚期肠道血吸虫病可出现肝脾肿大、肝纤维化和门脉高压；泌尿生殖系统血吸虫病可致肾积水、膀胱钙化等严重疾病。一些鸟类和其他动物的血吸虫幼虫可穿透人类皮肤，引发一种称为"血吸虫皮炎（swimmer's itch）"的自限性皮炎，但这种幼虫无法在人体内发育
地理分布	曼氏血吸虫分布在撒哈拉以南非洲的许多国家、阿拉伯半岛、委内瑞拉、巴西和苏里南，加勒比海群岛也有本病传播的报道。日本血吸虫主要分布在中国、印度尼西亚的部分地区以及菲律宾。埃及血吸虫分布在撒哈拉以南非洲和地中海东部地区。湄公血吸虫则主要分布在柬埔寨北部和老挝南部的湄公河沿岸地区。
旅行者风险	前往有本病传播风险的国家和地区的旅行者在淡水中游泳或涉水，则有感染本病的风险
预防措施	无
注意事项	避免在有本病传播风险的国家和地区直接接触（如游泳或涉水）可能污染的淡水；如有意外接触，应用力擦干皮肤，以降低尾蚴穿透皮肤的可能性。应避免饮用可能含有尾蚴的水，避免在可能含有尾蚴的水中洗涤或洗刷衣物，可通过滤纸过滤或使用含碘、含氯消毒剂去除或灭活尾蚴

有血吸虫病感染风险的国家和地区（2011 年）

https://apps.who.int/neglected_diseases/ntddata/sch/sch.html

锥虫病	
1. 非洲锥虫病（昏睡病）	
病因	原虫类寄生虫布氏冈比亚锥虫和布氏罗得西亚锥虫感染所致
传播途径	通过感染锥虫的采采蝇叮咬传播。人类是布氏冈比亚锥虫的主要储存宿主。牛和一些野生动物（如羚羊）则是布氏罗得西亚锥虫的主要动物宿主
疾病特征	布氏冈比亚锥虫感染呈慢性，出现症状前，潜伏期可迁延长达数周或数月；布氏罗得西亚锥虫感染则更多地表现为急性过程，患者多在被叮咬后的几天或数周内即出现症状，通常可见一个显著的叮咬下疳。早期的临床症状包括剧烈头痛、失眠、淋巴结肿大、贫血和皮疹，在疾病晚期，患者可出现进行性体重下降和中枢神经系统症状。如未经治疗，本病常可致命
地理分布	布氏冈比亚锥虫主要分布在西非和中非的热带国家，布氏罗得西亚锥虫则主要分布在东非，往南可延伸到博茨瓦纳
旅行者风险	前往有本病传播风险的国家和地区的农村地区，存在感染风险
预防措施	无
注意事项	旅行者前往有本病传播风险的国家和地区的农村地区应避免与采采蝇发生任何接触。由于采采蝇可隔着衣物叮咬人，因此，很难避免被咬。应告诫旅行者采采蝇通常在白天咬人，而现有的驱虫剂对其无效。被采采蝇叮咬后疼痛明显，这有助于诊断溯源，如旅行者被叮咬后出现了相关症状，应迅速就医
2. 美洲锥虫病（恰加斯病）	
病因	原虫类寄生虫克氏锥虫感染所致
传播途径	本病由吸血锥蝽传播，在存在本病传播媒介的地区也有见食用未经加工的鲜榨甘蔗汁经口传播的病例报道。在吸血的过程中，锥蝽将锥虫排出，后者随后会污染结膜、黏膜、擦伤处及皮肤伤口（包括叮咬的伤口）。当献血者感染克氏锥虫，则可发生输血传播。由于克氏锥虫还可通过胎盘从母体进入胎儿体内，因此也可能发生先天性感染。除人类以外，克氏锥虫还可感染多种野生动物和家畜

锥虫病

2.美洲锥虫病(恰加斯病)

疾病特征	成人感染克氏锥虫后主要表现为慢性病变——进行性的心肌损害导致心律失常和心脏扩张,累及消化系统时可出现巨食道症和巨结肠症。儿童感染克氏锥虫后出现急性症状,随后逐渐进入慢性期
地理分布	美洲锥虫病主要分布在墨西哥和中南美洲(往南可延伸至阿根廷中部和智利),这种病媒主要分布在农村地区,多生活在建筑简陋的房屋墙上
旅行者风险	前往有本病传播风险的国家和地区徒步、露营,或居住在简陋的房屋中时,有感染风险
注意事项	避免被吸血的虫子叮咬,居住环境中可用杀虫剂进行滞留喷洒。在房屋或帐篷中使用蚊帐可降低暴露风险

斑疹伤寒(流行性斑疹伤寒/虱传斑疹伤寒)

病因	普氏立克次体感染所致
传播途径	本病由人体虱传播,体虱吸取斑疹伤寒病人的血液时被感染,然后再叮咬另外一个宿主时,会将病原体排出到新宿主的皮肤上,宿主摩擦受染体虱的排泄物,或将虱子挤压死,病原体便从叮咬的伤口进入人体导致感染。本病无动物宿主
疾病特征	本病起病多变,但通常急性起病,患者出现头痛、寒战、高热、虚弱、咳嗽和严重的肌肉疼痛。5d~6d后躯干上部先出现皮肤斑疹(深红斑点),并逐渐蔓延至身体其他部位,通常不累及面部、手掌、脚底。如果缺乏特异性治疗,本病的死亡率最高可达40%。虱传斑疹伤寒是唯一能引起暴发流行的立克次体病
地理分布	本病主要分布在非洲中部和东部、中美洲和南美洲以及亚洲等地的寒冷地区(即山地)。近年来,大多数的疫情发生在布隆迪、埃塞俄比亚和卢旺达。斑疹伤寒易发生于如监狱和难民营之类的人口密集、卫生环境差的地方

斑疹伤寒（流行性斑疹伤寒/虱传斑疹伤寒）

旅行者风险	对大多数旅行者而言感染风险非常低。在难民营或其他拥挤、卫生条件差的环境中工作的人道主义救援者有暴露风险
预防措施	无
注意事项	保持清洁对预防体虱孳生非常重要。具有较高暴露风险的人群可使用杀虫粉杀灭体虱和处理衣物

人畜共患流感

病因	高致病性甲型禽流感（H5N1）病毒和其他非人类流感病毒亚型（如 H1、H2、H3、H7、H9 等）感染所致
传播途径	人感染高致病性甲型禽流感（H5N1）病毒通常由鸟类传染人类，也有可能经环境传染人类，极少数情况下出现有限的、非持续性的人传人。直接接触感染的禽类或暴露于污染的环境是人类感染的主要途径。当环境中接触感染禽类的粪便或呼吸道分泌物时，特别是在禽类屠宰、去毛、宰杀和加工烹调过程中，感染风险极高。没有证据表明煮熟的禽肉或其制品可成为感染源
疾病特征	病人初期多表现为流感样症状，出现急性发热、无力、肌肉疼痛、咳嗽、咽痛等症状，也可出现腹泻和其他胃肠道症状。随着疾病的进展，多数患者几天内可出现明显的肺炎，肺部影像可见多种形式的浸润，痰液性状多样，有时可为血性。病人可出现多器官衰竭、败血症样综合征和罕见的脑病。确诊感染 H5N1 高致病性禽流感的住院病人的病死率高达 60％ 左右，最常见的原因为进展性肺炎和急性呼吸窘迫综合征引发的呼吸衰竭。致死性病例还可见于人感染 H7N7 流感病毒，其他禽流感病毒亚型（如 H9N2）引起的症状较轻
地理分布	自 1997 年以来，在非洲、亚洲、欧洲和中东的部分地区都出现了大规模的禽鸟类 H5N1 流感暴发流行，但迄今为止仅有散发的人类感染病例。人类持续暴露接触 H5N1 病毒增加了病毒通过逐渐的基因突变或与人类甲型流感病毒重组，从而获得有效的、持续人际传播的必要基因特性的可能性。2003 年 11 月～2011 年 8 月，共有来自非洲、东南亚、中亚、欧洲和中东的 15 个国家向 WHO 报告了近 600 例经实验室确证的人感染 H5N1 病例

人畜共患流感	
旅行者风险	H5N1 禽流感主要流行于禽鸟类，该病毒不容易跨越物种屏障感染人类
预防措施	流感特异性抗病毒药物可用于预防和治疗 H5N1 感染。在一些地区特别是东南亚，大多数 H5N1 病毒已知对一类抗病毒药物有耐药性（M2 离子通道抑制剂，例如金刚烷胺和金刚乙胺），仅对另一类抗病毒药物敏感（神经氨酸酶抑制剂，例如奥司他韦和扎那米韦）。早期使用抗病毒药物加上适当的医学干预措施，可预防重症乃至死亡病例的发生。一些国家已研发人用 H5N1 灭活疫苗并获批使用，但尚未普遍推广应用
注意事项	H5N1 在禽鸟类呈地方性流行的国家（如中国、埃及、印度尼西亚和越南），旅行者应避免前往高危环境，如售卖活体动物的市场、禽鸟类养殖场、禽类放养或笼养场所，以及避免接触可能被禽鸟粪便污染的物体表面和环境。旅行者若前往有疫情发生的国家，应避免接触死亡的候鸟或有疾病迹象的野鸟，避免食用未煮熟的禽蛋、禽肉或禽肉制品。建议经常洗手或使用酒精擦洗以保持手部清洁。如果接触疑似感染 H5N1 的病人或出现不明原因严重呼吸道疾病的个人，旅行者应密切注意自身健康状况，一旦出现发热伴呼吸道症状，应紧急咨询医务人员。旅行者可以从地方卫生服务机构或国家卫生当局获得相关信息。详情可查询：https://www.who.int/health-topics/influenza-avian-and-other-zoonotic ♯ tab = tab_1

（何蕾 译　周燕楠、田玲玲 校）

扩展阅读

Disease outbreak news：http://www.who.int/csr/don/en

Heymann D，ed. *Control of communicable diseases manual*，18th ed. Washington，DC，American Public Health Association，2005.

Weekly epidemiological record：http://www.who.int/wer/

WHO information on infectious diseases：http://www.who.int/csr/disease/en

6 可预防性疾病与疫苗

6.1 总论

预防接种通过施种安全的特异性抗原物质,诱导受种者产生对相应感染性病原体的保护性免疫力。出发前,旅行者应寻求医学咨询,以了解前往国家或地区的疾病风险以及预防措施。

6.1.1 疾病预防

预防接种是预防某些特定感染性疾病非常有效的方法。疫苗通常都非常安全,很少出现严重的不良反应。曾经数百万人每年因多种感染性疾病丧命,现在常规免疫规划保护了世界上大部分的儿童免受这些疾病的侵害。对于旅行者而言,预防接种能使他们避免罹患一些在国外可能被感染的疾病。然而,目前针对一些最致命的感染性疾病,还没有研制出令人满意的疫苗。因此,须同时采取诸如避免蚊虫叮咬、洗手及其他常规预防措施。

6.1.2 预防接种和其他注意事项

尽管疫苗在预防疾病方面取得了成功,但不能保护100%的受种者。包括旅行者在内的所有受种者,都不应认为接种疫苗后就完全不存在感染该疾病的风险。

6.1.3 旅行前计划

没有适合所有旅行者的单一预防接种方案。医生必须根据旅行者的免疫接种史、健康状况、风险因素、前往国家、旅行方式、停留时间、活动类型及出发前的剩余时间来制定每一种个性化方案。

旅行前的医学咨询对医疗保健工作者而言是一个很好的机会,除了可以提供特定行程所需的疫苗接种，还可以回顾旅行者的常规免疫接种状况并进行补种。

受种者接种疫苗后的免疫应答有所不同，这与疫苗种类、接种剂次、是否曾接种过预防相同疾病的疫苗等相关。因此，建议旅行者在出发前4周～8周咨询旅行医学专业人员或内科医生，以便有足够的时间完成合理的免疫接种程序。即使行程紧迫即将出行，医生仍有时间为旅行者提供建议，并可能安排某些疫苗接种。

6.1.4 疫苗接种程序与实施

可供推荐或考虑给旅行者接种的疫苗汇总见表6－1。

表6－1　旅行相关预防接种

种类	接种依据	疫苗名称
旅行前应回顾的常规疫苗	这些疫苗是大多数国家儿童免疫规划的组成部分。然而，旅行前咨询对医疗保健工作者而言是一个很好的机会，通过回顾旅行者在婴儿、儿童、青少年和成人不同时期的疫苗接种状况，确保他们按照自己国家的接种程序完成了常规疫苗接种	白喉、破伤风和百日咳疫苗
		乙型肝炎疫苗
		b型流感嗜血杆菌疫苗
		人类乳头瘤病毒疫苗
		（季节性）流感疫苗
		麻疹、腮腺炎和风疹疫苗
		肺炎球菌疫苗
		脊髓灰质炎疫苗
		轮状病毒疫苗[c]
		卡介苗[d]
		水痘疫苗[c]
某些目的地的推荐疫苗[a]	推荐接种这些疫苗，因其可防止疾病在出发地或目的地国家的流行。疫苗旨在保护旅行者并防止疾病在国家内部和国家之间传播	霍乱疫苗[b]
		甲型肝炎[b]和/或戊型肝炎疫苗
		乙型脑炎疫苗[b]
		脑膜炎球菌疫苗[b]
		脊髓灰质炎疫苗（成人加强剂次）
		伤寒疫苗[b]
		黄热病疫苗[b]
		狂犬病疫苗[b]
		蜱传脑炎疫苗[b]

表 6 - 1(续)

种类	接种依据	疫苗名称
某些国家的强制疫苗	部分国家要求拟入境或离境旅行者提供这些疫苗的接种证明。可在世界卫生组织(WHO)《国际旅行卫生》(ITH)[1] 网页查看相关的国家名录信息	脊髓灰质炎疫苗(OPV 或 IPV,详见 6.2 中"脊髓灰质炎")
		黄热病疫苗。针对前往或来自黄热病风险国家或地区[2] 的旅行者
		脑膜炎球菌疫苗。可在 WHO 的流行病学周报(WER)[3] 网页获取针对前往沙特阿拉伯朝觐人员的特定更新信息
		沙特阿拉伯王国卫生部建议,所有前来副朝或正朝,或在朝圣地进行季节性工作的来访者接种季节性流感疫苗[4]

[a]详细呈现第 1 类和第 2 类疫苗信息,列出这些疫苗的汇总资料。

[b]一些高风险国家将这些疫苗纳入常规免疫规划。

[c]迄今为止,仅有限的国家已将这些疫苗纳入常规免疫规划。

[d]这些疫苗在大多数高收入国家已不再是常规疫苗。

应至少在出发前 2 周完成所有疫苗接种。近期,世界卫生组织(WHO)已就与麻疹相关的国际旅行提出建议。不确定麻疹疫苗接种状况的旅行者应在出发前至少接种一剂麻疹疫苗。

关于疫苗接种程序的更多信息可参见各疫苗章节及 WHO 相应的疫苗立场文件。[5] 常规预防接种一览表可至 WHO 网站查阅,即 WHO

---

1 国际旅行卫生。每年更新的国家名录参见 WHO 的 ITH 网页 http://www.who.int/ith/en/。

2 国际旅行卫生。参见 WHO 的 ITH 网页 http://www.who.int/ith/en/上的附件 1。

3 流行病学周报(WER)。参见 WHO 的 WER 网页 http://www.who.int/wer。

4 国际旅行卫生。针对前往沙特阿拉伯参加正朝和副朝旅行者的健康要求和建议于 2019 年 8 月更新,参见 https://www.who.int/ith/ITH-Haj-2019.pdf? ua=1。

5 疫苗立场文件。参见 WHO 网站 http://www.who.int/immunization/documents/positionpapers/en/。

常规免疫接种建议汇总表。[1]

疫苗分论部分和 WHO 立场文件还针对需多剂次接种的疫苗，提出了各剂次间的时间间隔，但对于不能严格按照接种程序完成全程接种的旅行者，可按需进行调整。通常两剂次间隔时间可以延长，除非产品说明书明确说明，不必重复接种之前的剂次。不建议大幅缩短两剂次的间隔时间。重要的一点是，初次接种疫苗后通常在 7d～10d 获得保护性免疫力，而加强接种后数天内就可使降低的免疫力恢复。

各个国家对国际旅行者的常规要求在 WHO 官网 ITH 专栏发布并实时更新。[2] 该网站中也实时发布特殊情况下各国的临时性要求（见网站最近更新）。

目前，不建议旅行者使用仍仅用于临床试验的疫苗，例如预防疟疾和埃博拉病毒的疫苗。

6.1.5 安全注射

疫苗注射应该与其他药物注射具有同样高的安全注射标准。每次接种都应使用无菌针头和注射器，二者使用后均需安全弃置。

WHO 建议全部使用一次性（"自毁型"）注射器，并尽可能选择有防止锐器伤功能的用具。[3] 注射器不要重新套上针帽（避免针头刺伤），应该采取对受种者、医疗机构和社区都安全的方式进行处理。[4]

6.1.6 联合疫苗和疫苗同时接种

灭活疫苗一般不影响其他疫苗的免疫应答。然而，同时注射多种疫苗时，应在不同部位（不同肢体）或者注射位置间隔至少 2.5cm（1in）接种。大部分减毒活疫苗可以同时接种，只要注射在不同的解剖部位。如

1　常规免疫接种建议汇总表。参见 WHO 网站 http://www.who.int/immunization/policy/immunization_tables/en/。

2　国际旅行卫生。每年更新的国家名录参见 WHO 的 ITH 网页 http://www.who.int/ith/en/。

3　WHO 关于在医疗保健机构使用安全工程注射器进行肌内，皮内和皮下注射的指南。日内瓦：世界卫生组织；2015 年（文件 WHO/HIS/SDS/2015.5）。

4　WHO 最佳注射做法和相关程序工具包。日内瓦：世界卫生组织；2010 年（文件 WHO/EHT/10.02；2019 年 11 月更新，参见 http://apps.who.int/iris/bitstream/10665/44298/1/9789241599252_eng.pdf。

果活病毒疫苗不在同一天注射,两次接种应该至少间隔 4 周。但是,口服脊髓灰质炎减毒活疫苗(OPV)、口服 Ty21a 伤寒活疫苗可以和注射用减毒活疫苗同时接种,也可以在注射减毒活疫苗之前或之后的任意间隔时间接种。出于程序原因,建议黄热病疫苗和含麻疹疫苗同时接种。[1]

目前,市面上已有多种可预防一种以上疾病的联合疫苗,将来可能会有更多的新型联合疫苗问市。应用联合疫苗可以减少注射次数,对于旅行者来说是重大利好。一般来说,获批上市的联合疫苗和单种疾病疫苗一样安全有效。

6.1.7　旅行相关疫苗的选择

旅行者接种的疫苗包括以下几类:(1)旅行前应补种的常规疫苗;(2)某些目的地需要接种的疫苗;(3)某些国家要求接种的疫苗。旅行前的预防措施应包括补种未完成的常规免疫剂次,或对从未接种过的疫苗进行全程基础免疫。对于脊髓灰质炎、黄热病、麻疹和风疹等疫苗可预防疾病,来自疾病流行区的居民在前往非流行区旅行前应进行适当的预防接种,以防止这类疾病在非流行区的输入或再次输入。

建议旅行者基于个人旅行风险评估接种其他疫苗。选择合适的疫苗应考虑如下因素:

——相应疾病的暴露风险;

——旅行者的年龄、健康状态和预防接种史;

——上次接种该疫苗时是否出现不良反应,是否有过敏史;

——将疾病传染给他人的风险;

——进入某些国家要求接种的疫苗;

——费用。

黄热病疫苗是《国际卫生条例(2005)》要求在某些情况下必须接种的疫苗。一些非流行区国家要求近期曾过境黄热病流行区的旅行者接种黄热病疫苗,以此作为入境的先决条件。接种黄热病疫苗有两个原因:(1)保护黄热病病毒感染风险区内的个体;(2)保护易感国家免于黄

1　2018 年 10 月 WHOSAGE 会议报告。参见 https://apps.who.int/iris/bitstream/handle/10665/276544/WER9349.pdf? ua=1。

热病病毒的输入。

沙特阿拉伯要求前往麦加和麦地那参加正朝或副朝的朝觐者以及季节性的外来务工人员接种脑膜炎球菌疫苗（ACWY4价流脑多糖或结合疫苗）。一些国家还可能建议参加正朝或副朝的朝觐者接种流感疫苗。

一些无脊髓灰质炎流行的国家[1]，诸如文莱达鲁萨兰国、印度和沙特阿拉伯等，要求那些居住于报告有脊髓灰质炎野毒株的国家或地区[2]的旅行者，在接种脊髓灰质炎疫苗后才能获得入境签证。

应为旅行者提供所有接种疫苗的书面记录（患者保留记录），最好记录在《疫苗接种或预防措施国际证书》（黄热病疫苗接种必须记录在此证书）上。可在WHO网站上获取该证书的格式。[3]

《国际旅行卫生》中的国家名录[4]汇总了各个国家对来访的国际旅行者提出的要求，以及WHO关于黄热病疫苗接种建议。

6.2 常规接种和选择性接种疫苗

常规疫苗接种建议可参见WHO定期更新的立场文件。[5] 由于本章提供的信息有限，建议读者参阅WHO疫苗立场文件以及国家常规免疫规划接种指南。旅行者应确保所有常规疫苗的及时接种。

有关疫苗可预防疾病及其相关疫苗的信息如下。

霍乱

疫苗资料摘要	疫苗类型	(a)灭活O1血清群霍乱弧菌全菌体和重组霍乱毒素B亚单位口服疫苗。 (b)灭活O1和O139血清群霍乱弧菌口服疫苗

1　国际旅行卫生。每年更新的国家名录参见WHO的ITH网页 http://www.who.int/ith/en/。

2　全球根除脊髓灰质炎行动。地图参见 http://polioeradication.org。

3　疫苗接种或预防措施国际证书。参见 http://www.who.int/ihr/IVC200_06_26.pdf。

4　国际旅行卫生。国家名录链接来自 http://www.who.int/ith/en/。

5　疫苗立场文件。参见WHO网站 http://www.who.int/immunization/documents/positionpapers/en/。

疫苗资料摘要	接种剂数	(a)≥6岁人群接种2剂,2岁~5岁儿童接种3剂;两剂间的间隔≥7d且<6周;≥6岁人群接种2年后加强,2岁~5岁儿童每6个月加强接种1剂。如果基础免疫时剂次的间隔时间或初次免疫中的末剂与加强免疫的间隔超出了建议的时长,应重新实施基础免疫。(b)≥1岁人群,接种2剂,间隔14d。所有年龄人群均建议2年后加强接种1剂
	禁忌证	以前接种本制剂时曾出现过敏反应
	考虑接种人群	高风险旅行者(如紧急救护或救援工作者)
	特别注意事项	无
病因		O1和O139血清群霍乱弧菌(*Vibrio cholerae*)
传播途径		通过摄入感染者粪便或呕吐物、直接或间接被污染的食物或水而发生感染
疾病特征		一种严重程度不一的急性肠道疾病。大部分感染没有临床症状(即不引发疾病)。轻症病例仅表现为急性水样腹泻而无其他临床症状;重症病例表现为突发大量水样腹泻,伴有恶心呕吐,迅速进展至脱水。重症病例如未给予治疗,可在数小时内因脱水导致循环衰竭而死亡
地理分布		霍乱主要发生在基础设施被损毁,从而缺乏足够卫生条件和洁净饮用水的低收入国家
旅行者风险		对大部分旅行者而言,只要采取简单的预防措施如注重个人卫生习惯[1],即使在霍乱流行的国家,被感染风险也是很低的。但是,在灾区和难民营的人道主义救援工作者则可能存在被感染风险
注意事项		和其他腹泻性疾病一样,应避免摄入可能被污染的食物、饮料和水。应携带口服补液盐(ORS)以在严重腹泻时纠正脱水和电解质缺失。任何国家都未将霍乱疫苗的接种作为入境要求

---

[1]　使用干净的饮用水,便后、处理食物或进食之前用肥皂规范洗手,以及安全制备和保存食物。

疫苗	口服疫苗含灭活 O1 血清群霍乱弧菌全菌体和重组 B 亚单位霍乱毒素（WC/rBS），在 20 世纪 90 年代初就已上市。该灭活疫苗耐受性好，在所有 2 岁以上受种者中，接种第 2 剂疫苗后 6 个月内疫苗效力维持在较高水平（约 85%）。接种后 2 年保护效力下降至大约 60%，3 年后保护效力仅有 0%～18%。 基础免疫时成人和≥6 岁儿童口服 2 剂，间隔时间≥7d（但<6 周）。2 岁～5 岁的儿童，推荐接种 3 剂。在接种前、后 1h 内，应避免摄入食物和饮料。如果第 2 剂接种距离第 1 剂间隔超过 6 周，应该重新开始全程接种。 基础免疫大约 1 周后，可产生对霍乱的保护作用。成人和≥6 岁儿童，推荐 2 年后加强免疫，而 2 岁～5 岁的儿童则建议每 6 个月进行 1 次加强免疫。上述两类人群若加强免疫与基础免疫的末剂间隔分别超过 2 年和 6 个月，则须重新开始基础免疫程序。 该疫苗未获得在 2 岁以下儿童中使用的许可。对前往霍乱暴发地区的旅行者研究发现，接种 WC/rBS 霍乱疫苗后，约 50% 的受种者可获得对抗产毒性大肠杆菌（enterotoxigenic *Escherichia coli*）所致腹泻的短期保护作用。 印度和韩国有两种非常类似的 2 价口服霍乱疫苗。这两种灭活的全菌体疫苗以 O1 和 O139 血清群霍乱弧菌为基础，不包含 B 亚单位霍乱毒素。据报道，这些疫苗在≥1 岁的人群中安全有效，在霍乱暴发的国家或地区接种该类疫苗可以预防临床症状明显的霍乱，至少 3 年内免疫保护达 66%～67%

全球流行区分布参见霍乱暴发地图链接 https://www.who.int/ith/cholera.png? ua=1。

登革热		
疫苗资料摘要	疫苗类型：	目前仅有的登革热疫苗为 CYD-TDV（Dengvaxia®），4 价重组减毒活疫苗。该疫苗获许可应用于大约 20 个登革热流行国家,大多数国家指导接种年龄为 9 岁~45 岁。该疫苗在曾感染过登革热的人群(血清抗体阳性)和接种时血清抗体阴性人群中效果有差异
	接种剂数	注射 3 剂,每剂 0.5mL,每剂间隔 6 个月
	禁忌证	接种禁忌人群包括(1)对疫苗任何成分严重过敏者,以前接种本疫苗或与本疫苗有相同成分疫苗后出现严重过敏者;(2)先天或获得性细胞免疫功能缺陷者;(3)有症状的 HIV 感染者、或出现免疫功能损伤的无症状 HIV 感染者。不建议孕期及哺乳期妇女接种 CYD－TDV
	旅行前接种	有确切的登革热病史或血清抗体阳性的旅行者,前往登革热传播严重的地区前,可考虑接种
	考虑接种人群	≥9 岁,生活在登革热高度流行区的儿童
	特别注意事项	不推荐登革热血清抗体阳性率低至中等水平的人群使用,因为效力低,而且在感染登革热前曾接种过该疫苗的人群长期存在罹患重症登革热的风险。对于计划将预防接种纳入登革热控制规划的国家,建议在接种前进行登革热感染情况筛查
病因		登革病毒(黄病毒属)血清型 1—4
传播途径		登革病毒主要以"人-蚊-人"的感染模式传播,主要媒介为埃及伊蚊(*Aedes aegypti*)和白纹伊蚊(*Aedes albopictus*)
疾病特征		约 75% 的登革病毒感染者无临床症状。有症状的登革热通常表现为轻度至中度的急性发热疾病,伴有头痛、眼眶后疼痛、全身肌肉关节痛、厌食、腹痛、恶心和皮疹。5% 的病例会发展为重症,危及生命,表现为低血容量性休克、呼吸困难、严重出血或脏器损伤

登革热	
地理分布	登革热流行于热带和亚热带地区,主要流行于亚洲,也见于非洲和拉丁美洲
旅行者风险	从东南亚、拉丁美洲和加勒比海地区回国的旅行者中,感染登革热是引起发热的首要病因。在美国的佛罗里达、夏威夷以及得克萨斯和墨西哥边境地区存在登革热散发病例和本地传播。在流行区停留时间越长、当地发病率越高(例如在雨季和流行季节),旅行者的感染风险也随之增加
注意事项	防止蚊虫叮咬,例如选择适当的衣服、在房间内使用杀虫剂、驱避剂,清除蚊虫孳生地等
疫苗	减毒活疫苗已在临床试验中证明对于曾感染过登革病毒的人群(血清抗体阳性)中安全有效,但对于接种后才首次自然感染登革热的人群(血清抗体阴性),罹患重症登革热的风险增加。有确切的登革热病史或血清抗体阳性的旅行者,前往登革热传播严重的地区前,可考虑接种。CYD-TDV 推荐的接种程序为注射 3 剂,每剂间隔 6 个月。无论因何种原因导致的疫苗接种延迟,都无需重新开始接种程序,下一剂尽快接种即可。目前还没有关于疫苗加强接种的资料。关于加强接种的实施及其最好时机的研究正在进行中。此时,还没有加强接种的相关建议。还有几种备选 4 价疫苗正在临床研究中

流行区分布参见登革热风险国家和地区地图(https：//ntdhq. shin-yapps. io/dengue5/)。

白喉

在多数国家儿童常规接种白喉疫苗。接种针次有遗漏的旅行者应按照国家推荐的免疫程序接种疫苗。

病因	产毒性白喉棒状杆菌(*Corynebacterium diphtheriae*)感染,热带地区偶见产毒性溃疡棒状杆菌(*C. ulcerans*)

传播途径	白喉棒状杆菌定植于人体呼吸道,经飞沫和密切接触传播。溃疡棒状杆菌和假结核棒状杆菌(*C. pseudotuberculosis*)也可在动物间传播
疾病特征	临床表现通常轻微,但是在少数情况下,细菌产生的强力毒素可以形成假膜阻塞上呼吸道(假膜性喉炎),也可损害心肌和其他组织。溃疡棒状杆菌和假结核棒状杆菌引起的全身表现则较为少见
地理分布	白喉在含白喉成分疫苗接种率高的国家已很少见。在免疫规划不够完善且卫生条件差的人口密集地区,白喉发病率上升
旅行者风险	DTP疫苗接种率低的人群暴露风险增加
疫苗	应按照国家推荐的免疫程序使用DTP三联疫苗进行基础免疫和加强免疫,或使用破伤风疫苗和白破疫苗(Td)进行加强免疫。7岁及以上人群应接种含有减量白喉类毒素的联合疫苗

破伤风

多数国家儿童常规接种破伤风疫苗。未接种过的旅行者应按照国家推荐的免疫程序接种。

病因	破伤风梭菌(*Clostridium tetani*)
传播途径	破伤风梭菌芽孢可在污染坏死、缺氧组织后,转变为繁殖体形式,产生毒素。破伤风不具传染性
疾病特征	破伤风梭菌繁殖体产生的强力神经毒素可导致局部肌肉痉挛或全身肌肉痉挛和强直。全身性破伤风如不经治疗常导致死亡
地理分布	破伤风梭菌芽孢广泛分布于世界各地,特别是土壤中
旅行者风险	可能造成脏污或污染性外伤伤口的活动存在感染风险。该风险并不一定因旅行而增加
疫苗	旅行者应按照国家推荐的免疫程序接种白喉/破伤风联合疫苗或DTP联合疫苗。7岁及以上人群应接种含有破伤风成分和减量白喉类毒素的联合疫苗

百日咳

多数国家儿童常规接种百日咳疫苗。未接种过的旅行者应按照国家推荐的免疫程序接种。

病因	百日咳博德特氏菌（*Bordetella pertussis*）
传播途径	百日咳博德特氏菌通过飞沫在人与人之间传播
疾病特征	百日咳博德特氏菌仅侵袭呼吸道黏膜纤毛细胞,引发急性呼吸道感染（百日咳）,其特征为严重的阵发性、痉挛性咳嗽。较小的婴儿感染百日咳可能临床症状不典型,有时可致命。疾病的临床表现随着年龄增长（包括成人）而趋缓
地理分布	百日咳的发病率取决于 DTP 疫苗接种率;百日咳在 DTP 接种率低的地区常见,在接种高的地区则很少见
旅行者风险	未接种过疫苗的婴幼儿前往 DTP 疫苗接种率低的国家时感染风险最高
疫苗	无论基础免疫还是加强免疫,无细胞或全细胞百日咳疫苗应与白喉疫苗（D）以及破伤风疫苗（T）联合使用。按照国家推荐的免疫程序实施。7 岁及以上人群应接种含有减量白喉类毒素的联合疫苗

DTP 疫苗不良反应发生率观察结果见全球疫苗安全信息页（Global Vaccine Safety Information Sheet）（www. who. int/vaccine_safety/initiative/tools/DTP_vaccine_rates_information_sheet. pdf? ua＝1）。

B 型流感嗜血杆菌

许多国家儿童常规接种 B 型流感嗜血杆菌（Hib）疫苗。5 岁以下未接种的儿童应按照国家推荐的免疫程序接种。

病因	B 型流感嗜血杆菌（*Haemophilus influenzae* type b, Hib）
传播途径	经呼吸道飞沫传播
疾病特征	B 型流感嗜血杆菌是引起肺炎、脑膜炎、败血症、会厌炎以及其他可能危及生命的感染的重要原因,尤其是在 3 月龄～5 岁儿童中

地理分布	流行于 Hib 疫苗接种率低的国家
旅行者风险	在 Hib 疫苗接种率低的环境中,感染风险增加
疫苗	所有已获许可的疫苗均为结合疫苗。这些疫苗所使用的载体蛋白、化学键连接方式、多糖大小和佐剂有所不同。 Hib 疫苗有多种剂型:液态 Hib 结合疫苗(单价);液态 Hib 结合物、DTP 和/或乙肝联合疫苗;Hib 结合物和脑膜炎球菌抗原联合疫苗;冻干 Hib 结合物和生理盐水溶解液疫苗(单价);冻干 Hib 结合物和液态 DTP 联合疫苗,或冻干 Hib 结合物、DTP 与其他抗原,如灭活脊髓灰质炎或乙肝联合疫苗。 婴幼儿接种可选择以下 3 种程序:基础免疫 3 剂无需加强;基础免疫 2 剂、加强 1 剂;3 剂基础免疫、加强 1 剂,第 1 剂在 6 周龄之后尽早接种。5 岁以上的健康儿童不要求接种 Hib 疫苗

Hib 疫苗不良反应发生率观察结果见全球疫苗安全信息页(Global Vaccine Safety Information Sheet)(www. who. int/vaccine_safety/initiative/tools/HiB_Vaccine_rates_information_sheet. pdf? ua=1)。

甲型肝炎(甲肝)

	疫苗种类	已获许可的甲肝疫苗有灭活和减毒活疫苗两种,需肌注 2 剂,减毒活疫苗也可单剂皮下注射
疫苗资料摘要	接种剂次	灭活疫苗:生产商建议完整的免疫程序包含 2 剂。第 1 剂(首剂)和第 2 剂(加强剂)之间的间隔时间可灵活安排(从 6 个月到 4 年~5 年,但通常为 6 个月~18 个月。 减毒活疫苗:1 剂
	禁忌证	以前接种本制剂时曾出现严重过敏反应

疫苗资料摘要	旅行前接种	灭活疫苗和减毒活疫苗:接种第1剂后2周~4周内产生保护作用。考虑到甲肝具有较长的潜伏期(平均为2周~4周,即使在出发当天接种疫苗,仍能对旅行者起到保护作用)
	考虑接种人群	前往甲肝中高度流行国家或地区的1岁及以上旅行者应考虑接种甲肝疫苗。对于感染后易出现严重临床后果的旅行者,比如免疫力低下者和慢性肝病患者,无论他们前往何处旅行都应强烈建议接种甲肝疫苗。此外,感染甲肝的高危人群,包括男同性恋、终身使用血制品治疗者和静脉吸毒者,这些人群也应接种
	特别注意事项	无
病因		甲型肝炎病毒(HAV)
传播途径		通过与感染者密切接触,或摄入被粪便污染的食物或饮用水而感染。该病不存在昆虫媒介或动物储存宿主
疾病特征		急性病毒性肝炎,以突然出现发热、萎靡、恶心和腹部不适为特征,几天后出现黄疸。年龄非常小的幼儿感染后通常症状轻微或无症状。年长儿童普遍出现症状。成人感染甲肝症状更为严重,完全康复可能需要数月。40岁以上患者病死率大于2%,60岁及以上患者病死率约为4%
地理分布		全球分布,卫生条件差的地区最为常见
旅行者风险		对甲肝无免疫力的旅行者前往发展中国家,尤其是在食品饮用水管理和卫生条件较差的地区,有较高感染风险
注意事项		避免摄入可能污染的水和食物,或者煮沸、煮熟后饮用、食用。注射人免疫球蛋白以获得短期保护,但这一措施已逐渐被接种甲肝疫苗所取代

疫苗	全球目前使用两种类型的甲肝疫苗,分别为甲醛灭活疫苗和减毒活疫苗。两种疫苗都是安全的,免疫原性高,无论对儿童还是成人,都可提供对甲肝长期乃至终身的保护作用。最小接种年龄是 1 岁。 (1)甲醛灭活疫苗: 大部分国家使用灭活甲肝疫苗。单价灭活甲肝疫苗包括儿童剂型(0.5mL,用于 1 岁~15 岁儿童)和成人剂型(1mL)。通常推荐接种 2 剂,特别是对免疫功能低下人群。但健康人群接种1 剂也可获得效果相当的保护作用。甲肝和伤寒的联合疫苗(ViCPS)接种 1 剂,可产生针对这两种水源性疾病的保护。同时存在甲肝和乙肝暴露风险的旅行者可考虑接种甲肝和乙肝联合疫苗,可提供针对这两种疾病的保护(详见乙肝疫苗)。 (2)减毒活疫苗(基于甲肝 H2 或 LA-1 病毒株): 中国生产这种疫苗,有几个国家正在使用。有记录显示 72%~88%的受种者在接种该疫苗 15 年之后,仍可检测到甲肝抗体(IgG),提示大多数人接种甲肝减毒活疫苗后可获得长期的保护作用

甲肝疫苗不良反应发生率观察结果见全球疫苗安全信息页(Global Vaccine Safety Information Sheet)(www. who. int/vaccine_safety/initiative/tools/Hep_A_Vaccine_rates_information_sheet. pdf? ua=1)

全球流行区分布参见甲肝风险国家和地区地图(http://gamapserver. who. int/mapLibrary/Files/Maps/Global_HepA_ITHRiskMap. png? ua=1)

乙型肝炎(乙肝)

建议普遍接种乙肝疫苗。没有接种过的旅行者应按照国家推荐的免疫程序接种。

病因	乙型肝炎病毒(HBV),基因型 A-G
传播途径	乙型肝炎病毒通过黏膜或破损的皮肤暴露于感染的血液或其他体液(唾液、精液和阴道液)而传播。围产期可经母婴传播,也可通过注射、输入被污染的血制品或污染的针头刺破皮肤传播。乙肝常常通过性接触传播

疾病特征	围产期或幼童感染时,很少表现出症状,但易发展为慢性肝病,可能在数十年病程中进一步发展为肝硬化和(或)肝癌。大龄儿童和成年人感染则常常引起急性肝炎,但很少发展为慢性肝病。病程可能取决于其他因素,如病毒基因型
地理分布	血清中乙肝表面抗原(HBsAg)阳性是评估乙肝感染率的指标。非洲和东亚某些国家由于乙肝疫苗接种率低,乙肝的感染率最高。疫苗接种率高的人群中乙肝感染率普遍较低。全球范围内,某些特定风险人群如性工作者和静脉注射毒品者乙肝感染率可能非常高
旅行者风险	无乙肝免疫力的旅行者感染风险主要取决于个人风险行为和与之接触人群的 HBsAg 阳性率。在设施较差的医疗机构就医可能增加医源性感染的风险
疫苗	乙肝疫苗的有效组分是 HBsAg。一般情况下,基础免疫包含出生时接种 1 剂单价乙肝疫苗,之后间隔一到数月再接种 2 剂~3 剂单价或联合疫苗。建议大龄儿童和成人按照合适的间隔接种 3 剂单价疫苗或更为方便的甲乙肝联合疫苗。旅行者如果没有足够的时间完成标准疫苗接种程序,可以按照在第 0、第 7和第 21d 的接种程序进行 3 剂疫苗接种,在这种情况下,建议在第 1 剂接种 12 个月后接种第 4 剂

乙肝疫苗不良反应发生率观察结果见全球疫苗安全信息页(Global Vaccine Safety Information Sheet)(www. who. int/vaccine_safety/initiative/tools/Hep_B_Vaccine_rates_information_sheet. pdf? ua=1)

全球各国疾病评估情况,详见全球各国免疫覆盖范围和慢性乙肝感染情况评估(http://whohbsagdashboard. com/ #global-strategies)。

戊型肝炎（戊肝）

疫苗资料摘要	疫苗类型	基于基因 1 型衣壳蛋白的重组疫苗,对所有感染人类的 4 个戊肝病毒基因型均有交叉保护作用,该疫苗在中国研发并已获得许可
	接种剂次	3 剂(分别于 0 月、1 月、6 月肌肉注射)
	禁忌证	对该疫苗组分严重过敏者,其他未见明示
	考虑接种人群	前往戊肝暴发地区的旅行者、卫生保健工作者和人道主义救援者,在个体化评估和衡量风险收益的基础上考虑接种
	特别注意事项	截至目前,在儿童、孕妇和免疫缺陷患者中使用的安全性数据较为有限
病因		戊型肝炎病毒(HEV),已知 4 种基因型(1~4 型)可感染哺乳动物宿主
传播途径		通常因饮用污染的水而感染,也可通过粪口途径直接造成人际传播。该病不存在昆虫媒介,包括猪在内的多种家畜可能是戊肝病毒的宿主
疾病特征		急性感染表现为萎靡、厌食、腹痛及压痛、恶心、呕吐、发热及黄疸[1]。临床特征和病程与甲肝大体相似。然而,孕晚期感染戊肝,病情更为严重,病死率≥20%。除了孕妇,此前患有肝病和免疫抑制的人群感染戊肝后导致严重疾病的风险也更高
地理分布		在低收入国家,戊肝是急性病毒性肝炎的主要原因。每年基因 1 型和 2 型戊肝病毒导致约 2010 万人感染,340 万有症状病例,7 万人死亡和 3000 例死产
旅行者风险		前往中低收入国家的旅行者,在卫生条件较差和饮用水管理不善的环境中,可能存在被感染风险

---

1 戊型肝炎简介。日内瓦:世界卫生组织;2019 年(https://www.who.int/news-room/fact-sheets/detail/hepatitis-e,2019 年 7 月)

注意事项	旅行者应遵循避免摄入可能被污染的食物和饮用水的基本原则
疫苗	中国已经研制出一种戊肝疫苗并已获得许可。该疫苗包含基因1型戊肝病毒的重组衣壳蛋白，但很可能对所有4个基因型都有保护作用。3剂疫苗分别于0月、1月、6月肌肉注射。迄今该疫苗已证实在16岁～65岁健康个体中安全性、免疫原性和临床效果均较为理想。疫苗的保护期至少2年。 由于目前缺乏该疫苗对16岁以下儿童、孕妇和慢性肝功能损伤者等重要目标人群安全性、免疫原性和有效性方面的足够信息，WHO尚不建议在戊肝流行国家将该疫苗纳入国家常规免疫规划。但国家主管部门可根据当地的流行病学情况决定是否使用该疫苗。当戊肝病毒感染风险很高（例如疫情暴发期间）和特殊风险人群（如孕妇）感染率很高时，可以考虑接种戊肝疫苗。WHO认为前往有戊肝疫情持续暴发地区的旅行者、派驻的卫生保健工作者和人道主义救援者感染风险很高。在这类情况下，应进行个体化的风险收益评估，决定是否接种戊肝疫苗

人乳头瘤病毒

在许多国家，青春期常规接种人乳头瘤病毒（HPV）疫苗。旅行前检查疫苗接种情况时，接种针次有遗漏的旅行者应按照国家推荐的免疫程序接种。

病因	人乳头瘤病毒（HPV）
传播途径	性接触传播
疾病特征	尽管HPV通常只引起暂时性的良性黏膜感染，但是某些致癌基因型HPV（最常见是16型和18型）的持续感染可能会导致癌前病变，如果不予治疗，可能会发展为宫颈癌。某些类型的HPV可导致肛门生殖器疣和复发性呼吸道乳头状瘤病
地理分布	全球流行。拉美和加勒比海地区、撒哈拉以南非洲、美拉尼西亚群岛以及东南亚地区的宫颈癌发病率最高

旅行者风险	性传播是 HPV 感染的最常见方式
注意事项	节制性生活是预防生殖器 HPV 感染的最可靠方法。坚持和正确使用安全套可以降低感染和传播 HPV 以及罹患 HPV 相关疾病(如尖锐湿疣和宫颈癌)的几率。然而,由于 HPV 可以感染安全套未覆盖的部位,因此安全套可能无法完全预防 HPV 感染[1]
疫苗	有 3 种 HPV 疫苗: 2 价(预防 16 型和 18 型) 4 价(预防 6 型、11 型、16 型和 18 型) 9 价(预防 6 型、11 型、16 型、18 型、31 型、33 型、45 型、52 型和 58 型) 为预防宫颈癌,建议女性在 9 岁～14 岁接种,因为 HPV 疫苗在性生活开始前接种最为有效。需至少接种 2 剂,最短间隔 6 个月。女孩的高接种率会形成群体免疫,为男孩提供保护

季节性流感

WHO 确定的流感疫苗接种重要目标人群是孕妇、医务工作者、6 月龄～59 月龄的儿童、老年人和高危人群。在流感流行季节旅行之前,旅行者应根据国家推荐的免疫程序接种流感疫苗。旅行者应注意,旅行目的地和自己国家的流感季节性可能不同。

病因	甲型和乙型流感病毒
传播途径	飞沫(散布在空气中)传播和直接接触(尤其是手部被流感病毒沾染)传播。每年流感流行季节全球有 5%～10% 的成人和 20%～30% 的儿童受到感染
疾病特征	急性呼吸道感染,多为轻型,但偶有严重感染,出现高热、咽痛、咳嗽和疼痛。并发症包括病毒性肺炎和继发细菌感染。老年人、孕妇、幼儿和慢性病患者感染后出现严重疾病的风险最高

1　人乳头瘤病毒(HPV)感染。亚特兰大(GA):疾病控制和预防中心;2015 年((https://www.cdc.gov/std/tg2015/hpv.htm,2019 年 9 月).

地理分布	全球分布。北半球流行季节为 11 月到次年 4 月,南半球为 4 月～9 月。在热带和亚热带地区,不同区域的流感季节性有所不同
旅行者风险	旅行者并非是流感的特定风险人群,但同其他疾病一样,当病情严重时,在某些国家中非当地居民往往无法或难以获得有效的医疗救助。沙特阿拉伯卫生部要求所有前往正朝和副朝地区的国内朝觐者和医务工作者应在他们到达前 10d 接种最新的季节性流感疫苗。同时还建议所有来参加正朝和副朝的来访者或在朝觐区从事季节性工作的人员都要接种季节性流感疫苗
注意事项	勤洗手和避免聚集可降低传播风险
疫苗	季节性流感疫苗有灭活疫苗或减毒活疫苗,包含了甲型流感和乙型流感的流行株。灭活疫苗注射接种,减毒活疫苗通过鼻腔喷雾接种。灭活疫苗可用于＞6 月龄的人群、孕妇、感染后可能出现严重并发症的高危人群和老年人。除孕妇外的 2 岁～49 岁健康人群也可选择接种减毒活疫苗。 目前的疫苗制剂含有一种(3 价制剂)或两种(4 价制剂)乙型流感病毒株。 旅行者也应按照各自国家卫生主管部门的建议接种流感疫苗,但需意识到在地球一侧半球接种的疫苗可能仅对另一侧半球的流感有部分预防作用。因为南北半球流行的流感病毒株可能有显著差异,因此每年南北半球使用的流感疫苗成分可能并不相同

流感疫苗不良反应发生率观察结果见全球疫苗安全信息页(Global Vaccine Safety Information Sheet)(www. who. int/vaccine_safety/initiative/tools/Influenza_Vaccine_rates_information_sheet. pdf? ua＝1)

流行性乙型脑炎（日本脑炎）

疫苗资料摘要	疫苗种类和接种程序	乙脑疫苗分为 Vero 细胞衍生灭活疫苗，减毒活疫苗和重组（嵌合）活疫苗。鼠脑灭活疫苗现在已普遍被细胞培养疫苗取代，因为后者的安全性更高。 （1）Vero 细胞衍生灭活疫苗：按照生产商的建议进行基础免疫（不同生产商程序有所不同），通常≥6 月龄接种 2 剂，间隔 4 周。建议基础免疫 1 年～2 年后加强接种 1 剂。 （2）减毒活疫苗：≥8 月龄接种 1 剂。目前尚未明确是否需要加强接种。 （3）重组活疫苗：≥9 月龄接种 1 剂。按照生产商的建议，18 岁以下的人群在基础免疫 12 个月～24 个月后应加强接种 1 剂
	不良反应	偶有轻微的局部或全身反应
	禁忌证和注意事项	接种本制剂曾有过敏反应者为接种禁忌。原则上，减毒活疫苗应避免用于孕妇或免疫缺陷人群
病因		流行性乙型脑炎（日本脑炎）病毒
传播途径		猪和多种野生鸟类是乙型脑炎病毒的自然宿主，通过库蚊传播给新的动物宿主，偶尔感染人。库蚊主要在夜间叮咬。不存在人际间传播
疾病特征		人感染后多无症状。据估计，感染者中重症比例约为 1/250，重症病例起病急、进展快，出现头痛、高热和脑膜刺激征症状。幸存者常留下永久性的神经系统后遗症。重症病例的死亡率约为 20%。没有有效的治疗办法

地理分布	在亚洲,流行性乙型脑炎病毒是病毒性脑炎的主要病因,几乎所有亚洲国家都有发病。该病主要在使用大水漫灌作业的乡村农业区传播,但城市周边和市中心也可能出现病例。东南亚地区乙脑主要在雨季传播流行,但全年均可发生,尤其在热带气候地区。在中国、日本、朝鲜半岛和俄罗斯联邦东部的温带地区,主要在夏秋季流行。孟加拉国,印度和巴基斯坦的部分地区,柬埔寨、老挝、菲律宾和该地区的其他国家也有病例报告。尽管如此,得益于疫苗的广泛接种,在中国、日本、韩国的部分地区,以及近期的尼泊尔、斯里兰卡、泰国和越南,流行性乙型脑炎发病率正持续下降
旅行者风险	对大多数前往亚洲的旅行者而言,感染流行性乙型脑炎的风险非常低,尤其是那些在城市地区的短期观光者。然而,感染风险因季节、目的地、旅程长短和旅行活动的不同而变化。在流行季节前往流行国家或地区,特别是使用大水漫灌作业的地区,进行大量户外活动(如露营或徒步等)的旅行者,建议接种疫苗。在乙型脑炎流行区,发病的主要是儿童,但对旅行者来说任何年龄都可发病。采取避免蚊子叮咬的措施和预防接种可预防该病
疫苗	推荐在流行季节前往流行区,并将进行大量户外活动的旅行者接种疫苗。 Vero 细胞衍生灭活疫苗、减毒活疫苗、重组活疫苗均可使用,但它们并非在所有国家都获得上市许可。这些疫苗都有良好的安全性,可为来自非流行区的旅行者提供保护。 免疫程序: (1)Vero 细胞衍生灭活疫苗:按照生产商的建议进行基础免疫(不同产品有所不同),通常≥6 月龄接种 2 剂,间隔 4 周。建议基础免疫 1 年～2 年后加强接种 1 剂。 (2)减毒活疫苗:≥8 月龄接种 1 剂。目前尚未明确是否需要加强接种。 (3)重组活疫苗:≥9 月龄接种 1 剂。尽管 WHO 并未推荐,但按照生产商的建议,18 岁以下人群应在 12 个月～24 个月后加强接种 1 剂

禁忌证和注意事项	接种本疫苗曾有过敏反应为接种禁忌。由于对疫苗成分的偶发过敏反应可在接种后 2 周出现,因此建议旅行者确保在出发前完成免疫程序。原则上,孕妇应避免使用减毒活疫苗和重组活疫苗,而应使用灭活疫苗。鼠脑灭活疫苗接种引起的神经系统严重不良反应虽有报道,但极少见,且二者之间的因果关系也还未得到确认

乙型脑炎疫苗不良反应发生率观察结果见全球疫苗安全信息页(Global Vaccine Safety Information Sheet)(www. who. int/vaccine_safety/initiative/tools/JE_vaccine_rates_information_sheet_Jan_2016. pdf? ua=1)

全球流行区分布参见乙型脑炎风险国家和地区地图(https://www. who. int/ith/japanese_encephalitis. png? ua=1)

麻疹

儿童时期需常规接种麻疹疫苗。应按照国家推荐的免疫程序为未接种的旅行者接种疫苗。

病因	麻疹病毒
传播途径	主要通过空气飞沫传播。病毒具有高度传染性
疾病特征	麻疹主要感染幼儿,主要特征为发热、咳嗽、鼻塞和典型的斑丘疹。大龄儿童和成年人临床表现往往更为严重。婴儿和患有慢性疾病、免疫功能受损或严重营养不良者罹患麻疹可导致重症甚至死亡
地理分布	在没有麻疹疫苗的时代,麻疹在全球范围内流行。虽然麻疹在所有地区被定为消除目标,但在疫苗接种率不足(<95%)的国家或人群中,麻疹疫情仍在发生。在可获得最近数据的 2017 年,麻疹导致大约 11 万人死亡。即使在高收入国家,麻疹并发症导致高达四分之一的病例需要住院治疗,并可能导致终身残疾,包括脑损伤、失明和听力丧失。最近,由于该病在未接种疫苗的人群中传播,包括那些总体疫苗接种率较高的国家,麻疹病例数量激增
旅行者风险	任何无麻疹免疫力的旅行者(即未接种 2 剂麻疹疫苗的人)都可能受到感染。受感染的旅行者可能会将其传播给无麻疹免疫力的人

疫苗	减毒活疫苗：有单价疫苗（仅有麻疹组分），也有结合腮腺炎、风疹和水痘中的一种或多种组分的联合疫苗。皮下注射2剂，间隔至少4周。不确定自己麻疹疫苗接种状况的旅行者，应至少接种1剂麻疹疫苗。WHO建议旅行者至少在旅行前15d接种麻疹疫苗，6个月大的婴儿前往发生麻疹疫情的国家应接种1剂额外剂量的麻疹疫苗。接种1剂额外剂量麻疹疫苗的6月龄～9月龄儿童，还应按照国家免疫计划，在推荐年龄接种2剂麻疹疫苗。麻疹疫苗可与建议旅行者接种的其他疫苗（如黄热病疫苗）共同接种

麻疹疫苗不良反应发生率观察结果见全球疫苗安全信息页（Global Vaccine Safety Information Sheet）（www. who. int/vaccine_safety/initiative/tools/MMR_vaccine_rates_information_sheet. pdf？ua＝1）

全球流行区分布参见麻疹病例报告数地图（www. who. int/ith/Number-of-reported-Measles-cases-December-2018-May-2019. pdf？ua＝1）。

脑膜炎球菌病（流行性脑脊髓膜炎）

疫苗资料摘要	疫苗类型	(1)包括2种～4种血清群的多糖疫苗：2价(A＋C)、3价(A＋C＋W)、4价(A＋C＋W＋Y)疫苗。当前多糖疫苗常被结合疫苗替代。 (2)结合疫苗：单价(A或C或C/Hib的结合疫苗)、2价(A＋C或C＋Y/Hib)和4价(A＋C＋W＋Y)疫苗可供使用。 (3)尽管世界各国已有针对流脑B血清群的重组蛋白疫苗，但只有特定国家推荐使用这些疫苗。目前没有对旅行者接种B血清群疫苗的一般性建议

疫苗资料摘要	接种剂次	(1)多糖疫苗:2 岁及以上接种 1 剂(通常皮下注射)。3 年～5 年可能需要加强 1 剂。 (2)结合疫苗:基础免疫包括 1 剂～3 剂肌肉注射,之后加强。免疫程序取决于所选疫苗、接种年龄和受种者的免疫状况。 (3)重组蛋白疫苗:目前部分国家推荐的基础免疫程序为 2 剂～3 剂肌肉注射,但 WHO 尚未出台国家免疫规划相关的立场文件
	禁忌证	对疫苗组分有严重过敏反应者为接种禁忌
	不良反应	除短暂的局部反应外,所有脑膜炎球菌疫苗的安全记录都很好
	推荐接种时间	最好在旅行前 10 d～14 d 接种,以保证在出发前获得保护
	考虑接种人群	自脑膜炎球菌病低流行区前往高流行区的旅行者。在非洲脑膜炎流行带,旱季以及与当地人密切接触的人群感染风险最高
	特别注意事项	无
病因		脑膜炎奈瑟菌(*Neisseria meningitidis*)。大部分病例由 A、B、C、W、X 和 Y 血清群引起
传播途径		通过人与人直接接触传播,及通过患者或无症状带菌者的呼吸道飞沫传播。人类是唯一宿主
疾病特征		一般来说,在流行区主要在儿童和青少年中发病,其中 3 月龄～12 月龄的婴儿患病率最高。 脑膜炎球菌性脑膜炎的临床特点为突发剧烈头痛、发热、恶心、呕吐、畏光、颈项强直及各种神经系统症状。常遗留长期的神经系统后遗症,病死率达 5%～10%。脑膜炎球菌败血症以循环衰竭、出血性皮疹和高病死率为特征

地理分布	在世界各地散发。在温带地区，大部分病例发生在冬季。局部暴发发生在封闭拥挤的场所里（如集体宿舍、兵营）。在撒哈拉以南非洲"脑膜炎带"，常在旱季（11月～次年6月）发生大暴发。随着各国实施A群脑膜炎球菌结合疫苗的群体接种行动，该群引起的暴发几乎消失。近来，由Y群（美国）、W群（沙特阿拉伯和撒哈拉以南非洲）、C群和X群（撒哈拉以南非洲）引起的暴发表明这些血清群越来越重要
旅行者风险	旅行者罹患脑膜炎球菌病的风险普遍较低。那些前往发达国家的旅行者，可能会接触到某些散发病例，主要是由A群、B群或C群引起。C群脑膜炎球菌病的暴发常发生在中小学校、大学、兵营和其他青少年和年轻人聚集的地方。 前往撒哈拉以南非洲"脑膜炎带"的旅行者，可能会暴露于疫情暴发下，大部分是由A群、C群和W群引起，在旱季发病率相对更高。长期与当地居民密切接触的旅行者，以及在麦加朝圣者其感染风险尤其高
注意事项	远离人群拥挤的密闭场所。旅行者在与脑膜炎球菌病患者密切接触后，应尽快寻求关于药物预防和预防接种的医学建议
疫苗	(1)脑膜炎球菌多糖疫苗 在国际市场上市的脑膜炎球菌多糖疫苗有2价（A群和C群）、3价（A群、C群和W群）或4价（A群、C群、W群、Y群）疫苗。成人和2岁以上儿童皮下注射1剂，可以对相应的血清群产生非常好的保护作用，保护可持续2年～4年。目前脑膜炎球菌多糖疫苗常被脑膜炎球菌结合疫苗替代。 (2)脑膜炎球菌结合疫苗 脑膜炎球菌结合疫苗有以下几种：A群和C群的单价疫苗；A群＋C群或C群＋Y群的2价疫苗；以及A群＋C群＋W群＋Y群的4价疫苗。结合疫苗具有血清群特异性及高效免疫原性（＞90％）。 与C群多糖疫苗不同，即使给2月龄、3月龄、4月龄的婴幼儿接种C群结合疫苗也可诱导产生足够的抗体和免疫记忆反应。B型流感嗜血杆菌与脑膜炎球菌C群的联合疫苗（HibMerC）或与C群、Y群结合破伤风类毒素的联合疫苗（HibMenCY）也已上市

疫苗	一种特别为非洲"脑膜炎带"研制的 A 群脑膜炎球菌结合疫苗获得许可在 1 岁~29 岁人群中单剂接种。该疫苗已被证实安全并具有高效免疫原性。该疫苗的群体接种使得撒哈拉以南非洲 A 群脑膜炎球菌病的暴发几近消灭。现在,该疫苗已被"脑膜炎带"国家引入常规免疫规划,在 9 个月~18 个月婴幼儿中单剂接种。 目前,全球已有 3 种针对 A 群＋C 群＋W 群＋Y 群的 4 价联合疫苗获得许可。它们的区别在于结合的载体蛋白不同,但三者都是肌肉注射,并且具有相似的免疫原性。这些疫苗获准在 2 岁~55 岁人群中使用,仅需接种 1 剂。此外,其中两种疫苗也可用于 9 月龄~23 月龄的儿童,需接种 2 剂。2012 年,一种用于 1 岁及以上人群单剂接种的 4 价结合疫苗在欧洲获准上市。所有结合疫苗都可用于 55 岁以上人群。 虽然 4 价疫苗保护范围最广,但并不能对一些国家常见的由 B 群和 X 群脑膜炎球菌所致的脑膜炎球菌病提供保护。近年来,在国际上针对 B 群的重组蛋白疫苗已获许可,用于婴幼儿或≥10 岁人群。这类疫苗仅用于特定的高风险人群或疾病暴发的情况,不常规推荐旅行者使用。目前还没有针对 X 群的疫苗。除了一过性的局部反应外,所有脑膜炎球菌结合疫苗都非常安全
强制性预防接种	沙特阿拉伯要求朝觐人员和与当地居民有密切接触的人员提供 4 价脑膜炎球菌多糖或结合疫苗的近期接种证明作为申请签证的资料(详见 6.3"强制性预防接种")

全球流行区分布参见脑膜炎球菌病风险国家和地区地图(http://gamap-server. who. int/gho/interactive _ charts/meningitis/atlas. html?)

腮腺炎

在许多国家,腮腺炎疫苗通常在儿童时期接种。错过腮腺炎疫苗接种的旅行者,应按照国家推荐的免疫程序补种。

病因	腮腺炎病毒
传播途径	病毒通过来自感染者上呼吸道的空气飞沫传播
疾病特征	大多数情况下儿童发病较轻,表现为短暂的唾液腺肿大。腮腺炎病毒也可以感染青少年和成人,一旦感染,并发症可能更为严重。腮腺炎的并发症包括脑膜炎(≤15%的病例)、睾丸炎和耳聋
地理分布	随着疫苗的大规模推广使用,许多发达国家本土传播已基本消除。但是,在一些国家或部分人群中,特别是在密切接触的环境和疫苗接种率不足的地区仍有腮腺炎暴发。在完全或部分接种疫苗的人群中也报告了疫情
旅行者风险	对于来自腮腺炎病毒有限传播地区的无免疫力旅行者而言,前往腮腺炎疫苗接种率不足的环境,暴露风险增加
疫苗	减毒活疫苗通常与麻疹和风疹或者风疹、麻疹和水痘疫苗制成联合疫苗使用。该疫苗安全有效。基础免疫(儿童于1岁～2岁接种2剂)完成后,其对腮腺炎的保护作用可能持续到成年时期

肺炎球菌病

虽然旅行本身不会增加旅行者患肺炎球菌病的风险,但旅程中可能不易获取理想的医疗保健服务。

病因	多个血清群的肺炎链球菌(*Streptococcus pneumoniae*)
传播途径	主要通过吸入含有肺炎链球菌的呼吸道飞沫感染
疾病特征	肺炎球菌可引起侵袭性和非侵袭性疾病。肺炎球菌最常见的非侵袭性感染表现为上呼吸道疾病和非细菌性肺炎。侵袭性感染的最常见表现为肺炎并发脓胸和/或菌血症、发热性菌血症和脑膜炎。这些细菌对常用抗生素的耐药性日益引发关注。无论非细菌性肺炎还是侵袭性肺炎球菌感染都可导致很高的死亡率,特别是幼童、老年人和免疫缺陷者

地理分布	全球范围
旅行者风险	通常建议儿童接种肺炎球菌结合疫苗(PCV)。前往现代化医疗保健设施不足的国家旅行之前,建议<2岁的儿童和感染后出现严重临床后果风险较高的儿童及成人接种疫苗预防侵袭性肺炎球菌病
疫苗	(1)肺炎球菌结合疫苗 包括10个血清群(即10价肺炎球菌结合疫苗,PCV10)或13个血清群(即13价肺炎球菌结合疫苗,PCV13)。这些肺炎球菌结合疫苗(PCVs)安全有效,可用于6周龄及以上人群,可以按照3剂规程接种,即3剂或2剂+1剂加强针。PCV10和PCV13获准用于预防相应血清群的肺炎球菌引起的侵袭性疾病、肺炎和急性中耳炎。PCV13也可用于成人。 (2)肺炎球菌多糖疫苗 包括23个血清群(PPV23),获准用于2岁或以上人群。PPV23是安全的,尽管其在儿童和成人中的效果仍不明确

　　肺炎球菌疫苗不良反应发生率观察结果见全球疫苗安全信息页(Global Vaccine Safety Information Sheet)(www. who. int/vaccine_safety/initiative/tools/Pneumococcal _ Vaccine _ rates _ information _ sheet. pdf? ua=1)

脊髓灰质炎

疫苗资料摘要	疫苗类型	口服脊髓灰质炎减毒活疫苗(OPV)和肌肉(或皮下)注射用脊髓灰质炎灭活疫苗(IPV)
	接种剂次	基础免疫包括3剂OPV加1剂IPV。在脊髓灰质炎输入风险和继发传播风险较高的国家,WHO也建议出生即接种1剂OPV(也叫"零剂")。如果是脊髓灰质炎输入风险不高且疫苗接种率较高的国家,基础免疫可以采用先IPV再OPV的接种程序。仅免疫覆盖率超过90%且脊髓灰质炎病毒野毒株输入风险低的国家,可以考虑使用只含IPV的基础免疫程序。WHO不再推荐仅使用OPV的免疫接种程序

疫苗资料摘要	禁忌证	对疫苗成分严重过敏者
	不良反应	OPV 相关的唯一严重不良反应,是罕见的疫苗相关麻痹型脊髓灰质炎和疫苗衍生脊髓灰质炎病毒的出现。孕妇和 HIV 感染者接种 OPV 也是安全的
	旅行前接种	来自无脊髓灰质炎国家的旅行者前往脊髓灰质炎流行地区,应确保已按照其本国免疫规划完成了脊髓灰质炎疫苗全程接种。未完成接种程序者应完成。完成基础免疫对于居住在有脊髓灰质炎(包括疫苗衍生毒株)传播国家的人员尤为重要。来自这些国家的旅行者还应在出发前 4 周至 12 个月内接种 1 剂 OPV 或 IPV
	特别注意事项	建议所有的旅行者携带书面的接种记录(患者保留记录),以防入境时需要提供脊髓灰质炎接种证明。旅行者最好使用《疫苗接种或预防措施国际证书》,WHO 网站上可获取该证书格式。[1] 一些无脊髓灰质炎的国家在签发入境签证前,可能要求来自脊髓灰质炎流行国家的旅行者出示近期接种脊髓灰质炎疫苗的证明,有时还会要求旅行者到达时额外接种 1 剂脊髓灰质炎疫苗(具体要求和国家列表,详见 6.1)。
病因		脊髓灰质炎病毒
传播途径		脊髓灰质炎主要通过粪-口途径传播。但口-口途径传播也会发生
疾病特征		脊髓灰质炎,亦称小儿麻痹症,是一种中枢神经系统疾病。最初是消化道的无症状感染,<1％的患者发展为麻痹症。在低收入国家,65％～75％的病例发生在 3 岁以下儿童,95％的病例发生在 5 岁以下儿童。尽管部分功能有可能恢复,但会留有终身麻痹。本病无法治愈

---

[1] 《疫苗接种或预防措施国际证书》。详见 WHO 网站 https://www.who.int/ihr/IVC200_06_26.pdf.

地理分布	1988年以来在全球范围内使用脊髓灰质炎疫苗,使全球脊髓灰质炎的发病率下降了99%以上,有脊髓灰质炎流行的国家数量也从125个降至3个(阿富汗、尼日利亚和巴基斯坦)。1999年,全球最后一例由Ⅱ型脊髓灰质炎病毒自然循环野毒株感染导致的脊髓灰质炎发生在印度。2012年11月以后再未检测到由Ⅲ型野毒株引起的病例。2018年仅报告33例脊髓灰质炎病例,全部由Ⅰ型野毒株感染所致。只要流行国家仍然存在传播,无脊髓灰质炎且群体免疫力较低的国家就始终存在因输入病毒而致新疫情暴发的风险
旅行者风险	在证实全球根除脊髓灰质炎之前,感染脊灰(前往感染地区的旅行者)和已消灭地区脊髓灰质炎再传播(由来自感染地区的旅行者输入)的风险会持续存在。所有往来于有脊髓灰质炎病毒野毒株或疫苗衍生株感染国家或地区的旅行者都应进行充分的预防接种。目前或近期脊髓灰质炎流行国家的最新信息可访问全球根除脊髓灰质炎行动(Global Polio Eradication Initiative)网站[1]
疫苗	口服的脊髓灰质炎减毒活疫苗(OPV)和肌肉注射(或皮下注射)的脊髓灰质炎灭活疫苗(IPV)都在国际上广泛使用。IPV很安全;OPV虽然是减毒活疫苗,但孕妇和HIV感染者接种也是安全的。 疫苗相关麻痹型脊髓灰质炎是OPV接种的罕见不良反应,大约每240万受种者中可能发生1例。 来自无脊髓灰质炎国家的旅行者,前往脊髓灰质炎病毒传播地区旅行前,应确保已经按照其本国免疫规划完成适龄的脊髓灰质炎疫苗接种。前往脊髓灰质炎流行地区的旅行者,若已完成全程OPV或IPV接种且超过12个月,应再加强接种一剂脊髓灰质炎疫苗。前往脊髓灰质炎流行地区的旅行者,若之前未曾接种过脊髓灰质炎疫苗,应在出发前完成基础免疫

1　全球根除脊髓灰质炎行动(Global Polio Eradication Initiative)。参见 http://polio-eradication. org/polio-today/polio-now/。

疫苗	出国旅行前,居住于脊髓灰质炎流行(即存在脊髓灰质炎病毒野毒株或疫苗衍生株传播)的国家,或到这些国家长期旅行(即在该国家停留超过 4 周)的各年龄段人群,都应按照本国免疫规划完成全程预防接种。来自流行地区的旅行者还应在旅行前 4 周至 12 个月内额外接种 1 剂 OPV 或 IPV,以强化肠道黏膜免疫力,降低排出脊髓灰质炎病毒的风险,从而避免脊髓灰质炎病毒再输入无脊髓灰质炎地区。方便可行的情况下,前期仅接种过 IPV 者,加强免疫可以优先选用 OPV。如果没有出发前 12 个月内的接种脊髓灰质炎疫苗记录,即使在不得已即刻出发情况下,旅行者也应在出发前接种 1 剂 IPV 或 OPV。一些没有脊髓灰质炎的国家要求来自脊髓灰质炎流行国家的常驻和长期旅行者出示近期接种脊髓灰质炎疫苗的记录才能获得入境签证,也可能要求旅行者在到达时额外接种 1 剂脊髓灰质炎疫苗,也可能同时要求以上两点(国家列表详见 6.1)

脊髓灰质炎疫苗不良反应发生率观察结果见全球疫苗安全信息页(Global Vaccine Safety Information Sheet)(www. who. int/vaccine_safety/initiative/tools/polio_vaccine_rates_information_sheet. pdf? ua＝1)

狂犬病

暴露前免疫接种概述(暴露后免疫接种详见下文)	疫苗类型	现代细胞培养或鸡胚细胞灭活疫苗
	接种剂次	暴露前免疫接种:2 剂,分别在第 0d 和第 7d 接种,肌肉注射(不同品牌可能为 1.0mL/剂或 0.5mL/剂),或皮内注射(0.1mL/接种部位)
	加强免疫	一般旅行者无需常规加强免疫
	禁忌证	对疫苗成分严重过敏
	不良反应	轻微局部或全身反应
	旅行前接种	前往风险地区,尤其是目的地远离能够提供合适救治服务的医疗中心时,至少在出发前 1 周开始暴露前免疫(PrEP)

暴露前免疫接种概述（暴露后免疫接种详见下文）	考虑接种人群	计划前往高风险地区的旅行者
	特别注意事项	旅行者应避免接触流浪动物（尤其是狗和猫），避免接触放养或捕获的野生动物。不要触摸蝙蝠。野生动物，尤其是猴子，会在人们喂食或触摸其食物时，或受到威胁、围困，或抓捕时咬人
病因	狂犬病病毒	
传播途径	狂犬病是一种人畜共患病，可感染家养和野生的哺乳动物。人类因被受感染的动物（通常是狗）咬伤而感染，偶尔也因被受感染的动物抓破或舔舐破损的皮肤或黏膜而感染。家犬、野生食肉动物和蝙蝠（食肉类 *Carnivora* 和翼手类 *Chiroptera*）是狂犬病病毒宿主，相比其他哺乳动物而言，存在更高传播风险。虽然和其他哺乳动物一样，猴子也对狂犬病病毒易感，但其传播狂犬病病毒的风险极低。狂犬病传播风险应结合当地流行情况进行评估。感染狂犬病病毒的动物可能不会发病。除了器官移植外，尚无实验室证据证实存在人际间传播	
疾病特征	狂犬病是一种急性致死性病毒性脑炎。初始症状包括恐惧不安、头痛、发热、全身不适和咬伤伤口周围的感觉改变。易激动、幻觉和异常的气流恐怖症（畏风症）较为常见，有些病例随之出现因咽喉肌肉痉挛导致的怕水（恐水症）。起病数天后，病情即进展为谵妄、抽搐和死亡。麻痹型狂犬病较为少见，其特点为麻痹和感觉丧失，无力和疼痛	
地理分布	狂犬病存在于世界上大部分地区的哺乳动物中。每年约有 5.9 万人死于狂犬病，绝大部分发生在非洲和亚洲，其中 80% 发生在乡村	
旅行者风险	推荐旅行者进行狂犬病病毒暴露风险的个性化评估。该评估会综合考虑以下因素：目的地的偏远程度、狂犬病的流行情况，以及在流行环境停留的累计时间。 在无风险和低风险地区，能够及时获取适当的医疗服务、狂犬病疫苗和免疫球蛋白，有驯养动物、宿主动物和野生动物的可靠实验室监测数据。	

旅行者 风险	风险高低的判断基于：是否存在狂犬病病毒的宿主（如狗、蝙蝠或其他野生动物）；是否可以获取这些物种的可靠实验室监测数据；是否能够获得适当的医疗服务；以及是否有现代狂犬病疫苗。去往风险等级为 2 级～4 级国家或地区，建议具有一定旅行特点的旅行者进行暴露前免疫。国家风险级别如下： 第 1 级：无风险。无需暴露前免疫。 第 2 级：低风险。 在无风险和低风险地区，能够及时获取适当的医疗服务、狂犬病疫苗和免疫球蛋白，有驯养动物、宿主动物和野生动物的可靠实验室监测数据。在第 2 类（低风险）国家，如果旅行者参与的活动很可能直接接触蝙蝠或野生食肉动物，应该采取暴露前免疫。这些旅行者包括野生动物专家、洞穴探险者、研究人员、兽医和探访蝙蝠和野生动物出没区域的人。经常到有蝙蝠居住洞穴探访的旅行者，无需在意偶尔暴露于洞穴空气，但应警惕不可触摸蝙蝠。 第 3 级和第 4 级：中风险和高风险。 在中风险和高风险地区，能否获取适当的医疗服务、狂犬病疫苗和免疫球蛋白取决于当地条件。近期，由于现代狂犬病疫苗的紧缺或当地仅有 WHO 已不再推荐使用的老一代狂犬疫苗，因而不能保证疫苗的及时获取。可以获得部分实验室监测数据，但不能涵盖该国所有宿主种类或所有地理环境。因此，建议将在偏远乡村地区从事大量户外活动或在活动中很有可能接触蝙蝠的旅行者进行暴露前免疫。有职业暴露风险的人员，如兽医、狗类疫苗接种人员和实验室工作人员，以及居住在偏远地区的外派人员，这些地区暴露于感染狂犬病的动物，尤其是狗、蝙蝠和野生食肉动物的风险较高，也建议其进行暴露前免疫接种
疫苗	狂犬病疫苗的使用分为两种情况： ——保护狂犬病暴露高风险的人群［暴露前免疫（PrEP）］； ——在可疑暴露后防止发展为临床狂犬病［暴露后免疫（PEP）］。 疫苗用于以上两种用途时，接种程序不同，暴露后免疫里增加了狂犬病免疫球蛋白的使用。现代灭活疫苗安全有效，在大多数低收入国家的主要城市中心都可获得。但在犬类狂犬病流行的地区，即使在主要城市中心，可能也无法获得狂犬病免疫球蛋白。

	暴露前免疫
	按上文中提到的风险级别标准,建议居住或前往 WHO 定义为 2 级~4 级风险国家旅行的人员进行暴露前免疫。在狂犬病流行的低收入国家和地区,儿童因为其身高和行为(如与动物玩耍,有暴露后不会报告等)而存在较高的狂犬病暴露风险。
	2018 年,WHO 更新了狂犬病疫苗接种立场文件,建议更节省成本、减少剂量、节约时间的接种计划。[1] 之前建议的接种计划也仍然有效。狂犬病暴露前免疫包括肌注 2 剂全剂量灭活疫苗,在第 0d 接种 1 剂后,最早在第 7d(最长可以延至第 28d)接种第 2 剂。≥2 岁的儿童以及成人均应在上臂三角肌部位接种;<2 岁的儿童建议在大腿前外侧部位接种。狂犬病疫苗绝对不能在臀部进行接种,因为会导致中和抗体滴度较低。
疫苗	第 0d 和第 7d 分别皮内注射 0.1mL 疫苗更约成本,但要求工作人员经过有效培训,并应有合格的医学监督。皮内注射和肌注两种途径接种疫苗都可以,但如果同时使用其他药物,应在暴露前免疫完成后再开始使用氯喹或羟化氯喹。接受氯喹或羟化氯喹治疗并非狂犬病疫苗接种禁忌证。
	在时间有限的情况下,用 1 剂肌注接种剂量或 2 剂皮内注射接种剂量进行 1 次狂犬病暴露前免疫,也可以给予部分保护,时效最多可达 1 年。暴露前免疫时仅接种一次疫苗的,应在 1 年内尽快接种第 2 剂。
	对于一般的旅行者不建议定期加强接种。之前已经完成了暴露前免疫或暴露后免疫已接种了至少 2 剂(使用细胞培养或鸡胚细胞培养疫苗)者都可以认为有免疫力,在被已知或怀疑感染狂犬病的动物咬伤或抓伤而发生暴露时,应通过肌注或皮内注射接种 2 剂加强针。最好在暴露当天即尽快接种第 1 剂,3d 后接种第 2 剂。或者在暴露当天或第一次就诊时同时进行 4 剂皮内注射。同时应当彻底处理伤口(详见下文"暴露后免疫")。之前已经完成过至少 2 剂疫苗接种的人员无需使用狂犬病免疫球蛋白。

---

[1] 参见 https://www.who.int/rabies/resources/who_wer9316/en/。

疫苗	**暴露后免疫** 在狂犬病风险地区有可疑接触时需要进行暴露后免疫,且应立即寻求医疗建议。 暴露类型决定了相应的暴露后免疫程序: Ⅰ级:抚摸或喂养动物,被舔舐完整皮肤(无暴露); Ⅱ级:轻咬暴露皮肤,无出血的轻微抓伤或擦伤(暴露); Ⅲ级:单个或多个穿透皮肤的咬伤或抓伤,动物舔舐时导致唾液污染黏膜或破损的皮肤,与蝙蝠直接接触而暴露(严重暴露)。 依据与确诊或怀疑感染狂犬病的动物不同类型的接触,选择相应的暴露后免疫(详见表6-2)。 严格依据WHO推荐指南选择最佳的暴露后免疫措施,实际上可以保证有效预防狂犬病。注射疫苗,必要时接种免疫球蛋白,必须由医师或在医师直接指导下进行
注意事项 和禁忌证	现代狂犬病疫苗纯度高,耐受性好。有5%～15%的受种者接种后会出现轻度全身不良反应,如一过性发热、头痛、眩晕或胃肠道症状。严重不良反应少见,未确定接种后出现神经系统症状者与接种之间存在因果联系

表6-2　接触、暴露类型与推荐的暴露后预防措施

	Ⅰ级暴露	Ⅱ级暴露	Ⅲ级暴露
未经免疫的所有年龄组个体	清洗暴露皮肤表面 无需暴露后免疫	清洗伤口,立即接种: • 分别在第0、第3、第7d进行3次双部位皮内注射接种[1]或 • 分别在第0、第3、第7和14d～28d间进行4次单部位肌注接种[2]或 • 第0d双部位肌注接种,第7d和第21d各一次单部位肌注接种[3] • 无需注射狂犬病免疫球蛋白	清洗伤口,立即接种: • 分别在第0、第3、第7d进行3次双部位皮内注射接种[1]或 • 分别在第0、第3、第7和14d～28d间进行4次单部位肌注接种[2]或 • 第0d双部位肌注接种,第7d和第21d各一次单部位肌注接种[3] • 注射狂犬病免疫球蛋白

表 6－2(续)

	Ⅰ级暴露	Ⅱ级暴露	Ⅲ级暴露
经过免疫的所有年龄组个体	清洗暴露皮肤表面 无需暴露后免疫	清洗伤口,立即接种[*]: • 分别在第 0、第 7d 进行单部位皮内注射接种或 • 第 0d 同时 4 部位皮内射接种或 • 分别在第 0、第 3d 进行单部位肌注接种 • 无需注射狂犬病免疫球蛋白	清洗伤口,立即接种[*]: • 分别在第 0、第 3d 进行单部位皮内注射接种或 • 第 0d 同时 4 部位皮内注射接种或 • 分别在第 0、第 3d 进行单部位肌注接种 • 无需注射狂犬病免疫球蛋白

[*] 如果 3 个月内接受过完整的暴露后免疫,则无需立即接种。

ID:皮内注射;IM:肌内注射;RIG:狂犬病免疫球蛋白

[1] 1 周双部位皮内注射程序(柬埔寨巴斯德研究所程序;2－2－2－0－0);暴露后免疫全程:7d。

[2] 2 周肌注暴露后免疫程序(四剂 Essen 程序;1－1－1－1－0);暴露后免疫全程:14d～28d。

[3] 3 周肌注暴露后免疫程序(Zagreb 程序;2－0－1－0－1);暴露后免疫全程:21d。

Ⅰ.伤口处理

用肥皂或清洁剂和水彻底清洗伤口 15min,然后用酒精、碘或聚维酮碘溶液处理伤口。可根据伤口情况,酌情使用抗生素、镇痛药和破伤风疫苗。

Ⅱ.被动免疫

一般认为狂犬病人源免疫球蛋白或狂犬病马源免疫球蛋白或 F(ab')2 片段制品临床等效,应用于Ⅲ级暴露(见表 6－2)。被动免疫应在暴露后免疫程序中接种第一针疫苗前或紧随其后立即注射实施。如果不能马上实施被动免疫,可以在暴露后免疫的首针疫苗(使用细胞培养或鸡胚细胞培养狂犬病疫苗)接种后实施,但最迟不超过 7d。

剂量和注射方式:狂犬病马源免疫球蛋白和 F(ab')2 片段制品的剂量为 40IU/kg 体重,狂犬病人源免疫球蛋白的剂量为 20IU/kg 体重。在伤口内及周边部位注射全部剂量的狂犬病免疫球蛋白,或者是解剖结构上允许的最大剂量。剩余的免疫球蛋白,经无菌储存,可以给其他患者接种。这一操作在供应短缺时极为有用。接种马源免疫球蛋白产品之前不再进行皮试，因为其不能准确预测不良反应。应避免反复多次向伤口内针刺注射。对于一个被严重咬伤的人，很可能出现计算得出的所需免疫球蛋白量太小，不足以浸润所有伤口的情况，可以使用生理盐水缓冲液稀释，以确保覆盖更多伤口。最好在免疫球蛋白浸润后再缝合伤口。如果不能，应松散缝合便于免疫球蛋白更好弥散。

Ⅲ. 主动免疫

暴露后免疫须包括肌注或皮内注射接种狂犬病疫苗。2018年，WHO更新了狂犬病疫苗接种立场文件，推荐更节省成本、减少剂量、节约时间的接种程序。WHO之前推荐的接种程序仍然有效，如5剂肌注接种（5剂 Essen）或双部位皮内注射（泰国红十字会更新）。

推荐肌注接种程序包括：

（a）未经免疫个体

• 4剂接种程序，分别在第0、第3、第7d各接种1剂，最后1剂在第14d~第28d间，均在三角肌部位接种。

• 4剂接种程序，第0d在双侧上臂三角肌部位各接种1剂，随后第7d和第21d在三角肌部位再各接种1剂。

（b）既往接种个体

• 2剂接种程序，第0d和第3d在三角肌部位各接种1剂。第1剂最好在暴露当天或暴露后尽快接种，3d后接种第2剂。

推荐皮内注射接种程序：

（a）未经免疫个体

• 双部位接种程序：第0、第3、第7d，分别在2个不同部位（上臂三角肌）皮内注射接种各1剂0.1mL疫苗。该方法与肌注接种程序相比节约了成本、疫苗和时间。

（b）既往接种个体

• 单部位接种程序：第0、第3d分别在上臂三角肌单部位皮内注射接种1剂0.1mL疫苗。第1剂最好在暴露当天或暴露后尽快接种，3d后接种第2剂。

• 4部位皮内注射接种程序：第0天在4个不同部位（上臂三角肌和大腿前外侧或肩胛上区域）皮内注射接种各0.1mL疫苗。

狂犬病疫苗不良反应发生率观察结果见全球疫苗安全信息页

(Global Vaccine Safety Information Sheet)(www. who. int/vaccine_ safety/initiative/tools/Rabies_Vaccine_rates_information_sheet. pdf? ua=1)

全球流行区分布参见人感染狂犬病风险水平地图(https：//www. who. int/ith/rabies2018. png? ua=1)。

轮状病毒

在婴幼儿实施轮状病毒常规免疫的国家,未完成免疫程序或接种针次的适龄儿童应按照国家推荐的免疫程序补种。

病因	高传染性轮状病毒株
传播途径	主要通过粪-口途径和直接或间接接触传播
疾病性质	轮状病毒感染主要表现为水样腹泻、呕吐和发热,主要发生于<2岁的儿童。重症病例尤其是低龄婴幼儿需要立即进行补液治疗
地理分布	全球范围内,轮状病毒是发生脱水性腹泻的主要原因,但死亡病例主要分布在低收入国家
旅行者风险	未接种疫苗的<2岁儿童感染轮状病毒的风险增加。大龄儿童和成人大多已免疫,出现重症病例的风险可忽略
疫苗	可根据各国推荐的免疫程序(或参照DTP常规免疫接种程序)进行接种,这些疫苗都安全有效

轮状病毒疫苗不良反应发生率观察结果见全球疫苗安全信息页 (Global Vaccine Safety Information Sheet)(www. who. int/vaccine_ safety/initiative/tools/Rotavirus_vaccine_rates_information_sheet_ 0618. pdf? ua=1)

风疹

大多数国家的儿童常规接种风疹疫苗。未接种疫苗的旅行者应按照国家推荐的免疫程序接种。

病因	风疹病毒
传播途径	主要通过呼吸道飞沫传播
疾病性质	风疹常见于儿童,症状轻微,主要表现为中等程度发热、淋巴结肿大和皮疹。成人患病则可能出现短暂关节痛和关节炎。在怀孕初期感染风疹常导致流产、胎儿死亡或多种先天性缺陷（先天性风疹综合征）
地理分布	世界范围内,除美洲地区已消除风疹。风疹发病率取决于风疹疫苗接种率
旅行者风险	未免疫旅行者前往风疹疫苗接种率低的国家可能会有患病风险。孕早期或在旅行期间可能怀孕的女性尤其要注意加强防护
疫苗	减毒活疫苗是和腮腺炎、麻疹及水痘疫苗中的一种或多种制成联合疫苗。1剂含风疹疫苗成分的疫苗即可有效预防风疹

蜱传脑炎（森林脑炎）

	疫苗类型	灭活疫苗
疫苗资料摘要	接种剂次	西欧疫苗:共 3 剂,前 2 剂间隔为 1 个～3 个月;后 2 剂间隔为 5 个～12 个月。若情况紧急,前 2 剂间隔期可缩至 1 周～2 周。 如有需要,可每隔 3 年～5 年加强接种 1 剂(在某些流行地区,间隔期可长至 10 年)。 俄罗斯疫苗:前 2 剂间隔为 1 个～7 个月,后 2 剂间隔为 12 个月。必要情况下,建议每 3 年加强接种 1 剂。 中国疫苗:尚未进入国际市场
	禁忌证	对疫苗中任何成分过敏者及既往接种该疫苗后有不良反应者
	旅行前接种	出发前 2 周完成第 2 剂接种
	推荐接种人群	仅用于高风险地区
	特别注意事项	穿着适宜的衣服并涂抹驱避剂以防止吸血蜱虫附着皮肤;尽快将蜱虫其从身上移除

病因	蜱传脑炎病毒。 已知 3 种可致病的病毒亚型:欧洲亚型(西部亚型)、远东亚型(春夏脑炎)和西伯利亚型
传播途径	经感染病毒的蜱虫叮咬传播(蜱虫往往会紧紧附着在皮肤上数天),偶尔因摄入未经巴氏消毒的牛奶而传播。不存在人际间直接传播
疾病特征	感染后可能出现流感样症状,随后 30% 的病例会出现高热和中枢神经受累症状。脑炎发展的第二阶段可导致瘫痪、永久性后遗症或死亡。疾病的严重程度随着患者年龄的增长而增加
地理分布	蜱传脑炎多局部发生,即使是在流行区域也是如此。目前,临床病例报告发病率最高的是波罗的海国家、俄罗斯联邦和斯洛文尼亚的自然疫源地。俄罗斯联邦西北地区的自然疫源地报告的发病率也较高。另外,阿尔巴尼亚、奥地利、白俄罗斯、波斯尼亚、保加利亚、中国、克罗地亚、丹麦、芬兰、德国、希腊、匈牙利、意大利、蒙古、挪威、波兰、韩国、罗马尼亚、塞尔维亚、斯洛伐克、斯洛文尼亚、瑞典、瑞士、土耳其和乌克兰等国家和地区也曾报告过蜱传脑炎病例,或由于局部地区蜱虫中蜱传脑炎病毒高度流行而被视作风险地区
旅行者风险	旅行者前往流行区的感染风险主要在每年 4 月～11 月。在海拔约 1500m 以下的森林地区远足或露营被感染风险最大
注意事项	穿着适宜的衣服防止吸血蜱附着皮肤。比如在有感染风险的国家或地区徒步或露营时应穿长裤和完全覆盖脚部皮肤的鞋。含有二乙基甲苯甲酰胺的驱避剂可在数小时内提供一定的保护。每日应检查全身,如发现蜱虫附着,则需尽快去除。从非流行区到疾病流行地区的旅行者,如果要进行大量的户外活动,则应该进行疫苗接种
疫苗	有 4 种广泛使用的质量有保证的疫苗:4 种疫苗全部经细胞培养,含甲醛灭活的蜱传脑炎病毒株。FSME-Immun 和 Encepur(包括 FSME-Immun 少年型和 Encepur－儿童型)基于病毒的欧洲亚型,分别产自奥地利和德国;TBE-Moscow 和 EnceVir,基于病毒的远东亚型,产自俄罗斯联邦

疫苗	西欧生产的 2 种疫苗对于≥1 岁的人群安全有效。分为成人和儿童 2 种剂型。尽管支持数据尚且有限，但认为俄罗斯联邦生产的 2 种疫苗对于≥3 岁的人群安全有效。此外，中国也生产和上市了一种疫苗。这些疫苗目前似乎可以预防亚洲和欧洲流行区的所有蜱传脑炎病毒亚型。蜱传脑炎疫苗基础免疫需要接种 3 剂，有持续暴露风险者则应加强 1 剂甚至多剂。 对于<50 岁的健康个体，常规每 3 年～5 年加强注射 1 次；而在某些流行区，加强接种的间隔时间为 10 年内即可。 在流行区以外的国家或地区，蜱传脑炎疫苗可能未经许可使用；需通过特殊申请才能获得该疫苗。 由于蜱传脑炎发病率可能在不同地理区域之间甚至在同一地理区域内都有很大差异，因此应当在国家、地区或局部区域进行风险评估后，制定与当地流行情况相适应的公共预防接种策略。 **不良反应** 不良反应常报告于西欧疫苗，包括≤45%的病例在注射部位出现短暂红肿和疼痛，≤5%～6%的病例出现≥38℃发热。但所有不良反均不严重，无生命危险。 俄罗斯联邦生产的 2 种疫苗均报告有中度不良反应。中国生产的疫苗未发现相关信息

结核

低龄儿童接种结核(TB)疫苗并非仅为旅行者的特定需求。在结核病感染率高和/或麻风负担重的国家或地区，健康的新生儿在出生时常规接种单一剂量的 Bacillus Calmette-Guérin(BCG)疫苗，用于预防结核病和麻风。[1] 未接种疫苗的低龄儿童暴露于结核病高度流行的环境，应根据各自国家推荐的免疫程序接种疫苗。

---

1 有证据表明，BCG 疫苗可在一定程度上预防麻风病，见 WHO BCG 疫苗立场文件（2018 年 2 月）。

病因	结核分枝杆菌（*Mycobacterium tuberculosis*）
传播途径	通过吸入含有结核杆菌的空气飞沫而感染
疾病特征	暴露于结核分枝杆菌后,多数为潜伏感染,仅少数发展为活动性结核。结核病可侵袭任何器官,但从公共卫生角度而言,可排出结核分枝杆菌的活动性肺结核是最重要的表现形式。婴幼儿也可发生结核性脑膜炎或播散性结核病。耐多药结核分枝杆菌的问题正在迅速凸显
地理分布	分布于世界范围内的贫困人群,但是低收入国家最为普遍。结核病在 HIV 感染者中高度流行
旅行者风险	因旅行而罹患结核病的风险取决于多个因素,包括到访国家结核病的发病率、旅行时长、与当地人群接触的密切程度,特别是旅行者的年龄。对于来自结核病非流行区、结核菌素皮肤测试和 γ 干扰素释放试验阴性的旅行者,如果未接种过卡介苗,接种疫苗前应依据前往国家结核病的发病率和旅行时长进行个性化的风险评估。未接种儿童前往结核病发病率高的国家,特别是童年期间有可能多次前往这些国家时,应该接种疫苗
注意事项	旅行者应尽可能避免同已知或疑似肺结核患者长时间近距离接触。可建议出国执行高风险任务人员,如卫生专业人员和人道主义救援人员,在执行任务前、后各进行 1 次结核菌素皮肤测试。旅行者若长时间接触过经细菌学检测确诊的结核病患者,应进行预防性治疗
疫苗	卡介苗(BCG)是基于传代自最初减毒 BCG 的活减毒菌株制备而成。除了对预防婴幼儿结核性脑膜炎和播散性结核病经证实有效以外,对于多数旅行者而言,接种卡介苗作用有限

全球流行区分布参见结核预测发病率地图(https://www.who.int/ith/tb.png? ua=1)。

卡介苗不良反应发生率观察结果见全球疫苗安全信息页(Global Vaccine Safety Information Sheet)(https://www.who.int/vaccine_safety/initiative/tools/BCG_Vaccine_rates_information_sheet.pdf? ua=1)

伤寒

疫苗资料摘要	疫苗类型	目前有 3 种伤寒疫苗获得许可： （1）新一代伤寒结合疫苗（TCV），由 Vi 多糖抗原和载体蛋白连接而成。目前，唯一获得许可的 TCV 连接的是破伤风类毒素蛋白（连接其他载体蛋白的 TCV 还处于临床开发阶段，预计在接下来几年会获得许可）。目前，TCV 推荐用于 6 月龄及以上的婴幼儿和儿童，以及 45 岁及以下的成人，肌注 1 剂。 （2）口服 Ty21a 疫苗是基于活伤寒沙门菌减毒株制成。该疫苗为肠溶胶囊制剂，适用于 ≥6 岁的人群。根据国家推荐的免疫程序，基础免疫口服 3 粒～4 粒，隔日服用 1 粒。建议 1 年～7 年后复种 1 次。Ty21a 疫苗主要用于保护旅行者。 （3）注射用非结合 Vi 荚膜多糖疫苗（ViPS 疫苗）用于 2 岁及以上人群，肌注或皮下注射 1 剂。若要获得持续保护，建议每 3 年复种 1 次。有些国家有伤寒/甲肝联合疫苗
	禁忌证	对疫苗成分严重过敏者
	不良反应	Ty21a 和非结合 ViPS 疫苗在其过去使用的 30 年间皆安全且耐受性好。截至目前，新一代 TCV 安全性良好（类似于 ViPS），无严重不良反应事件报告
	旅行前接种	Ty21a 和 ViPS 疫苗通常在初次免疫后 7d～10d 产生免疫保护。因此最好在出发前至少 1 周完成基础免疫。Ty21a 和 ViPS 疫苗加强接种后，免疫力在几天内就可恢复。目前，暂未有证据表明 TCV 需加强接种
	考虑接种人群	来自非流行区需前往流行区的长期旅行者（>1 个月），特别是前往伤寒杆菌耐药株流行地区

疫苗资料摘要	特别注意事项	Ty21a 不宜用于正在使用抗生素的人群。Ty21a 疫苗可与氯喹同时使用;但使用甲氟喹 8h～24h 后才能服用 Ty21a 疫苗。目前对于 Ty21a 和氯胍能否同时使用尚无确切证据
病因		伤寒是由伤寒沙门菌(*Salmonella* typhi)引起的严重的、可能威胁生命的、急性的全身性感染。甲型副伤寒沙门菌(*S. Para-typhi A*)、乙型副伤寒沙门菌(*S. Paratyphi A*)(偶见丙型副伤寒沙门菌,*S. Paratyphi C*)可引起副伤寒,特别是在亚洲部分地区,其临床症状同伤寒难以区分。伤寒沙门菌和副伤寒沙门菌仅感染人类。伤寒和副伤寒又被称为"肠热"
传播途径		通过摄入被伤寒杆菌污染的食物或水而感染。偶尔会发生直接粪-口途径传播。从污水污染区域捕捞的贝类是重要的传染源;食用由人粪做肥料的生水果和蔬菜以及被污染的奶和奶制品也能导致感染。苍蝇可通过机械携带病原体至食物而导致人感染。当大量人群饮用的同一水源被污染时,很可能导致伤寒流行
疾病特征		伤寒是一种全身性疾病,其严重程度不一。严重病例的典型表现为缓慢出现发热、头痛、不适、厌食和失眠。成人和大龄儿童中便秘较腹泻更为常见。如不经治疗,一些患者可进展为持续发热、心动过缓、肝脾肿大及其他腹部症状,偶有肺炎。浅肤色患者中有 20% 的病例可在躯干皮肤上出现玫瑰疹,压之褪色。未经治疗的病例第 3 周可出现胃肠道和脑部的并发症,其中高达 10%～20% 的病例可能死亡。4 岁以下儿童报告的病死率最高。2%～5% 的患者症状消失后变成慢性携带者,细菌可在胆道长期存活
地理分布		在卫生条件和供水条件较差的国家或地区感染伤寒的风险较高

旅行者风险	所有前往流行地区的旅行者都有罹患伤寒的潜在风险，但在住宿、环境卫生和食品卫生标准较高的旅游及商业中心通常风险较低。高流行地区包括部分撒哈拉以南非洲、南亚和东南亚地区。在其他地区，旅行者通常仅在卫生条件较差时存在感染风险。由于疫苗的保护率达不到 100%，即使接种过疫苗的旅行者也应避免摄入可能受到污染的食物和水。在伤寒流行国家，耐药伤寒沙门菌出现和传播的情况持续增多
一般注意事项	预防食源性和水源性感染疾病的一般注意事项，见网站上"旅行相关风险"内容[1]
疫苗	前往伤寒高风险区，特别是在流行区停留超过 1 个月和/或前往伤寒杆菌耐药株流行地区的旅行者可接种伤寒疫苗。来自非流行区的旅行者，如曾接种过疫苗，前往流行区时，应按照国家推荐的免疫程序，在接种 1 年～7 年后加强 1 剂 Ty21a 疫苗或 3 年后加强 1 剂 ViPS 疫苗
禁忌证和注意事项	3 类伤寒疫苗均安全。除了既往对疫苗成分发生过严重过敏反应外，没有其他接种禁忌。 Ty21a 不宜用于正在使用抗生素的人群。Ty21a 疫苗可同氯喹同时使用，但是应在使用甲氟喹后 8h～24h 再使用。目前对于 Ty21a 和氯胍能否同时使用尚无确切证据

伤寒疫苗不良反应发生率观察结果见全球疫苗安全信息页（Global Vaccine Safety Information Sheet）（www. who. int/vaccine_safety/initiative/tools/Typhoid_vaccine_rates_information_sheet. pdf? ua＝1）

水痘和带状疱疹

一些国家设定为儿童常规接种水痘疫苗，而且有些国家为老年人常规接种带状疱疹疫苗。未接种疫苗的旅行者可按照国家推荐的免疫程序接种。

---

[1] 国际旅行卫生网站，旅行相关风险网页，http://www. who. int/ith/precautions/travel_related/en/。

病因	高传染性水痘-带状疱疹病毒
传播途径	主要通过空气飞沫传播,也可经直接接触和间接接触传播
疾病特征	儿童患水痘大多症状轻微,而成年人症状则较为严重。主要表现为发热和全身不适,随之出现瘙痒的水疱样皮疹。新生儿和免疫功能缺陷者患水痘后较为严重,甚至致命。初次感染后,水痘-带状疱疹病毒潜伏在神经节,可在再次激活时引发带状疱疹。带状疱疹,俗称"蛇缠腰",主要影响免疫功能缺陷人群和老年人。通常临床表现为局限在单一皮肤区域的水疱,伴随放射性疼痛
地理分布	全球范围
旅行者风险	与普通人群相同
疫苗	有预防水痘和预防带状疱疹的减毒活疫苗。水痘疫苗常与麻疹、腮腺炎和风疹疫苗制成联合疫苗使用

水痘疫苗不良反应发生率观察结果见全球疫苗安全信息页(Global Vaccine Safety Information Sheet)(https://www.who.int/vaccine_safety/initiative/tools/Varicella_Zoster_Vaccine_rates_information_sheet.pdf? ua＝1)

黄热病

疫苗资料摘要(疫苗接种或预防措施国际证书详见6.3)	疫苗类型	减毒活疫苗
	接种剂次	1剂,0.5mL
	加强免疫	1剂黄热病疫苗可以产生持久的终身免疫,无需加强免疫。2016年7月起,黄热病预防接种证书终身有效
	禁忌证	<6月龄的婴儿;对鸡蛋或任何疫苗成分的严重过敏,或以前接种此疫苗出现过敏;胸腺瘤或胸腺切除史;由药物、疾病或有症状的HIV感染导致的免疫缺陷

疫苗资料摘要（疫苗接种或预防措施国际证书详见6.3）	不良反应	大部分为较轻微的非特异性症状,如低热或肌肉疼痛;神经系统疾病(脑炎、急性播散性脑脊髓炎、格林-巴利综合征等)或类似黄热病野毒株感染的多器官衰竭非常少见
	旅行前接种	黄热病疫苗接种国际证书在接种后10d生效
	强制和推荐接种人群	部分国家强制要求旅行者接种;建议前往存在黄热病传播风险国家或地区[1]的所有旅行者接种
	特别注意事项	不推荐6月龄～8月龄的婴儿接种,除非正值黄热病流行期间,感染风险非常高。该年龄段接种疫苗前应仔细权衡接种的风险和收益。妊娠期或哺乳期妇女慎用该疫苗。但是当疾病流行期间,或不能避免前往有传播风险的国家或地区时,孕妇或哺乳期妇女也可接种疫苗
病因	黄热病毒	
传播途径	黄热病流行于非洲和中南美洲的城市与乡村地区。在丛林和森林地区,猴子是黄热病的主要宿主,黄热病通过蚊虫叮咬在猴子之间传播,偶尔传播到人。在城市里,蚊子可在人际间传播病毒,当感染发生在人口密集的城市区域时,可引起大规模流行。在非洲湿润的草原地区,中间模式很常见,蚊子同时叮咬猴子和人,可导致局部疫情暴发	
疾病特征	大多数感染都是无症状的,有些可能导致急性发病,可分为两个阶段。初始阶段为发热、肌痛、头痛、寒战、厌食、恶心和/或呕吐,常伴有心动过缓。约有15%的患者在数天后发展至第二阶段,表现为再次发热,出现黄疸、腹痛、呕吐和出血现象,此类患者多达半数在发病后10d～14d死亡	

1　国际旅行卫生。参阅WHO的ITH网页上每年更新的附录1和国家名录,http://www.who.int/ith/en/。

地理分布	在非洲和中南美洲的热带地区,黄热病毒在海拔 2300m 以下的地区传播。目前存在黄热病的国家或地区数量实际上远远超出官方报道的数目。有些国家没有病例报告,可能是由于疫苗的接种率高或由于监测不完善所致
旅行者风险	旅行者不仅会在黄热病高流行区受到感染,在低流行区,如果其行程会严重暴露于蚊虫环境,例如长时间在乡村地区旅行,也可能感染黄热病。前往或来自黄热病传播风险地区的旅行者可能被要求出示有效的黄热病疫苗接种证书(详见 6.3)
一般注意事项	避免蚊虫叮咬,黄热病毒在白天和黄昏时传播风险最高
疫苗	黄热病疫苗的有效性非常高(接近 100%)。单剂黄热病疫苗足以产生终身的持久保护,无需加强。黄热病疫苗可与其他疫苗同时接种,包括麻疹和含有麻疹成分的疫苗。一般原则是,任何活疫苗可同时接种或间隔 4 周接种。口服脊髓灰质疫苗可在黄热病疫苗接种前后的任何时间施种。 目前,由于疫苗短缺,一些国家使用部分剂量黄热病疫苗。但是,不宜为旅行者接种部分剂量疫苗,也不符合国际旅行条例。前往或来自黄热病风险地区的所有 >9 月龄的未曾接种过黄热病疫苗的旅行者,若非黄热病疫苗的禁忌人群,都应接种黄热病疫苗。孕妇或哺乳期妇女如不能避免或推迟前往黄热病流行的国家和地区时,也建议接种疫苗。$CD4^+$ T 细胞计数 $\geqslant$ 200 个/mm^3 的无症状 HIV 感染者也可接种。尽管有关 HIV 感染儿童接种黄热病疫苗的安全性和免疫原性数据有限,但只要临床意义上健康的儿童都可以接种。HIV 检测并非为接种本疫苗的先决条件
不良反应	在流行国家,轻度的不良反应,如头痛、肌肉痛、低热、接种部位不适、皮肤瘙痒、荨麻疹和皮疹等,报告率为 7%~25%。 黄热病疫苗接种后发生的罕见但严重的不良反应有以下 3 种类型: (1)速发严重超敏反应或过敏反应。 (2)黄热病疫苗相关嗜神经病,表现为一组神经系统疾病,或因疫苗病毒直接侵袭中枢神经系统引起脑膜炎或脑炎,或因自身免疫反应引起,诸如格林-巴利综合征或急性播散性脑脊髓炎。

不良反应	（3）黄热病疫苗相关内脏疾病，疫苗病毒以类似于病毒野毒株感染方式进行复制和扩散而引起。典型表现为多脏器功能障碍或衰竭，病死率＞60%。≥60岁的人群似乎发生该严重不良反应的风险较高，但总体风险仍然很低。 流行地区大规模接种时，黄热病疫苗接种后相关不良事件报告发生率为 0.05/10 万接种剂次
禁忌证和注意事项	＜6 月龄的儿童严禁接种。除非正值流行期间感染黄热病的风险非常高，否则 6 月龄～8 月龄儿童也不推荐接种。其他禁忌证包括对鸡蛋严重过敏和严重免疫缺陷。 60 岁及以上的人群慎用黄热病疫苗。任何≥60 岁，未曾接种过疫苗的人群，如果属于常规推荐接种疫苗的人群，在接种前都应进行黄热病疫苗接种的风险收益评估

全球流行区分布参见非洲和美洲黄热病风险地图（http://gamapserver. who. int/mapLibrary/Files/Maps/ITH_YF_vaccination_africa. png? ua＝1 和 https://www. who. int/ith/yf-vaccination-30April2018. png? ua＝1）。

6.3　强制性预防接种

6.3.1　黄热病

某些国家虽然没有黄热病发生，但存在传播黄热病的蚊虫和灵长类宿主，为了防止黄热病毒输入，这些国家会要求接种黄热病疫苗。这种情况下，入境时（包括转机过境）[1] 可能要求所有来自黄热病传播风险地区的旅行者出具黄热病疫苗接种证明。

入境时需要旅行者出具黄热病疫苗接种证明的国家信息见 WHO 的 ITH 网页国家名录 [2]。

---

[1]　转机时在流行区装有空调的国际机场停留几个小时，不应视为存在实际的黄热病感染风险，因此不应作为接种黄热病疫苗的指征，或因此拒绝未接种疫苗人进入非流行区国家。

[2]　国际旅行卫生。参阅 WHO 的 ITH 网页每年更新的国家名录：http://www. who. int/ith/en/。

有黄热病疫苗接种禁忌证的旅行者,则需出具医学豁免证明。

黄热病疫苗接种国际证书在首次接种后第 10d 生效,终身有效。10 年后无需加强接种,各国不能再将其作为国际旅行者的入境要求。

旅行者应知道有些国家不要求出具黄热病疫苗接种证明,并不表示该国没有感染黄热病的风险。

《疫苗接种或预防措施国际证书》的解释性注解见本章末。

6.3.2　脑膜炎球菌病(流行性脑脊髓膜炎)

沙特阿拉伯要求前往麦加参加正朝或副朝的朝觐者接种脑膜炎球菌疫苗,也要求外籍务工者接种。自 2000 年和 2001 年朝觐者中出现了脑膜炎奈瑟菌 W-135 型感染的脑膜炎球菌病例后,沙特阿拉伯现在要求朝觐者接种 4 价脑膜炎球菌疫苗(A、C、Y 和 W-135)。有关朝觐的疫苗接种要求每年发布并发表在《流行病学周报》(Weekly Epidemiological Record)[1] 上。

6.3.3　脊髓灰质炎

来自报告存在脊髓灰质炎病毒[2]的国家或地区的旅行者,前往一些无脊髓灰质炎的国家,在申请入境签证时会被要求出具脊髓灰质炎疫苗接种证明。最新信息发布在《流行病学周报》(Weekly Epidemiological Record)上。

6.4　特殊人群

6.4.1　婴幼儿

并非所有疫苗都适合年龄很小的儿童,因此除疫苗接种以外,采取其他措施预防健康风险诸如食源性疾病(包括使用受污染的水冲调奶粉)和蚊虫叮咬等,就显得特别重要。

有些疫苗在出生时就可接种(如卡介苗、口服脊髓灰质炎疫苗和乙

---

[1]　流行病学周报。2016;91(26/27):329－340。

[2]　全球根除脊髓灰质炎行动。我们工作的地方,网页见:http://polioeradication.org/。

型肝炎疫苗）。其他如白喉/破伤风/百日咳疫苗在 6 周龄之前不能接种；乙型脑炎疫苗、黄热病疫苗在 6 月龄前不能接种。由于很难降低儿童在危险环境的暴露风险，因此及时完成常规免疫就尤为重要。如果儿童在出国旅行前没有完成常规免疫，就有可能面临感染，疫苗可预防疾病的风险。

6.4.2　青少年和青年

青少年和青年是旅行者中最大的群体，也是最有可能患性传播疾病或其他旅行相关感染性疾病的群体。尤其是青少年和青年在经济预算有限和住宿条件较差（如背包族）的情况下，或生活方式包含危险性行为以及在酗酒或吸毒的影响下冒险时，其旅行中患病风险就特别高。由于通过改变行为方式降低该群体患病风险的可能性不大，应积极鼓励他们旅行前接种所有适合的疫苗并遵守其他预防感染性疾病的措施。

6.4.3　频繁旅行者

经常乘坐飞机到处旅行的人，通常易变得松懈而疏于采取健康防护措施。如果多次旅行均没有大的健康问题，他们可能会忽视去核查是否已接种足够的疫苗。如何鼓励这些旅行者遵从健康建议是健康咨询时面临的难题之一。

6.4.4　孕妇和哺乳期妇女

疫苗安全，且能保护妇女本人及胎儿的健康，不应因怀孕和哺乳而取消疫苗接种。然而，应特别注意避免接种可能伤害胎儿/婴儿的疫苗。灭活疫苗如流感疫苗、类毒素、多糖和结合疫苗等通常可在妊娠期和哺乳期内接种。除口服脊髓灰质炎疫苗外，活疫苗通常因理论上对胎儿/婴儿存在的风险而禁止使用，因此麻疹、腮腺炎、风疹、水痘和黄热病等疫苗在妊娠期应避免接种。尽管如此，接种疫苗的风险和收益应根据个体情况来判断。根据孕妇面临的风险，黄热病疫苗在孕早期可考虑接种（见表 6－3）。更多详细信息可参见各疫苗的 WHO 立场文件[1]。

1　疫苗立场文件。见 WHO 网站：http://www.who.int/immunization/documents/positionpapers/en/。

表 6 - 3 妊娠期和哺乳期疫苗接种

疫苗	妊娠期接种	哺乳期接种	注释
卡介苗[a]	禁忌	禁忌	
霍乱疫苗	允许,需要时可口服灭活疫苗	允许,需要时可口服灭活疫苗	一般不建议对前往受霍乱影响国家的长期或短期旅行者接种疫苗,但应以具体的旅行风险为指导
甲型肝炎疫苗(灭活)	允许,需要时接种	允许,需要时接种	
甲型肝炎疫苗(活疫苗)	禁忌	安全性尚不确定	
乙型肝炎疫苗	允许,需要时接种	允许,需要时接种	
戊型肝炎疫苗	允许,需要时接种	允许,需要时接种	
流感疫苗	允许,需要时接种	允许,需要时接种	使用灭活疫苗
麻疹疫苗[a]	禁忌	安全性尚不确定	
脑膜炎球菌疫苗	允许,需要时接种	允许,需要时接种	没有关于哺乳期妇女接种的数据;但是,没有证据表明哺乳期妇女接种细菌疫苗或类毒素会伤害发育中的儿童,而且哺乳期不被视为接种 MenA 结合疫苗的禁忌证
腮腺炎疫苗[a]	禁忌	禁忌	
百日咳疫苗(Tdap)	允许,需要时接种	允许,需要时接种	仅使用无细胞型百日咳疫苗

表 6－3（续）

疫苗	妊娠期接种	哺乳期接种	注释
脊髓灰质炎疫苗			
口服脊髓灰质炎疫苗[a]	允许，需要时接种	允许，需要时接种	
注射脊髓灰质炎疫苗	允许，需要时接种	允许，需要时接种	
狂犬病疫苗	允许，需要时接种	允许，需要时接种	
风疹疫苗[a]	禁忌	安全性尚不确定	
白破疫苗	允许，需要时接种	允许，需要时接种	
伤寒疫苗 Ty21a[a]	禁忌	安全性尚不确定	应当避免在妊娠期使用 Ty21a 减毒活疫苗
TCV/ViPS	安全性尚不确定	安全性尚不确定	理论上，无需担忧孕妇和哺乳期妇女 TCV 和 ViPS 的接种的安全性
水痘疫苗[a]	禁忌	安全性尚不确定	妊娠为该疫苗的禁忌证，接种疫苗后应推迟 4 周怀孕。有限的数据表明，怀孕期间无意接种疫苗所生婴儿未见先天性水痘综合征病例。怀孕期间无意接种疫苗的妇女不是终止妊娠的指征
黄热病疫苗[a]	允许，需要时接种	允许，需要时接种	在给妊娠期和哺乳期妇女接种疫苗之前，应进行风险收益评估。孕妇或哺乳期妇女如不能避免或推迟前往黄热病流行的国家和地区时，建议接种疫苗。除非风险高，否则应避免接种

[a] 活疫苗。

6.4.5 老年旅行者

缺失免疫接种的老年旅行者人数正在逐渐增加

在国际旅行者中,60 岁及以上群体占比越来越大。不幸的是,通常这个群体疫苗接种率却较低,而年龄一般意味着感染疾病后症状较重。多数情况下,健康的老年旅行者和年轻旅行者的疫苗接种原则一样。

60 岁以上老年人可能从未接种过目前常规儿童免疫规划中使用的疫苗。尽管大多数在军队服役不到 50 年～60 年的男性接种过破伤风和白喉疫苗,许多年老的女性则可能从未接种过任何疫苗。由于脊髓灰质炎疫苗的接种在 20 世纪 60 年代才开始实施,在此之前出生的大多数成年人尽管没有接种过该疫苗,但他们中很多人已因早期接触野生脊髓灰质炎病毒而获得了自然免疫。同理,全球范围的老年人也可能获得了针对甲肝的自然免疫。

衰老的免疫系统

随着年龄的增长,人体免疫系统会出现特定改变(免疫衰老),进而导致感染疾病的概率和严重程度增高。此外,衰老也对疫苗的免疫应答产生显著的影响。老年人的一些细胞免疫功能减低,相较年轻的受种者,他们的抗体应答更弱,产生速度更慢,下降更快。然而,年龄增大对免疫系统的影响存在显著的个体差异,高龄并不是接种疫苗的限制。

专为老年人设计的疫苗

专门针对衰老退化的免疫系统改进的免疫策略、新佐剂和新疫苗将有助于克服免疫退化带来的限制。例如,已研制出提高了抗原浓度的带状疱疹和流感疫苗,专门用于老年人群。由于老年受种者的疫苗保护期通常会缩短,对于此类人群推荐的加强免疫间隔时间也应缩短,蜱传脑炎疫苗就是这样。

老年人特别相关疫苗

与老年人特别相关的疫苗有百白破疫苗、季节性流感疫苗、肺炎球菌疫苗和带状疱疹疫苗。应进行百白破疫苗的基础免疫和适当数量的加强剂次。即使疫苗接种程序中断多年后,原程序也能在下一次接种时继续进行。

老年人是重症流感的高危群体,建议接种季节性流感疫苗。一些国家推荐健康群体接种肺炎球菌多糖疫苗(PPV23),通常只接种 1 剂,但

对于免疫功能缺陷者可能需要加强 1 剂～2 剂。肺炎球菌结合疫苗
（PCV13）也有成人型（目前尚无 WHO 的政策），旅行者可以咨询他们的
卫生保健人员。遗憾的是，肺炎球菌疫苗和季节性流感疫苗接种后的保
护作用随着年龄增加而下降，因此年龄较大者接种这些疫苗的效力低于
年龄较小的健康成年人。

　　大多数 1970 年之前出生的人经历了麻疹、腮腺炎和风疹病毒的自
然感染，可以认为其具备了针对这些疾病的终身免疫。多数成年人同样
也有针对水痘的自然免疫，但对水痘的保护并不包括对带状疱疹的保
护。由于免疫衰老和年龄相关的免疫抑制，约 30% 的人一生中会患带
状疱疹。因此，一些国家建议所有 60 岁及以上的成年人接种带状疱疹
疫苗。

　　前往非洲或中南美洲某些国家的旅行者需要接种黄热病疫苗。尽
管通常情况下该减毒活疫苗被认为是非常安全的，但也有少数初次接种
后发生严重不良反应的报道，特别是老年人。因此，60 岁及以上人群接
种黄热病疫苗前应进行风险收益评估。

　　对于有慢性病的老年旅行者应特殊考虑（见下文）。

6.4.6　患有慢性病的旅行者

　　旅行者患有损害免疫功能的慢性病，包括癌症、糖尿病、HIV 感染
和接受免疫抑制药物治疗等，接种活疫苗后可能发生严重的并发症。因
此，建议这些旅行者不要接种麻疹疫苗、口服脊髓灰质炎疫苗、黄热病疫
苗、水痘疫苗或卡介苗。如果前往的国家要求接种黄热病疫苗，应为其
出具接种豁免证明。

　　有心血管和/或呼吸系统疾病、免疫功能抑制或糖尿病等慢性病的
旅行者，患流感后出现严重并发症的风险很高。因此，WHO 和许多国
家的公共卫生机构建议此类人群每年接种流感疫苗。旅行者感染流感
的风险取决于旅行季节和目的地。旅行者当季若未接种流感疫苗，拟前
往有流感流行的地区，应接种流感疫苗以保护自己。

　　功能性脾缺如的旅行者，建议额外接种疫苗。除了常规接种流感疫
苗外，还应考虑接种 b 型流感嗜血杆菌疫苗、脑膜炎球菌疫苗（C 群结合
疫苗或 4 价结合疫苗）和肺炎球菌疫苗。

6.5 不良反应和禁忌证

6.5.1 疫苗不良反应

疫苗通常是安全有效的,但疫苗并非对所有受种者都是完全安全的。有时疫苗接种会引起轻微的不良反应,如局部反应、低热和其他全身症状,这些都是正常的免疫反应。此外,疫苗的某些特定成分(如铝佐剂、抗生素或防腐剂)偶尔也会引起不良反应。一个成功的疫苗是能将这些不良反应降至最低,同时又能诱导产生最大的免疫力。严重的不良反应非常少见。实施疫苗接种的卫生保健人员有义务告知受种者已知的不良反应及其发生的可能性。

旅行者的预防接种卡上应清楚地标明已知的禁忌证,以避免日后接种该疫苗。然而,在某些特殊情况下,卫生保健人员经评估后认为旅行者患病风险远大于注射疫苗后发生不良反应的风险,会建议接种该疫苗。

6.5.2 常见的轻微不良反应

大多数疫苗会引起一些轻微的局部和/或全身反应,这相对常见。这些反应通常会在疫苗接种后 1d~2d 内出现。5%~15% 的麻疹疫苗或麻风腮疫苗的受种者在接种后 5d~12d 内会报告全身症状(主要是发热和/或皮疹),通常归因于儿童时期的疾病史。

6.5.3 罕见的严重不良反应

大多数罕见的不良反应(详见表 6-4)是自限性的,不会引起长期问题。例如过敏反应,虽然可能致命,但可以治疗且不会产生长期影响。

所有的严重不良反应应立即报告给国家有关卫生部门并记录在受种者的预防接种卡上。此外,应指导患者及其家属以后避免接种此种疫苗。

表 6－4　罕见的严重不良反应

疫苗	可能的不良反应	估计发生率[a]/百万剂次
卡介苗（BCG）	化脓性淋巴炎	100～1000（多发生在免疫缺陷患者）
	卡介苗性骨炎	1～700（现在使用的疫苗少见）
	播散性卡介苗性感染	0.19～1.56
霍乱疫苗	未见报道	
百白破疫苗（DTP）	持续哭闹	1000～60000
	惊厥	570
	低张力低反应性发作	570
	过敏反应	20
b 型流感嗜血杆菌疫苗	未见报道	
甲型肝炎疫苗	未见报道	
乙型肝炎疫苗[b]	过敏反应	1～2
流感疫苗	格林-巴利综合征	＜1
乙型脑炎疫苗	神经症状（仅见于鼠脑疫苗）	罕见
	超敏反应（仅见于鼠脑疫苗）	1800～6400
麻疹疫苗	高热惊厥	333
	血小板减少性紫癜	33～45
	过敏反应	1～50
	脑炎	1（未经证实）
脑膜炎球菌疫苗	过敏反应	1
腮腺炎疫苗	因菌株而异:无菌性脑膜炎	0～500
肺炎球菌疫苗	过敏反应	极罕见
口服脊髓灰质炎疫苗（OPV）	疫苗相关麻痹型脊髓灰质炎	1.4～3.4

表 6 - 4(续)

疫苗	可能的不良反应	估计发生率[a]/百万剂次
注射用脊髓灰质炎疫苗（IPV）	未见报道	
狂犬病疫苗	仅见于动物脑组织:神经性麻痹	17～44
	细胞源性疫苗:过敏反应	罕见
风疹疫苗	短暂的关节痛、关节炎、关节病	在未接种过的成年女性中,关节痛:25%;关节炎:12%
破伤风疫苗	臂神经炎	5～10
	过敏反应	1～6
蜱传脑炎疫苗	未见报告(仅西欧疫苗有数据)	
伤寒疫苗	注射疫苗:反应多样化	极罕见
	口服疫苗:未见报道	
黄热病疫苗	嗜神经性疾病	极罕见
	过敏或过敏反应	5～20
	嗜内脏性疾病	0～24

[a]精确率因调查方法有所不同。

[b]虽然有传闻称接种乙肝疫苗后发生脱髓鞘性疾病,但尚无科学证据证实其因果关系。

6.5.4 禁忌证

有关疫苗接种的主要禁忌证可在线查询:https://vaccine-safety-training. org/contraindications. html

扩展阅读

全球流感监测网（FluNet）[1]

全球疫苗安全咨询委员会提供的疫苗安全信息[2]

WHO 关于疫苗可预防疾病的信息

疫苗和疾病[3]

WHO 疫苗立场文件[4]

疫苗接种或预防措施国际证书

《国际卫生条例》修订本，即《国际卫生条例（2005）》，于 2005 年 5 月 23 日世界卫生大会一致通过，并于 2007 年 6 月生效（见附录 2）。从 2007 年 6 月 15 日起，之前的《黄热病疫苗接种或复种国际证书》由《疫苗接种或预防措施国际证书》所取代，如下所示：

International Certificate of Vaccination or Prophylaxis

疫苗接种或预防措施国际证书

Model international certificate of vaccination or prophylaxis

疫苗接种或预防措施国际证书（样式）

This is to certify that [name].............................

兹证明[姓名].............................

date of birth.........................sex.............

出生日期.........................性别.............

nationality.............................

国籍.............................

1　全球流感监测网（FluNet）。可通过 WHO 全球卫生地图集获取：http://www.who.int/GlobalAtlas/。

2　全球疫苗安全。见 WHO 网址 http://www.who.int/vaccine_safety/committee/en/。

3　疫苗和疾病。见 WHO 网址 http://www.who.int/immunization/diseases/en/。

4　WHO 疫苗立场文件。见 WHO 网址 http://www.who.int/immunization/policy/position_papers/en/。

national identification document, if applicable..................

身份证明文件(如有)......................................

whose signature follows..................................

本人签名..

has on the date indicated been vaccinated or received prophylaxis
against[name of disease or condition].......................

in accordance with the International Health Regulations(2005).

根据《国际卫生条例》在所示日期接种了疫苗或采取了预防措施(疾
病名称或状态)..

Vaccine or prophylaxis 疫苗或 预防措施	Date 日期	Signature and professional status of supervising clinician 负责医师 签名及 执业状况	Manufacturer and batch no. of vaccine or prophylaxis 疫苗或预防制 品的生产厂商 及批号	Certificate valid from········ until········ 证书有效期 起始日期 终止日期	Official stamp of administering centre 实施机构公章
1.					
2.					

This certificate is valid only if the vaccine or prophylaxis used has
been approved by the World Health Organization. [1]

本证书仅在使用 WHO 批准的疫苗或预防措施时有效。

This certificate must be signed by the clinician, who shall be a
medical practitioner or other authorized health worker, who is supervi-
sing administration of the vaccine or prophylaxis. The certificate must

---

[1] 预认证疫苗名录。见 WHO 网站 http://www.who.int/immunization_standards/vac-
cine_quality/PQ_vaccine_list_en/en/。

注意:自本名录发布后,发生以下变化:伊万斯医学(Evans Medical)现在为诺华疫苗(No-
vartis Vaccines);康诺特实验室(Connaught Laboratories)和巴斯德梅里埃(Pasteur Mérieux)
现在为赛诺菲巴斯德(Sanofi Pasteur);罗伯特科赫研究所(Robert Koch Institute)已停止生产。

also bear the official stamp of the administering centre; however, this shall not be an accepted substitute for the signature.

该证书必须由监督实施疫苗接种或预防措施的医师签名，医师应为执业医师或经官方认可的卫生保健人员。证书必须盖有实施机构的公章，但不能取代医师签名。

Any amendment of this certificate, or erasure or failure to complete any part of it may render it invalid. The validity of this certificate shall extend until the date indicated for the particular vaccination or prophylaxis. The certificate shall be fully completed in English or in French. The certificate may also be completed in another language on the same document, in addition to either English or French.

证书如有修改、涂抹或内容不完整均视为无效。证书的有效期与疫苗接种或预防措施的有效期一致。证书应使用英语或法语填写完整。除英语或法语外，证书也可在同一文件上使用其他语言填写。

（孟菁、田洁、李夏、周燕楠等 译　孟菁、田洁 校）

7 疟疾

7.1 背景

疟疾是在许多热带和亚热带地区常见并可致命的一种疾病。每年有超过 1.25 亿旅行者前往目前有疟疾传播风险的 91 个国家和地区旅行。

每年有许多前往疟疾流行国家或地区的旅行者感染疟疾,据报告每年有超过 10000 人回国后发病,再加上那些未经报告的病例,实际感染病例数可能远高于报告病例数。因机体缺乏对疟原虫的免疫力,自非疟疾流行区(非疟区)前往疟疾流行区(疟区)的旅行者感染疟疾的风险高。那些来自疟疾流行国家或地区的移民,在非疟疾流行国家长时间生活后,机体对疟原虫的免疫力会逐渐减弱或消失,这些移民再回国探亲访友时,同样有感染疟疾的风险。

在旅行期间患病的旅行者可能很难获得可靠的医疗护理。患疟疾的旅行者回到无疟疾国家或地区,他们还要面对下列特殊问题:医生可能不熟悉疟疾这个病,诊断可能不及时,有效的抗疟药物缺乏或没有批准上市,从而导致病情发展为伴有并发症的重症疟疾,出现高病死率。

旅行者离开疟疾流行国家或地区后 3 个月内出现发热,因有罹患疟疾这一急症的潜在可能,应立即就医以排除疟疾。极少情况下,不能及时找到能够进行诊断的可靠医疗机构时,可采取备用应急治疗(stand-by emergency treatment,SBET)(详见 7.3.2)。

7.1.1 病因

疟疾是一种由疟原虫引起的传染病。可引起人类感染的疟原虫有5 种:恶性疟原虫(*P. falciparum*)、三日疟原虫(*P. malariae*)、卵形疟原虫(*P. ovale*)、间日疟原虫(*P. vivax*)和诺氏疟原虫(*P. knowlesi*)。

其中恶性疟原虫和间日疟原虫感染最常见,恶性疟原虫最为凶险,发生并发症的比例和病死率最高。在非洲撒哈拉以南地区的绝大多数国家中,致死型恶性疟是严重的公共卫生问题。诺氏疟原虫通常只感染其他动物,偶尔感染人类,但目前尚无这种"人畜共患"疟疾通过人-蚊-人传播的报道。

7.1.2 传播途径

疟原虫由雌性按蚊传播,按蚊叮咬时段主要介于黄昏至拂晓之间。

7.1.3 疾病特点

疟疾是一种急性发热性疾病,潜伏期为7d或更长。因此,初次可疑暴露后1周及以上出现的发热均应考虑疟疾的可能性。

恶性疟原虫感染所致疟疾的病情最严重,临床表现多样,包括发热、寒战、头痛、肌痛及乏力、呕吐、咳嗽、腹泻及腹痛。随后还可能出现伴随器官衰竭的相关症状,如急性肾衰竭、肺水肿、全身性惊厥、循环衰竭,继而出现昏迷和死亡。早期症状不典型,难以与当地其他常见的发热性疾病如急性呼吸道感染、登革热和败血症等相鉴别。

重要的是,只要有疑似疟疾暴露史,从初次暴露后7d到末次暴露后3个月内(极少数于3个月后)出现不明原因发热,都应考虑恶性疟的可能性。任何人在这一时段内出现发热都应立即寻求医学诊断及有效的治疗,此时应告知医务人员疟疾流行区的旅行暴露史。恶性疟在症状出现24h后仍未治疗可能会致命。

幼儿、孕妇、免疫抑制者及老年人发展为重症疟疾的风险特别高。无免疫力的孕妇感染疟疾,尤其是罹患恶性疟后,母体死亡、流产、死产和新生儿死亡的风险增加。

其他疟原虫所致疟疾的发病率也很高,有时可能会危及生命。在热带或亚热带流行区人群中,已有重症间日疟病例报告。间日疟和卵形疟原虫可在肝脏中保持休眠状态。这种在肝内长期潜伏的"休眠子(hypnozoites)"可在暴露后数月,个别在数年后引起疟疾复发。伯氨喹是唯一能杀死疟原虫休眠子,进而预防疟疾复发的药物。目前的疟疾预防用药方案尚不能预防疟疾复发。三日疟原虫隐性感染后疟原虫在血液中可存在数年,但很少危及生命。

在东南亚森林地区生活或工作的人群中,诺氏疟原虫引起的疟疾已成为一个重要的公共卫生问题。近几年,旅行者中也时有出现诺氏疟原虫感染的病例报告。在东南亚雨林及其周边地区,诺氏疟原虫在猴子和蚊间传播,在这种环境中人类也可感染这种"猴疟"。这些地区包括文莱部分地区、柬埔寨、中国、印度尼西亚、老挝、马来西亚、缅甸、菲律宾、新加坡、泰国和越南。疟疾症状可能不典型。重症诺氏疟可致器官衰竭,已有患者死亡的个案报告。诺氏疟原虫不会在肝细胞内长期寄生,所致疟疾不会出现复发。在报道已有诺氏疟原虫感染病例的东南亚森林地区,旅行者应在黄昏到次日黎明期间采取防蚊措施预防叮咬,必要时可服用预防药物(参见本书"国家名录")。

7.1.4 地理分布

最新的疟疾世界分布情况可参见世界卫生组织(WHO)出版的世界疟疾报告[1](World Malaria Report)。旅行者感染疟疾的风险在不同国家,甚至同一国家的不同地区有显著差别,在讨论适当的预防措施时必须考虑到这一情况。

在绝大多数疟疾流行国家或地区,大城市的中心区域并无疟疾流行(市郊可能会有)。但是,在非洲即使是大城市也有疟疾流行,印度的情况类似,只是程度较轻。海拔1500m以上地区的感染疟疾的风险通常较小。但在气候条件适宜的情况下,海拔接近3000m的地区也可能感染疟疾。感染的风险还随季节不同而变化,在雨季末期或结束后不久,感染的风险最高。

东南亚、加勒比海地区和拉丁美洲的许多旅游胜地都没有染疟风险。各个国家和地区的疟疾风险信息可在"国家名录"中查询。

自2000年以来,完全消除疟疾的国家数量明显增加。在2000年公布的有疟疾流行的106个国家中,到2015年已有15个国家消除了疟疾,57个国家实现了疟疾新发病例至少减少75%的目标,18个国家的疟疾新发病例减少了50%~75%。到2019年已有19个国家消除了疟疾。

---

1 世界疟疾报告2019。日内瓦:世界卫生组织;2019(https://www.who.int/publications/i/item/world-malaria-report-2019,发布日期2019年12月4日)

7.1.5 旅行者的风险

在疟疾流行的季节，无免疫力的旅行者身处疟疾流行国家或地区若被蚊子叮咬，尤其是在黄昏到黎明期间被叮咬后，都有感染疟疾的风险。在无疟疾国家或地区生活了 6 个月或更长时间，曾有部分疟疾免疫力的旅行者，因其免疫力已经消失或减弱，染病风险同样存在。那些移民到无疟疾国家或地区的儿童，再回到疟疾流行的国家或地区探亲访友时，感染疟疾的风险尤其大。

大多数旅行者感染恶性疟的原因是服用疟疾预防药的依从性差，或预防用药方案不当，以及未采取适当的措施防止蚊虫叮咬。通过对旅行者的行为研究发现，如果旅行者了解感染风险并相信预防策略的作用，药物预防的依从性就能得到改善。即使采取了有效的药物预防措施，迟发性间日疟和卵形疟仍可能发生，其原因是目前使用的预防药物均不能防止这两种致病原虫所致的疟疾复发。

在疟疾流行区内，感染风险的分布是不均匀的。旅行者前往的国家或地区存在疟疾传播的区域性差别时，针对感染风险所寻求的咨询，应具体到将要到达的区域。如果旅行前不能获得具体的信息，建议旅行者按照该国家或地区所报告的最高风险采取预防措施。这种做法对前往偏远地区旅行和到访区域内无现成医疗设施的背包客尤为重要。夜间在乡村逗留的旅行者感染疟疾的风险可能最高。

7.2 预防措施

旅行者和向他们提供旅行卫生建议的医务工作者应注意 5 项原则——疟疾预防 ABCDE：

- 了解（Aware）疟疾的感染风险、潜伏期、迟发的可能性和主要症状。
- 避免蚊虫叮咬（Bitten），尤其在黄昏至黎明期间。
- 适时并定期服用抗疟药（药物预防法，Chemoprophylaxis）以预防疟疾急性发作。
- 如果到达疟疾流行区 1 周后、离开流行区 3 个月内（极少数于 3 个月后）出现发热，应立即寻求医学诊断（Diagnosis）和治疗。

- 避免到有蚊虫孳生的环境（Environments）进行户外活动，例如湿地或沼泽地区，尤其在傍晚和夜间。

7.2.1 防止蚊虫叮咬

应建议所有旅行者在黄昏至黎明期间采取个人防护措施，防止蚊虫叮咬，这是防疟的第一道防线。

旅行者可按照下述方法防止蚊虫叮咬。

- **驱虫剂**。用于外露皮肤或衣服的化学物质，作用是阻断人与媒介的接触。驱虫剂的有效成分只能驱离昆虫，但不能杀死它们。所选驱虫剂须含有 DEET（N,N -二乙基-3-甲苯甲酰胺）、IR3535 [3-（N-乙酰基-N-丁基）-氨基丙酸乙酯）或埃卡瑞丁[1-哌啶羧酸，2-（2-羟乙基）-1-甲基丙酸酯]。应在昆虫叮咬时段使用驱虫剂防护，使用时应注意避免接触黏膜，也不应喷在脸上，应避开眼睑或嘴唇，避开敏感、被晒伤或受损的皮肤，以及深层皮肤皱褶。使用驱虫剂后必须洗手。一般每 3h～4h 后需重复使用，在炎热潮湿大量出汗的环境下更需及时重复使用。驱虫剂用于衣物服装的效果持续时间更长。应当遵循产品说明书，以避免损坏某些服装面料；应严格遵守驱虫剂制造商的使用说明，不得超剂量使用，对幼儿和孕妇尤其如此。
- **蚊帐**。睡觉时个人防蚊的最佳手段。经杀虫剂预处理或未经处理的蚊帐都可用，但处理过的蚊帐防蚊效果更加明显。预处理蚊帐可以在市场上买到。蚊帐应结实，网眼尺寸不大于 1.5mm。蚊帐下沿应塞入床垫下，并确保没有被撕破且里面没有蚊子。有用于吊床、行军床、小床等各种规格的蚊帐。
- **蚊香**。已知气雾型杀虫剂中的最佳代表，通常用合成拟除虫菊酯作为活性成分。电蚊香片是一种更精致的产品，需要电力驱动，将杀虫剂片放入电热栅格中，使杀虫剂受热蒸发。电池驱动的熏蚊器也有售。如有必要也可在日间使用这种装置。
- **喷雾剂**。用以杀灭飞虫，能够快速有效地击晕或杀死飞虫。睡前应在卧室区域喷洒。喷洒杀虫剂可使房间没有昆虫，但效果可能持续不久。建议在睡前喷洒，同时使用蚊香或蚊帐。用于杀灭爬行昆虫（如蟑螂和蚂蚁）的喷雾剂，应喷洒在这些昆虫可能爬经的表面。

- **防护性衣物**。可在虫媒活跃的时段内使用。面料的厚度是关键。驱虫剂用于衣服比用在皮肤上效果更持久。穿着经氯菊酯或醚菊酯处理过的衣服还可以防止蚊虫隔衣叮咬。在蜱和跳蚤出没的地区，应穿着适当的鞋类保护脚，并将长裤腿掖入袜子。对服装施用驱虫剂可使防护效果更明显。

在帐篷里露营的旅行者，应组合使用驱虫剂、纱门、纱窗。帐篷的纱门纱窗网眼往往大于 1.5mm，所以应配置特别的防蚊纱门、纱窗。

纱门、纱窗和纱檐可减少飞虫接触。应选择有这些设施的地方安排住宿。只要房间的门窗周围没有空隙，空调是防止蚊和其他昆虫进入室内非常有效的手段。在全空调覆盖的酒店，没有必要在室内采取其他的防护措施。

7.2.2 药物预防

根据旅行目的地选用最合适的预防性抗疟药物，且处方剂量应正确无误（见"国家名录"和表 7-2）。

旅行者和医生应明确，**没有任何一种预防疟疾的药物可提供完全保护**，但是充分的预防用药（只要按照建议方案坚持服用）可显著降低死亡风险。用药时应考虑以下几方面：

- 儿童应根据体重考虑剂量。
- 每周服用 1 次的甲氟喹最好能在出发前 2 周～3 周开始服用，以使血药浓度达到足够水平，并可以观察药物不良反应，便于必要时更换预防用药。在开具甲氟喹处方之前，应提醒所有用药者该药的相关副反应。
- 多西环素或阿托伐醌-氯胍合剂等需每天服用的抗疟药，应于到达疟疾流行区前 1d～2d 开始服用（如需确认药物耐受性，应于更早时间开始服用）。
- 每周服用 1 次的氯喹应于到达目的地前 1 周开始服用。
- 在疟疾流行区停留期间，无论使用何种化学药物预防疟疾，既定的服药剂次和间隔时间应始终如一。离开疫区后，因肝内尚存的疟原虫仍可释放入血液中，须连续 4 周继续服用预防药物。唯一例外的是阿托伐醌-氯胍合剂，此药能有效对抗早期肝内期疟原虫(肝内裂殖体),所以离开疫区后仅需继续服药1周。但是,在疟疾暴露期间若旅行者在每日服用阿托伐醌-氯胍合剂时曾漏服某些剂次,归国后就仍需服用4周阿托伐醌-氯胍合剂。

- 根据旅行目的地的疟疾流行类型,应告知旅行者可能因肝内疟原虫的存在而发生迟发型间日疟和卵形疟。

根据前往国家和地区特定区域的疟疾类型(见"国家名录"),可以只推荐防蚊措施,或防蚊措施加药物预防措施和/或备用应急治疗(SBET),详情见表7-1,同时参照表7-2中每种药物的详细说明。

表7-1 疟疾感染风险及预防措施

分类	疟疾感染风险	预防措施
A类	疟疾感染风险非常有限	仅需在传播期间预防蚊虫叮咬
B类	只有间日疟感染风险	预防蚊虫叮咬并用化学药物预防疟疾,可选用氯喹,或多西环素或阿托伐醌-氯胍合剂,或甲氟喹(根据疟原虫的药敏性、副反应及药物禁忌证进行选择)[a]
C类	有恶性疟感染风险,并有恶性疟对氯喹和磺胺多辛-乙胺嘧啶耐药的报道	预防蚊虫叮咬并用化学药物预防疟疾,可选用阿托伐醌-氯胍合剂,或多西环素,或甲氟喹(根据副反应和禁忌证进行选择)[a]
D类	有恶性疟感染风险并有耐多药的报道	预防蚊虫叮咬并用化学药物预防疟疾,可选用阿托伐醌-氯胍合剂,或多西环素,或甲氟喹(根据耐药情况报告、副反应和禁忌证进行选择)[a,b]

[a] 对于前往疟疾感染风险较低的偏远乡村者,也可以选择防蚊措施联合备用应急药物治疗(SBET)。

[b] 在某些耐多药疟区,如柬埔寨、缅甸东南部和泰国,已不再推荐甲氟喹作为预防用药。

抗疟药物各具禁忌证,可能还有副作用。服用药物预防疟疾引起的不良反应虽常见,却大多轻微而不影响旅行者的活动。以下情况被定义为严重的不良反应事件:显著危及生命,需要住院治疗或延缓出院,或造成永久性或明显的残疾或失能。这类不良反应很罕见,通常在药物上市使用一段时间后,通过监测才能确定。大约1/10000服甲氟喹预防疟疾的旅行者出现显著的神经精神症状（如惊厥、精神错乱、脑病等），据报道氯喹的不良反应发生率也接近这一比例。药物相关不良反应的风险应与罹患疟疾尤其是恶性疟的风险以及当地的耐药模式相权衡。

每种抗疟药都有特定的禁忌人群和个体，为降低严重不良反应的风险，应认真观察这些禁忌证（见表 7－2）。孕妇、携幼儿同行的旅行者、患慢性疾病的旅行者均应寻求个性化的医学建议。若旅行者服用疟疾预防药后不良反应较重，则应停药并立即就医，以便改用另一种抗疟药物。这一建议适用于服用甲氟喹后出现神经或精神症状者。服用疟疾预防药后出现轻微恶心、偶发呕吐或稀便者不应立即终止服药，但如果症状持续则应寻求医学建议。

长期药物预防

对于长期暴露于疟疾感染风险的人群来说，依从性和耐受性是考量预防用药的重要因素。目前，在旅行时间超过 6 个月的旅行者中开展的预防用药研究不多。

- 虽然长期服用氯喹致严重副反应的风险低，但当氯喹的累积剂量达到 100g 时，要注意视网膜毒性反应。每周服氯喹 300mg 超过 5 年且仍需服用的人，应每年进行 2 次视网膜检查，以早期发现视网膜变化。如果每日服氯喹 100mg，3 年后应开始进行上述检查。

- 资料显示，短期服用甲氟喹耐受良好者，长期用药后严重副反应的风险不会增加。药代动力学研究的资料显示，长期服用甲氟喹体内不产生药物累积。

- 尽管长期预防性服用多西环素（如超过 12 个月）的研究数据有限，但其安全性是可靠的。目前缺乏女性长期服用多西环素的相关资料，但使用该药与念珠菌性阴道炎发病率增加有关。

- 阿托伐醌-氯胍合剂已在欧洲国家批准上市，但对持续用药时间做出了限定（从 5 周至 1 年不等），英国或美国则无此限制。

7.3 治疗

没有疟疾免疫力的旅行者患疟疾的风险高，后果也严重。尽早诊断和恰当治疗可挽救生命。

对于在无疟疾流行的国家接受疟疾治疗的旅行者,适用以下原则:

- 所有临床疑似疟疾的病人,都应在可靠的诊疗中心通过显微镜镜检或实验室快速检测了解疟原虫感染情况。如果首次血涂片未检出疟原虫,应每隔 6h～12h 连续数次采血,仔细进行检测。如果不能及时得到实验室结果,医生应结合病人的临床表现和旅行史先启动抗疟治疗。
- 如病人已服用疟疾预防药物,则该药物不应用于治疗。
- 要始终考虑恶性疟和间日疟混合感染的可能性。
- 感染疟疾的旅行者如仍然在疟疾流行国家,应根据所在国的诊疗政策接受治疗。

恶性疟原虫

由于恶性疟原虫对各类抗疟药物的耐药性增多,恶性疟的化学药物预防和治疗正变得越来越复杂,氯喹已不再适用于恶性疟的预防和治疗。

返回无疟疾风险国家或地区的旅行者,罹患恶性疟但无并发症的,适用以下联合用药方案:

——蒿甲醚-苯芴醇(artemether-lumefantrine);

——双氢青蒿素-哌喹(dihydroartemisinin-piperaquine);

——阿托伐醌-氯胍(atovaquone-proguanil)。

注:与青蒿素配伍的药物若无疟原虫耐药性,则联合治疗的失败率始终低于 5%。因此,优选青蒿素联合用药方案。

间日疟原虫和卵形疟原虫

对旅行者罹患间日疟或卵形疟的治疗建议如下:

- 以青蒿素为基础的联合疗法(artemisinin-based combination therapy,ACT)(青蒿琥酯＋磺胺多辛-乙胺嘧啶除外)或氯喹,联合伯氨喹是可以获得根治的首选方案(即:同时治疗红细胞内期和肝细胞内期的疟原虫感染,从而防止再燃和复发)。
- 对氯喹耐药的间日疟应使用 ACT(青蒿琥酯＋磺胺多辛-乙胺嘧啶除外)治疗。如果无法使用 ACT,则用奎宁替代治疗,但所有用药方案均应含有伯氨喹。
- 用伯氨喹抗疟疾复发前,旅行者须先进行葡萄糖－6－磷酸脱氢酶(G6PD)检测。伯氨喹禁用于 G6PD 缺乏的旅行者。

- 有混合感染（恶性疟原虫、间日疟原虫或卵形疟原虫）时，治疗恶性疟原虫感染的药物同时也可治疗间日疟原虫感染。伯氨喹应在检测 G6PD 后用于根治和预防复发。

虽然目前耐氯喹的间日疟原虫仍然罕见，但病例数却有所增加。现已在以下 23 个国家中观察到间日疟原虫的局部氯喹耐药性，或用氯喹预防和/或治疗间日疟无效：阿富汗、玻利维亚、巴西、柬埔寨、中国、哥伦比亚、埃塞俄比亚、圭亚那、印度、印度尼西亚、马达加斯加、马来西亚（婆罗洲）、缅甸、巴基斯坦、巴布亚新几内亚、秘鲁、韩国、所罗门群岛、斯里兰卡、泰国、土耳其、瓦努阿图、越南。

三日疟原虫

三日疟是由三日疟原虫感染引起，可用 ACT 标准疗法或氯喹治疗，因其感染后无休眠子（hypnozoites）形成，所以不需要用伯氨喹进行根治。印度尼西亚已有三日疟对氯喹耐药的报告。

诺氏疟原虫

在显微镜镜检时，诺氏疟原虫的成熟裂殖体可能被误认为三日疟原虫，其环状体与恶性疟原虫相似。诺氏疟原虫疟疾可采用标准的氯喹治疗方案，或采用针对无并发症的恶性疟所推荐的方案进行抗疟治疗。感染诺氏疟原虫的患者病情有可能迅速恶化，严重的诺氏疟患者有可能出现器官衰竭，此时应参照重症恶性疟给予治疗。

对镜检诊断为三日疟原虫感染的患者应始终考虑存在诺氏疟原虫感染的可能性，后者往往有到东南亚森林地区的旅行史，包括一些目前通常认为不是疟疾流行的地区。

表 7-3 列出了无并发症疟疾治疗的剂量方案。重症疟疾的临床管理详见 WHO 的其他出版物（见本章末"扩展阅读"）。

重症疟疾

患重症疟疾的归国旅行者应送往重症监护病房，胃肠外途径使用青蒿琥酯（首选）、蒿甲醚或奎宁进行抗疟治疗。如果没有这些药物，在严密的临床监护和心电监测下可胃肠外途径使用奎尼丁。

7.3.1 旅途中接受治疗

进入疟疾流行区 1 周或之后出现发热的旅行者，应立即咨询医生或有疟疾诊断资质的实验室，以获得正确的诊断和安全有效的治疗。原则上,根据到访国家的政策,旅行者可获得 ACT 治疗。

有疟疾风险的国家和地区抗疟用药策略可在 WHO 网站上查询[1,2]。

鉴于一些疟疾流行地区假药泛滥,建议旅行者在出行前通过可靠渠道购买足够剂量的抗疟药。

7.3.2　备用应急治疗(SBET)

许多旅行者在出现发热症状后的 24h 内可以及时获得医疗救护。对于在偏远地区停留的旅行者,因可能难以及时寻获医疗诊治,明智的做法是携带一些抗疟药用于自我治疗(即"备用应急治疗",或称SBET)。

若某些职业群体的旅行者需在较长一段时间内多次在疟疾流行国家或地区短暂停留,SBET 措施也适用于这些旅行者。他们选备的疟疾预防药物仅在疟疾高风险地区和高发季节使用,防蚊措施却应持续实施,而且对疟疾感染须有所准备,即带一个疗程抗疟药以便 SBET,发热时应立即就医,无法及时获得医疗救助则自行实施 SBET。

此外,SBET 结合防蚊措施还适用于某些到疟疾感染风险较低(详见"国家名录")的偏远乡村停留 1 周或以上的短期旅行者。

通过对疟疾快速诊断检测方法的研究发现,旅行者未经培训即自行检测并解读结果这种做法存在诸多问题,假阴性结果数量之高也令人无法接受。由训练有素的工作人员进行高质量的快速诊断检测时,结果才具有可信度,且好几种检测试剂都有良好的诊断性能。

SBET 的成败主要取决于旅行者的行为,卫生保健工作者应不吝时间向旅行者详细解释这些措施。在向旅行者推荐 SBET 措施时,应给予清楚、准确的书面指南,包括疟疾症状的识别、实施治疗的时机和方式、可能出现的药物副作用以及治疗失败的可能性。如果数人同行,应标明每个人 SBET 的用药剂量。以体重为基础的儿童用药剂量须清楚标明。

1　世界卫生组织疟疾相关网站。见 https://www.who.int/malaria/areas/treatment/drug_policies/en/(可访问)。

2　世界疟疾报告 2019。日内瓦:世界卫生组织;2019(https://www.who.int/publications/i/item/world-malaria-report-2019,发布日期 2019 年 12 月 4 日)。

旅行者应认识到自我治疗是一项急救措施，服药者仍需尽快寻求医学建议。

一般来说，备有 SBET 药物的旅行者应遵循以下准则：

- 进入疟疾流行风险区后 1 周或以上，如出现发热，应立即咨询医生。
- 出现发热 24h 内如果不能咨询医生和/或明确诊断，应启动 SBET 并尽快就医以进行全面评估，排除其他引起发热的严重病因。
- 已用于预防的抗疟药不能再用于疑似疟疾的治疗。
- 服退烧药退热后再服抗疟药可减少抗疟药引发的呕吐。如果服用抗疟药后 30min 内出现呕吐，应追加服用抗疟药物 1 剂；如果服用抗疟药后 30min～60min 内出现呕吐，应再服抗疟药物半剂。呕吐伴随腹泻时，由于药物吸收差，可能导致治疗失败。
- 完成 SBET 后，可于首次服用治疗剂量药物 1 周后继续服用抗疟预防药物。
- 选择 SBET 药物的原则与非重症疟疾的治疗一致（详见 7.3）。主要围绕旅行地区的疟疾类型和所用药物预防方案来考虑。在瑞士和英国，复方蒿甲醚－苯芴醇合剂已注册，可用于旅行者的 SBET。奎宁因疗效不如 ACT 类药物，且治疗时间长，治疗方案繁琐，存在一些与剂量相关的副作用，不太适用于 SBET。如果用奎宁作为 SBET 药物，为降低药物间相互作用的风险，最后一次服用奎宁治疗疟疾的时间和再次服用甲氟喹预防疟疾的时间须间隔至少 12h。表 7－3 列出了各种药物的使用细节。

7.3.3　耐多药疟疾

耐多药疟疾是指耐两种以上抗疟化学药物的疟疾。除了用于对氯喹、磺胺多辛－乙胺嘧啶的耐药外，这一术语最常见于报告恶性疟对甲氟喹和/或青蒿素的耐药。

甲氟喹耐药

甲氟喹耐药影响了旅行者对预防用药和 SBET 用药的选择，目前对甲氟喹的耐药在柬埔寨、缅甸东南省份和泰国已有报告。在这些地区，预防用药局限于选用多西环素、阿托伐醌－氯胍合剂。

青蒿素耐药

世界卫生组织全球疟疾项目定期更新发布了疟疾流行国家青蒿素耐药的状况[1]。青蒿素耐药对预防用药没有影响,但影响治疗。这种耐药在柬埔寨、缅甸、泰国和越南已有报告,最近在老挝也有了报告。到上述这些国家旅行的 SBET 用药仅可选用阿托伐醌–氯胍合剂。当地治疗方案应遵从国家卫生当局推荐的 ACT 方案。为减少耐青蒿素疟原虫向世界其他疟疾流行区播散的危险,所有在上述地区旅行的疟疾患者均需得到及时的诊断和有效的治疗。另外,患者加服单次伯氨喹(单次口服剂量为 0.25mg/kg 体重)可加速消除恶性疟配子体,由此降低了耐药株进一步传播的风险。医疗工作者应依照国家要求及时上报病例信息,尤其是源自上述耐多药区域的输入性恶性疟病例。

7.4　特殊群体

旅行者中的一些群体,尤其是幼儿、孕妇以及免疫抑制者,一旦感染疟疾,罹患重症疟疾的风险特别高。由于缺乏用药安全性方面的资料,针对这些人群推荐预防和治疗用药有相当难度。

越来越多的移民通过旅行回到出生地探亲访友(visit friends and relatives,VFR)。这些居住在无疟疾国家的探亲访友者(VFRs)在回到原住疟疾流行国家或地区后,患旅行相关疟疾的风险有所增加。原因是他们对出生地很熟悉,误以为患病的风险较低,所以预防用药率较低,暴露风险较高,保护措施不足。于是,促进 VFRs 获取旅行前咨询的公共卫生重要性越发显著。

7.4.1　孕妇

孕妇感染疟疾增加了孕产妇死亡、流产、死胎、新生儿低出生体重及其相关的新生儿死亡的风险。为此,应建议孕妇避免到那些有疟疾传播风险的地区旅行。当旅行不可避免时,遵循以下建议是非常重要的。

---

[1]　见世界卫生组织网站青蒿素耐药更新 https://www.who.int/malaria/areas/drug_resistance/en/(最新更新 2018 年 4 月 27 日)

孕期防蚊措施

孕妇特别容易被蚊子叮咬，应警惕并采取防护措施，包括使用驱虫剂和使用杀虫剂处理过的蚊帐。使用驱虫剂时，应注意不要超过推荐剂量。

孕期使用药物预防疟疾

在仅有间日疟原虫传播的地区，可以使用氯喹进行药物预防。在恶性疟原虫传播地区，可以使用甲氟喹进行药物预防。根据疟疾对母体和胎儿的危害，专家们更倾向于以下观点：**孕早期应避免或推迟前往恶性疟原虫传播地区旅行；若实在无法避免，应采取可靠的预防措施，包括必要时使用甲氟喹进行药物预防**。孕期禁忌服用多西环素。孕期使用阿托伐醌–氯胍合剂的安全性资料有限，因此不推荐孕期使用此复合药物，或仅限于有相关风险信息/预警时推荐使用。

孕期的疟疾治疗

孕期使用克林霉素和奎宁被认为是安全的，即使是孕早期也如此。ACTs可用于治疗孕中期和孕晚期的非重症疟疾。只有在没有其他合适的药物时，ACTs才可在孕早期使用。氯喹可安全用于治疗孕期间日疟，但用伯氨喹抗复发治疗应推迟至分娩后。完成了间日疟治疗的孕妇，应继续每周服用氯喹预防疟疾直到分娩，以避免孕期疟疾复发。

孕早期非重症恶性疟的治疗推荐使用奎宁和/或克林霉素。对于**孕中期和孕晚期**，可选择的药物为：根据国家政策使用ACT；青蒿琥酯加克林霉素；或奎宁加克林霉素。

与其他成年患者相比，孕妇感染恶性疟，尤其在孕中期和孕晚期时，更容易发展为重症疟疾，常伴随低血糖和肺水肿。罹患重症疟疾的孕妇死亡率约50%，高于未怀孕成年女性重症疟疾的死亡率。胎儿死亡和早产也很常见。**患重症疟疾的孕妇**必须立刻胃肠外途径给予足量抗疟药物，药物可选用青蒿琥酯，无青蒿琥酯时则用蒿甲醚或奎宁。治疗须立即开始，不得延误。哺乳期使用抗疟药的安全性等信息见表7－2和表7－3。

表 7 - 2　旅行者预防疟疾的药物

通用名	剂型剂量	服药时间	特殊群体用药			主要禁忌证[a]	注释[a]
			孕妇	哺乳期妇女	儿童		
阿托伐醌－氯胍合剂	每日 1 剂。体重 11kg～20kg：每日 62.5mg 阿托伐醌＋25mg 氯胍（小儿剂型 1 片）。体重 21kg～30kg：每天小儿剂型 2 片。体重 31kg～40kg：每天小儿剂型 3 片。体重＞40kg：每天成人剂型 1 片（250mg 阿托伐醌＋100mg 氯胍）	出发前 1d 开始服药，持续至返回后 7d	没有数据，不推荐使用	没有数据，不推荐使用	数据不足，不推荐体重＜11kg（比利时、加拿大、法国和美国为＜5kg）儿童使用	对阿托伐醌和/或氯胍过敏禁用；严重肾功能不全（肌酐清除率＜30mL/min）禁用	与食物或奶类饮品同服可增加吸收。作为疟疾预防药物，该药已在欧洲各国注册使用，但持续用药时间有限制（5 周到 1 年不等）。该药与利福平、利福布汀、甲氧氯普胺（译者注：胃复安）或四环素联合使用，可降低阿托伐醌的血药浓度。可能干扰伤寒活疫苗的免疫应答。在法国该药贴有警示标识，标明不推荐孕妇使用

表7-2（续）

通用名	剂型剂量	服药时间	特殊群体用药			主要禁忌证[a]	注释[a]
			孕妇	哺乳期妇女	儿童		
氯喹	每周1剂（总量为5mg基量/kg）或每周用（总量为10mg基量/kg）成人剂量：300mg氯喹基量，每周1剂，或每天服600mg的氯喹分6d服用，每天100mg（每周有一天不用服药）	出发前1周开始服药，持续至返回后4周。如果每天服用，则出发前1d开始服药	安全	安全	安全	对氯喹过敏禁用；有癫痫病史、银屑病患者禁用	该药与狂犬病疫苗同时使用，可能降低皮内注射人二倍体细胞狂犬病疫苗的免疫应答

表 7-2(续)

通用名	剂型剂量	服药时间	特殊群体用药			主要禁忌证[a]	注释[a]
			孕妇	哺乳期妇女	儿童		
多西环素	每天 1.5mg 盐酸片/kg 成人剂量:100mg/片,每天 1 片	出发前 1d 开始服药,持续至返回后 4 周	禁用	禁用	8 岁以下儿童禁用	对四环素过敏者禁用;肝功能不全者禁用	多西环素会使皮肤更容易晒伤。皮肤敏感者应该使用高效(UVA)防晒霜,并避免长时间阳光直射,或改用其他预防药物。服药时需大量饮水以避免食道刺激作用。多西环素可能增加阴道念珠菌感染的风险。研究表明,该药的水合物比其盐酸片耐受性要好

国际旅行卫生（2012版含2019更新内容）

表7-2（续）

通用名	剂型剂量	服药时间	特殊群体用药			主要禁忌证ª	注释ª
			孕妇	哺乳期妇女	儿童		
甲氟喹	每周5mg/kg 成人剂量：250mg/片，每周1片	出发前至少1周（最好2周~3周）开始服药，持续至返回后4周	安全	安全	由于缺乏数据，不推荐体重低于5kg以下儿童使用	禁用于：对甲氟喹过敏（包括精症）或经挛性疾病，有重神经精神疾病史；因泛群治疗期间；过去4周使用甲氟喹治疗者	使用奎宁治疗后12h内不要使用甲氟喹。只有在密切医疗监护下，甲氟喹才能和其他心脏药物同时使用。氨苄西林和氧哌嗪青霉素和甲氧氯普胺可能增加甲氟喹的血药浓度。不要与口服伤寒疫苗同时使用。在美国，甲氟喹被推荐为妊娠各期妇女的疟疾预防药物

ª禁忌证及用药注意事项的完整信息见药品盒内的说明书。

表 7－3 治疗无并发症疟疾的药物

| 通用名 | 剂型剂量 | 特殊群体用药 | | | 主要禁忌证[a] | 注释[a] |
		孕妇	哺乳期妇女	儿童		
蒿甲醚－苯芴醇复合片	3d 一个疗程，共服 6 剂，服药时间分别为 0h、8h、24h、36h、48h 和 60h 体重 5kg～14 kg：每剂 1 片（20mg 蒿甲醚＋120mg 苯芴醇） 体重 15kg～24kg：每剂 2 片 体重 25kg～34kg：每剂 3 片 ≥35kg：每剂 4 片	孕早期数据有限	安全	体重 ＞ 5kg 儿童使用可能安全，但数据有限	对蒿甲醚和/或苯芴醇过敏者禁用	须与脂类食物一同服用以增加吸收。 该药目前已有分散制剂上市，提高了其在儿童中的使用率

表7-3（续）

通用名	剂型剂量	特殊群体用药			主要禁忌证[a]	注释[a]
		孕妇	哺乳期妇女	儿童		
阿托伐醌-氯胍合剂	每天1次，连服3d 体重5kg～8kg：每天小儿剂型2片（每片含62.5mg阿托伐醌+25mg氯胍） 体重9kg～10kg：每天3片 小儿剂型3片 体重11kg～20kg：每天成人剂型1片（250mg阿托伐醌+100mg氯胍） 体重21kg～30kg：每天成人剂型2片 体重31kg～40kg：每天成人剂型3片 体重>40kg：：每天成人剂型4片（1g阿托伐醌+400mg氯胍）	没有数据，不推荐使用	没有数据，不推荐使用	体重>5kg能儿童可能安全,但数据有限	对阿托伐醌和/或氯胍过敏禁用；重度肾功能不全（肌酐清除率<30mL/min）禁用	与食物或牛奶一同服用以增加吸收。阿托伐醌与利福平、利福布汀、甲氧氯普胺或四环素一同使用时将降低其血药浓度。可能干扰伤寒活疫苗的免疫应答

表 7-3(续)

通用名	剂型剂量	特殊群体用药			主要禁忌证ª	注释ª
		孕妇	哺乳期妇女	儿童		
氯喹	每天 25mg 基量/kg,分次服药(10,10,5mg 基量/kg),连服 3d	安全	安全	安全	对氯喹过敏禁用;有癫痫病史禁用;银屑病患者禁用	仅用于间日疟、卵形疟、三日疟或诺氏疟治疗。氯喹与狂犬病疫苗同时用时,可能降低皮内注射狂犬病疫苗的一倍体细胞应答免疫应答
克林霉素	体重≤60kg:5mg 基量/kg,每天 4 次,连服 5d 体重>60kg:300mg 基量,每天 4 次,连服 5d	安全	安全	安全	对克林霉素或林可霉素过敏禁用;有胃肠道疾病史,尤其是结肠炎患者禁用;严重肝或肾损害者禁用	在新发奎宁耐药地区,与奎宁联合用药
双氢青蒿素-哌喹合剂	每天 1 剂,连服 3d。靶剂量为每天 4mg/kg 双氢青蒿素和每天 18mg/kg 哌喹 体重>50kg 的成人:每天 3 片,连服 3d	孕早期数据有限	安全	用于体重≥5kg 儿童安全	对双氢青蒿素和/或哌喹过敏者禁用	

表 7－3（续）

通用名	剂型剂量	特殊群体用药			主要禁忌证[a]	注释[a]
		孕妇	哺乳期妇女	儿童		
多西环素	体重>50kg的成年人：800mg的盐酸片，服7d，第一天服2片（100mg/片），间隔12h，之后每天1片，连服6d。8岁及以上的儿童：体重25kg～35kg：每剂0.5片 体重36kg～50kg：每剂0.75片 体重>50kg：每剂1片	禁用	禁用	8岁以下儿童禁用	对四环素过敏禁用；肝功能异常者禁用	在新发奎宁耐药地区，与奎宁联合用药

表7-3(续)

通用名	剂型剂量	特殊群体用药			主要禁忌证[a]	注释[a]
		孕妇	哺乳期妇女	儿童		
甲氟喹	每天25mg基量/kg,分次服用(15mg/kg+10mg/kg,间隔6h~24h)	因缺乏数据,生产商不推荐用于孕早期孕妇(见注释)	安全	体重>5kg儿童安全,但数据有限	对甲氟喹过敏禁用;精神病(包括抑郁症)或严重性疾病禁用;有严重神经精神疾病史禁用;在泛群治疗期间禁用;过去4周曾使用甲氟喹治疗者禁用	作为ACT治疗(以青蒿素为基础的联合治疗),和青蒿琥酯一同使用。使用奎宁末次剂量治疗后12h之内不要使用甲氟喹治疗。甲氟喹和其他化合物(如奎宁、奎尼丁、氟喹),考虑心脏毒性增加的风险可能增加,仅在密切医疗监护情况下,才可同时给药;甲氟喹与抗心律失常药物、β-受体阻断剂、钙通道阻滞剂、抗组胺药及吩噻嗪类同时使用,可能导致QTc间期延长。与氨苯西林、四环素和甲氧氯普胺同时使用,可能增加甲氟喹的血药浓度。在美国,甲氟喹被推荐为妊娠各期妇女的疟疾预防药物

表7-3(续)

通用名	剂型剂量	特殊群体用药			主要禁忌证[a]	注释[a]
		孕妇	哺乳期妇女	儿童		
伯氨喹	0.25mg 基量/kg，每天1次，连服14d，与食物一起服用。在大洋洲和东南亚地区，每剂应为0.5mg基量/kg	禁用	哺乳小于6个月婴儿的母亲禁用	＜6个月禁用	G6PD缺乏，活动性类风湿关节炎、红斑狼疮，易患粒细胞缺乏症者，正在使用可诱发血液系统疾病的药物者禁用	用于间日疟和卵形疟的抗复发治疗
奎宁	8mg 基量/kg，每天3次，连服7d	安全	安全	安全	奎宁或奎尼丁过敏禁用；耳鸣，视神经炎禁用；溶血、重症肌无力患者禁用。心脏传导异常或房颤、心脏病患者慎用。奎宁可增强心脏抑制药的效果，正在使用β−受体阻滞药、地高辛、钙通道阻滞药等药物治疗的患者慎用	在新发奎宁耐药地区，与多西环素、四环素或克林霉素联合用药。奎宁可能引起低血糖，特别是（营养不良）儿童、孕妇和重病患者

[a] 禁忌证及用药注意事项的完整信息见药品盒内的说明书。

162

7.4.2 旅行期间或旅行后可能怀孕的妇女

可以服用预防疟疾药物,但在服药期间及服用多西环素后 1 周内、服用阿托伐醌-氯胍合剂后 3 周内、服用甲氟喹末次剂量后 3 个月内最好避免受孕。如果在预防性服抗疟药期间不慎受孕,也非终止妊娠的指征。

7.4.3 幼儿

幼儿患恶性疟是医学急症。疾病可致患儿迅速死亡。早期症状不典型,难以识别,且症状始发后几小时内即可出现威胁生命的并发症。幼儿在疟疾流行区/国家旅行 3 个月内(少数发生在旅行 3 个月后)出现发热时,家长必须立即寻求医疗救助。医生应立即要求实验室进行检测并及时确诊,尽早选用有效的抗疟药物开始治疗。婴儿即使罹患非发热性疾病,也应怀疑疟疾感染。**建议父母勿带婴儿或幼童到有恶性疟风险的地区旅行**。如果旅行无法避免,应采取非常细致的预防措施,保护儿童不被蚊虫叮咬,并适当给予预防药物。长期旅行者或长期驻外者应根据孩子成长过程中体重的增加情况来调整预防药物的用量。

幼儿防蚊虫措施

从黄昏到黎明期间,应尽可能用杀虫剂浸泡的蚊帐为婴儿提供防护。驱蚊剂的使用应严格遵照生产厂家的指导,使用剂量切勿超过推荐用量。

幼儿使用药物预防疟疾

哺乳期可考虑使用氯喹和甲氟喹作为预防药物。母亲的预防措施不能保护婴儿,因此母乳喂养以及配方奶粉喂养的婴儿均应另外给予预防药物。给幼儿服用的药物剂量应以体重为基础,必要时应将药片压碎或磨碎。药片可与果酱或其他食物一起喂服以掩盖其苦味。氯喹用于婴幼儿是安全的,但是由于氯喹耐药株的广泛存在,其使用受到了限制。甲氟喹可用于体重 5kg 以上的婴儿。由于资料有限,一般不推荐阿托伐醌-氯胍合剂作为预防药物用于体重低于 11kg 的儿童;在比利时、加拿大、法国和美国,阿托伐醌-氯胍合剂可作为预防药物用于体重 5kg 以上的婴儿。8 岁以下儿童禁用多西环素。抗疟药应放置在儿童无法触及的地方,并储存在儿童无法开启的容器内;若过量服用氯喹,其毒性尤其大。

幼儿的疟疾治疗

考虑到病情可能迅速恶化，急性恶性疟患儿需要细致的临床监护。应想尽办法给予口服药物治疗并确保治疗可以持续。根据不同国家的政策，ACT 在国外可能用于一线治疗。用于 SBET 和回国旅行者的口服治疗药可选择：蒿甲醚-苯芴醇合剂、阿托伐醌-氯胍合剂、双氢青蒿素-哌喹合剂、奎宁＋克林霉素。奎宁＋多西环素适用于 8 岁及以上的儿童。对于不能吞咽抗疟药的儿童需住院进行胃肠外治疗。

治疗患三日疟或卵形疟或间日疟的幼儿，选用氯喹或双氢青蒿素-哌喹合剂或蒿甲醚-苯芴醇合剂比较稳妥。6 月龄以下的幼儿不可用伯氨喹根治疟疾复发。幼儿期疟疾的药物预防和药物治疗等有关用药安全性的信息见表 7－2 和表 7－3。

7.4.4 免疫功能抑制的旅行者

免疫功能抑制的旅行者感染疟疾的风险更高，因此避免蚊虫叮咬和使用药物进行预防显得极其重要。旅行前应认真寻求个性化的旅行医学建议。HIV/AIDS 旅行者抗疟治疗失败的风险增加。目前由于缺乏足够的资料，尚不能对此特殊群体的现有推荐方案进行调整。

7.5 有疟疾流行区域的国家和地区

在下面的所有国家/地区中，有些国家的疟疾流行信息已被收录在"国家名录"中，部分国家/地区的疟疾流行区仅位于某些特定区域或某海拔高度以下区域。疟疾在许多国家的流行呈季节性，部分国家近几年无疟疾病例的报道。各国疟疾的主要种类、对抗疟药的耐药情况、预防疟疾的推荐方案等信息将在"国家名录"中详述。

阿富汗	加蓬	巴拿马
阿尔及利亚*	冈比亚	巴布亚新几内亚
安哥拉	格鲁吉亚*	巴拉圭*
阿根廷*	加纳	秘鲁
阿塞拜疆*	希腊*	菲律宾
孟加拉国	危地马拉	俄罗斯联邦*

伯利兹	几内亚	卢旺达
贝宁	几内亚比绍	圣多美和普林西比
不丹	圭亚那	沙特阿拉伯
多民族玻利维亚国	海地	塞内加尔
博茨瓦纳	洪都拉斯	塞拉利昂
巴西	印度	所罗门群岛
布基纳法索	印度尼西亚	索马里
布隆迪	伊朗伊斯兰共和国	南非
柬埔寨	伊拉克*	
喀麦隆	肯尼亚	苏丹
佛得角	朝鲜民主主义人民共和国*	南苏丹
中非共和国	韩国*	苏里南
乍得	吉尔吉斯斯坦*	伊斯瓦蒂尼
中国	老挝人民民主共和国	阿拉伯叙利亚共和国*
哥伦比亚	利比里亚	塔吉克斯坦
科摩罗	马达加斯加	泰国
刚果	马拉维	东帝汶
刚果民主共和国	马来西亚	多哥
哥斯达黎加	马里	土耳其*
科特迪瓦	毛里塔尼亚	乌干达
吉布提	马约特岛	坦桑尼亚联合共和国
多米尼加共和国	墨西哥	乌兹别克斯坦*
厄瓜多尔	莫桑比克	瓦努阿图
埃及	缅甸	委内瑞拉玻利瓦尔共和国
萨尔瓦多	纳米比亚	越南
赤道几内亚	尼泊尔	也门
厄立特里亚	尼加拉瓜	赞比亚
埃塞俄比亚	尼日尔	津巴布韦
法属圭亚那	尼日利亚	
	阿曼	
	巴基斯坦	

注：* 仅有间日疟原虫感染的风险。

（汪海波、赵亮 译　孟菁、周燕楠 校）

扩展阅读

下列文件可登录 WHO 全球疟疾项目（Global Malaria Program）获取，网址 http://www.who.int/malaria。

- 疟疾治疗指南（第三版），日内瓦，WHO，2015 年。
- 疟疾媒介控制和个人防护：WHO 研究组的报告，日内瓦，WHO，2006 年（WHO 技术报告，936 号）。
- 疟疾媒介控制指南，日内瓦，WHO，2019 年。
- 严重疟疾管理实用手册（第三版），日内瓦，WHO，2012 年。
- 全球疟疾报告（2016），WHO，2016 年。
- 全球疟疾报告（2019），WHO，2019 年。

8　血液及其他体液暴露

8.1　输血

输血是一种可挽救生命的干预措施。在运用得当时,输血可改善健康,挽救生命。然而,输血也存在急性或延迟性反应以及输血性感染等潜在风险。因此,输血仅限在处理死亡风险极高且无其他有效替代预防或治疗方法的情况下进行。

对旅行者而言,输血的需求一般多出现在突发大量失血相关的急诊中,包括:

——意外伤,如道路交通事故;

——妇产科急诊;

——严重的胃肠道出血;

——急诊手术。

血液及血液制品的安全性取决于以下关键因素:

• 血液及血液制品的安全供给,包括在定期献血的低风险人群中仔细筛选无偿献血者;对采集的所有血液进行血源性感染病原体的检测;自采血至输血的全过程(保存、运输等各个环节)适当的质量体系保证。

• 合理的应用(必要时才使用),所输血液与受血者之间正确的交叉配血,床旁确认患者身份并安全施用血液或血液制品。

在很多国家,并非所有医疗机构都可提供安全的血液和血液制品。世界各地均有数据显示,不同医院、不同专科,甚至同一科室的不同医生在临床血液使用中存在着相当大的差别。由此可见,不必要的输血和使用血液制品现象很常见。

虽然合理的输血每年可拯救上百万生命,但是血型不匹配,输血量不适当或乙型肝炎、丙型肝炎、HIV、疟疾、梅毒、美洲锥虫病等疾病的血源性传播等,这些不安全输血因素可引起受血者的严重不良反应。

处理大出血首先要防止进一步失血并尽快恢复血容量,以维持组织血液灌注和氧合。这就需要给予患者大量补液治疗直到出血情况得到控制。部分患者在补充晶体或胶体液后迅速好转,病情稳定,无需再输血。

在疟疾流行区,输血导致疟疾感染的风险很高,有必要对受血者进行疟疾的常规治疗(见第 7 章)。

预防措施

- 旅行者应携带显示自己血型、目前健康状况或治疗情况的医疗卡或文件。
- 已患有可能需要输血的疾病者,应尽量避免不必要的旅行。
- 正接受治疗的贫血患者,应携带并服用必要的药品,以免病情加重。
- 旅行者应采取一切措施,避免出现交通事故或其他意外伤害(见第 4 章)。
- 旅行者应提前获取目的地的一个联系地址,以备在急诊医疗时获得建议和帮助。
- 在需要输血时,旅行者应与主诊医生讨论可能的替代治疗方法。
- 需定期输血液或血浆衍生制品的慢性病旅行者,如地中海贫血或血友病患者,应在旅行前获取与其健康状况相关的医学建议。同时应对旅行目的地合适的医疗机构进行确认。如果可能的话,也可携带一些安全的输血相关产品。

8.2 血液或其他体液的意外暴露

暴露于血源性病原体的情况常见于:

——不完整的皮肤或黏膜接触血液或体液;

——被血液或体液污染的针头或利器刺伤。

这种暴露可发生于:

——使用了未灭菌或已使用过的,可能被血液或体液污染,但肉眼无法识别的注射器或针头;

——遭遇意外或暴力,包括性侵犯;

——无保护性交或安全套破损;

——医疗机构内外的职业暴露,包括医务人员及其他人员(如救援、警务人员)在工作过程或诊疗工作中的暴露;

——遭遇自然或人为灾害。

意外暴露可导致血源性病原体感染,尤其是乙肝病毒、丙肝病毒及HIV 感染。丙肝病毒及乙肝病毒单次经皮肤暴露的血清学平均阳转率分别约为 2%及 6%~60%。而单次经皮肤暴露于 HIV 感染血液的血清学平均阳转率为 0.1%~0.3%。

暴露前预防接种。旅行者可进行暴露前疫苗接种来预防乙肝病毒感染(见第 6 章)。尚无疫苗可预防丙肝病毒或 HIV 感染。

暴露后预防措施。暴露后预防措施(PEP)是在可能暴露后的第一时间实施的应急医疗处理,以降低血源性病原体传播风险。一般适用于HIV 和乙肝病毒暴露后预防。

意外暴露于可能有感染性的血液及其他体液是一种医疗急症。需立即进行以下处理:

——立即进行急救处理;

——转诊并报告事故经过;

——对适用者进行暴露后预防(PEP)。

8.2.1　血源性病原体暴露后的急救措施

除推荐采取以下紧急处理以外,只要有可能,均应在暴露后 2h 内就医。

经皮肤损伤暴露后

• 切忌为伤口止血。

• 切忌挤压或揉擦伤口。

• 立即用无刺激的肥皂水冲洗伤口。

• 如果没有流动的水,可用洗手液或凝胶清洗暴露部位。

• 不要用刺激性强的液体,如漂白剂、碘液或含酒精产品,因为这些产品会刺激伤口并使其损伤恶化。

血液或体液喷溅至完整的皮肤后

• 立即用自来水冲洗暴露部位。

• 如果没有自来水,可用洗手液清洗暴露部位。

• 切忌用酒精类抗菌剂。

- 切忌揉擦皮肤。

眼部暴露后

- 立即用无菌滴眼液、水或生理盐水冲洗眼部。
- 坐在椅子上，头向后仰，请别人向眼睛中缓慢倒入水或生理盐水，并上下轻扯眼睑，确保眼部被彻底清洁。
- 佩戴隐形眼镜者，冲洗时无需摘取，因为隐形眼镜可在眼球表面形成一层保护屏障。眼部清洁完毕后摘取隐形眼镜，按常规清洗步骤清洗后可再次佩戴。
- 切忌在眼部使用肥皂或消毒剂。

口部暴露后

- 立即吐出污染体液。
- 用水或生理盐水彻底漱口后吐出，重复多次。
- 切忌在口部使用肥皂或消毒剂。

所有情形均应立即联系医生。

暴露后预防措施（PEP）

人类免疫缺陷病毒（HIV）

对 HIV 而言，PEP 是指预防暴露者感染 HIV 所采取的一系列综合性措施，包括风险评估及咨询，以知情同意为前提的 HIV 检测以及根据风险评估所采取的短期抗逆转录病毒药物（ARV）治疗，并进行随访和相应的支持治疗。提供针对 HIV 感染的 PEP 前，咨询和风险评估至关重要。强烈建议暴露者及传染源（如果知道）都进行 HIV 检测。HIV 检测不应强制进行或作为 PEP 的条件；所有情形均需进行适当的咨询支持，PEP 应基于知情同意后提供。可能还需要做其他检测（乙型肝炎、丙型肝炎相关检测，因性行为而发生暴露的情况下还需筛查性传播疾病）。

PEP 应在发生暴露后第一时间开始，最好在 2h 内实施。是否使用抗逆转录病毒药物治疗需考虑一系列因素，包括暴露者及传染源（如果知道）的 HIV 感染状况，相关体液的性质，暴露的严重程度及接受治疗距离暴露的时间。对已知或检测结果为 HIV 阳性者不应给予 PEP。

多数情况下，推荐的 PEP 治疗方案是两种抗逆转录病毒药物联用 28d。在感染源可能存在耐药的情况下，需增加第三种药物。对暴露于耐药性 HIV 感染者的情形，专家会诊非常重要。更多信息可参见 http:

//www. who. int/hiv/topics/prophylaxis/en/。除暴露后第一次的HIV检测外,暴露者需在 8 周后再次进行检测,使用抗逆转录病毒药物治疗者还需在 6 个月后再检测一次。对任一阶段检测结果为阳性者,应在需要时为其提供心理支持及适当的治疗。

即使进行了抗逆转录病毒药物治疗,HIV 感染的暴露者在 6 个月内也不能进行无保护性交或献血,直到暴露后 6 个月血清学检测结果为阴性。在此 6 个月期间,女性应避免怀孕。哺乳者应与医生讨论是否可继续哺乳,如果有安全的人工喂养可选择,哺乳应停止。

乙型肝炎病毒

个体对乙肝病毒暴露后的反应一方面取决于其免疫状况,即既往的乙肝疫苗接种史,接种乙肝疫苗 1 个月～2 个月后,可通过检测了解其免疫情况(见表 8－1);另一方面,还取决于暴露是否构成感染风险。乙肝病毒暴露后的预防措施对孕期及哺乳期女性是安全的。

表 8－1　基于乙肝免疫状况的乙肝病毒暴露后预防措施[a]

乙肝免疫状况	暴露后的预防措施
未接种	接种乙肝疫苗 及 乙肝免疫球蛋白(HBIG)(暴露后 48h 内接种)
既往接种过乙肝疫苗,已获免疫〔乙肝表面抗体(HBsAb 阳性)〕	无需处理
既往接种过乙肝疫苗,已知无免疫应答	接种乙肝疫苗 及乙肝免疫球蛋白(HBIG)(暴露后 48h 内接种)
既往接种过乙肝疫苗,免疫状况未知	接种乙肝疫苗 及 乙肝免疫球蛋白(HBIG)(暴露后 48h 内接种),除非可进行检测且结果乙肝表面抗体(HBsAb)>10IU/mL

[a]信息来源:世界卫生组织采血指南:静脉穿刺术最佳操作。日内瓦,世界卫生组织,2010。

丙型肝炎病毒

目前暂无针对丙肝病毒暴露后的感染预防措施。暴露于丙肝病毒的人可分别在暴露后第一时间、暴露后 4 周～6 周和 4 个月～6 个月进行丙肝病毒 RNA 筛查。

戊型肝炎病毒

目前暂无针对戊肝病毒暴露后预防感染措施。暴露于戊肝病毒的人可进行抗戊肝 IgM 抗体或戊肝病毒 RNA 筛查。

（常宝龙 译　孟菁 校）

扩展阅读

Post-exposure prophylaxis for HIV：http：//www. who. int/hiv/topics/prophylaxis/en/

Updated U. S. Public Health Service guidelines for the management of occupational exposures to HBV，HCV，and HIV and recommendations for postexposure prophylaxis. *Morbidity and Mortality Weekly Report*，2001，50(RR-11) (available at：http://www.cdc. gov/mmwr/PDF/rr/rr5011. pdf).

9   特殊旅行者人群

9.1   即将出发和迫在眉睫的旅行

　　旅行需要考虑多方面的因素，包括旅行者的健康状况、计划旅行的类型、时间和目的地。本节将集中讨论距离出发时间不到 1 个月且需要大量准备的旅行，这种旅行可进一步划分为即将出发的旅行（距离出发时间不超过 2 周）和迫在眉睫的旅行（距离出发时间不超过 48h）。虽然向这类旅行者提供的常规建议与其他类型旅行者相似，但在风险管理、疫苗接种的选择和强制接种要求（如黄热病疫苗接种）方面需要格外重视。

9.1.1   优选疫苗和干预措施

　　尽管大多数免疫接种需求在单次咨询中即可解决，但必须结合旅行者的行程安排和停留时间长短来指导疫苗和干预措施的选择和优先次序。需考虑的因素如下：

　　——旅行目的地疾病的流行病学；

　　——要预防的疾病的严重程度；

　　——计划单次行程或是多次往返；

　　——旅行时长；

　　——旅行方式（如团队旅游、背包族）；

　　——与旅行者相关的额外风险（既往存在的基础疾病）；

　　——在目的地是否可获得治疗；

　　——疫苗接种后产生保护作用的时间；

　　——达到短期保护所需接种疫苗的剂数；

　　——加快疫苗接种程序的可能性；

　　——延长疫苗接种程序的可能性（在旅行归来时完成疫苗接种，特别是多次往返的旅行）；

——延迟接种造成接种证书生效时间推迟；

——副作用的风险；

——一次预约时可以注射的疫苗针数。

9.1.2　即将出发和迫在眉睫的旅行时的疫苗接种

尽管进行接种是因为针对某种疫苗的强制要求,但卫生保健专业人员还应评估旅行者的整体预防接种需求。应充分利用每一次咨询的机会确定旅行者的所有常规免疫接种是在有效期内的。疫苗接种的优先次序如下：

——强制要求接种的疫苗［如黄热病疫苗（见第6章）,或朝觐人员的脑膜炎球菌/脊髓灰质炎疫苗（见第9章）］；

——常规疫苗接种应在有效期内以保护旅行者、旅行目的地所在社区人群和旅行者归来后居住社区的人群,应始终考虑强化免疫；

——前往风险地区旅行时应选择性接种其他疫苗（见第6章）。

即使只能产生部分免疫应答,对即将出发和出发迫在眉睫的旅行者仍应考虑使用疫苗接种加快程序（见表9-1）。在可能的情况下,还应将出发前的强化免疫纳入计划中。旅行者应在旅行中或归来时继续进行未完成的疫苗接种（通常情况下,如果经肠道以外途径接种疫苗的接种时间推迟或错过接种,没有必要重新开始）。当考虑在旅行途中进行疫苗接种时,应确保在目的地国家可以获得需接种的疫苗。只有在特殊情况下和确保能达到疫苗储存要求的冷链条件时,方可建议旅行者在行李中带上疫苗和注射器。

只要有可能,应鼓励使用联合疫苗（如果时间允许,在出发前若能完成第2剂注射,应考虑甲、乙肝联合疫苗）。同一天同时接种不同疫苗（活疫苗和/或灭活疫苗）是可以的,但各种疫苗不能混合,而应在不同部位进行注射。不同活疫苗若非同时注射,需要间隔1个月才能注射另一种活疫苗。可以在任何时候注射灭活疫苗。

表 9 - 1   成人疫苗接种加快程序的方案

疫苗名称	短途旅行接种针数	生效时间	加快程序	生效时间（加快程序后）	备注
甲肝疫苗	1 针	小于 1 周	—	—	
乙肝疫苗	2 针或 3 针	2 个月~ 7 个月	第 0d、第 7d、第 21d、第 365d	1 个月	灭活疫苗（Engerix 20）适用于 15 岁以上人群
甲乙肝联合疫苗	2 针或 3 针	2 个~7 个月	第 0d、第 7d、第 21d、第 365d	1 个月	年龄超过 1 岁人群
日本脑炎疫苗	2 针		第 0d、第 7d、第 14d（韩国 GreenCross 公司的疫苗）		
狂犬病疫苗	3 针	2 周	第 0d、第 7d、第 21d	2 周	无论如何，暴露后 2 针是必需的
蜱媒脑炎疫苗[a]	2 针或 3 针		第 0d、第 7d、第 21d、第 365d 第 0~14d、第 180~365d	至少 14d 可能 21d~ 42d	Encepur Tricovac
脑膜炎球菌疫苗	1 针				在出发前至少 10d 接种
黄热病疫苗	1 针				在出发前至少 10d 接种

[a] 参见 http://www.who.int/wer/2011/wer8624.pdf。

9.1.3 疟疾

可能暴露于疟疾感染风险的旅行者应当获得适当的咨询，了解预防该疾病的措施类型和最佳措施，因个人防护措施可极大降低感染的风险（见第 7 章）。

9.1.4 风险管理措施

即使在咨询时间较短的情况下，也应提供经证实有价值的预防性旅行建议，并应包括以下预防措施信息：

——深静脉血栓形成（deep vein thrombosis，DVT）（见第 2 章）；

——创伤，包括机动车事故（见第 4 章）。

在适当的情况下，风险管理的建议还应涵盖意外暴露于血液和体液后的暴露后预防措施（见第 8 章）。

9.1.5 处方药和急救包

旅行者会重视在出发前配备基础疾病所需的处方药，或开具治疗旅途中常见疾病如旅行者腹泻或发热的药物。还应该推荐旅行者使用基础急救包。有关基础疾病的具体建议在其他章节详细讨论。

9.1.6 主动干预

许多卫生保健专业人员已经与企业和组织建立了合作关系，而这些企业和组织经常派遣员工紧急出差。应该建议企业确认那些在不久的将来更有可能被派遣的员工，并介绍他们到旅行医学门诊进行咨询。

免疫接种门诊的卫生保健人员也可以告知旅行者确保常规疫苗接种记录在有效期内的必要性，同时提高他们对旅行前疫苗接种所需最佳准备时间的认识。

9.2 探亲访友的旅行

据联合国数据显示，全球移民数量从 1990 年的 1.2 亿上升至 2008 年的约 2.14 亿。在许多国家里，目前移民数量已占总人口的 20% 以上。越来越多的移民人群回到自己的出生地探亲访友（这类人群简称

VFRs,即 visiting friends and relatives),这种旅行方式现在已是每年国际旅行的重要组成部分。术语"VFRs"一般是指从发展中国家移民到发达国家,其后因探亲访友又返回本国的人群。

与前往相同目的地的其他旅行者相比,VFRs 感染旅行相关疾病的风险更高。这些疾病包括但不限于疟疾、甲型肝炎、乙型肝炎、伤寒、狂犬病、结核病以及通常能通过儿童期常规免疫接种预防的疾病。例如,GeoSentinel(一个由旅行医学从业者构建的全球网络)在归来旅行者中获得的全球监测数据显示,VFRs 中被诊断患有疟疾的人数是其他旅行者的 8 倍。据估计,在欧洲和北美,半数以上的输入性疟疾病例都发生在 VFRs 中。

VFRs 所面临的较高风险与许多因素有关,包括暴露的风险更高和保护措施不足。这类人群寻求旅行前健康咨询或充分的疫苗接种是不太可能的,而他们更可能居住在偏远的农村地区,与当地居民有密切接触,食用高风险食品和饮料,紧急出发(因死亡或家庭其他突发情况)并在外停留更长时间。因为对出生地的情况很熟悉,VFRs 可能会低估风险,从而可能导致在出发前接种疫苗或使用药物预防疟疾的比例较低。旅行前咨询的费用通常不包括在医疗保险项目内,而这笔费用对 VFRs 可能是较大的支出,尤其是那些成员较多的家庭,同时文化和语言的限制也可能阻碍了他们获取旅行医学服务。

改善 VFRs 获得旅行前健康咨询的状况越来越具有公共卫生的重要意义。提供初级卫生保健的人员更加需要意识到 VFRs 所面临的较高风险。同时,还需要在提高 VFRs 对旅行相关健康风险的认识、促进旅行前健康建议的采纳、疫苗接种以及疟疾预防方面制定策略。

9.3 群众性集会

群众性集会即大量人群因特定目的在指定时间内聚集在一个特定的地点。这类集会包括体育赛事(如奥运会)、文化活动(如展览、音乐节)、社会事件(如国庆聚会)以及宗教集会和朝觐。随着航空旅行的增加和全球化进程的发展,大规模集会尽管在规模、性质和目的上各不相同,但都面临多种公共卫生挑战。健康危害可因人群在封闭或非封闭环境中的聚集而增加。举办群众性集会可拓展主办社区、主办城市或主办国家的公共卫生能力。

群众性集会时与健康危害风险增加有关的因素包括以下内容：

- 短期内大批旅行者的涌入和随之而来的过度拥挤状况。
- 旅行者通常来自地理和文化特点完全不同的地区。
- 由这些不同地域的旅行者带来的传染病传入、扩散和传出的可能性。
- 主办国卫生系统范围的延伸，以及随之而来的在执行日常卫生管理措施方面的困难。
- 因此类事件的高知名度而产生的其他风险，包括安全隐患。

因任一重大事件而前往旅行时都应对由此产生的特殊情况和疾病风险（如本节末提到的朝觐案例），以及可能出现的任何严重的国际卫生问题（如 2009 年迅速扩展的甲型 H1N1 流感大流行）有充分的认识。

9.3.1　世界卫生组织指导方针

世界卫生组织（WHO）已召开了几个有关群众性集会的技术研讨会，并制定了《传染性疾病的预警和群众性集会的反应：关键考虑点》（日内瓦，世界卫生组织，2008）指南，可在线获取（http：//www. who. int/csr/Mass_gatherings2. pdf）。

该指南强调相关公共卫生风险的评估；评估现有系统和服务的能力，以应对群众性集会的公共卫生需求激增；以及生物监测、应急响应、人群控制、疾病暴发的检测和反应、实验室服务、大众沟通、潜在检疫防控的准备和大规模伤亡管理等控制系统的开发。

9.3.2　旅行者的准备

参加群众性集会的旅行者应遵循目的地国家的正常旅行健康建议，尤其是确保他们接种了恰当的疫苗。旅行者应具有可能感染任何传染病的风险意识，并采取适当的预防措施，包括良好的手部卫生和正确的咳嗽方式。拥挤的环境可能会带来额外的健康风险，如流感和偶见的脑膜炎球菌病的传播，因此可以考虑针对这些疾病进行相应的额外免疫接种。旅行者应当了解目的地国家的天气情况，并携带合适的衣物以保护自己免受极端天气的影响（见第 3 章）。

旅行者也应注意食品安全问题，尤其是在有大量街边摊贩的活动中，或在由临时厨房为大量人群准备食物时。

9.3.3 朝觐——宗教朝圣和群众性集会

对宗教朝圣相关的医疗问题风险进行量化分析的数据是有限的。在健康风险方面的最佳阐述来自朝觐,即每年前往沙特阿拉伯麦加和麦地那的穆斯林朝圣事件。

就规模和国际多样性而言,朝觐是一种独特的宗教朝圣。穆斯林在有生之年至少要前往一次以表示对该宗教的虔诚(而许多穆斯林多次前往朝觐)。副朝是一种类似的朝圣,但对朝圣者有较少的禁止要求,可以在任何时候进行。

在朝觐期间,来自世界各地的 200 多万穆斯林汇聚一堂以举行他们的宗教仪式,由此造成的过度拥挤可能会导致踩踏、交通意外及火灾事件的发生。心血管疾病也是最常见的死亡原因。当朝觐期处于夏季时,中暑和严重脱水也十分常见。与朝觐相关的传染病潜在传播风险早已被认识到。纵观其长达 14 个世纪的历史,朝觐已与重大的卫生问题联系在一起:当检疫隔离是主要的控制手段时,历史上有文件记载的鼠疫和霍乱暴发曾累及大量的朝圣者。

朝觐日期由伊斯兰阴历决定,每年的具体时间要比上一年提前 10d 或 11d。因此,朝觐期可位于各个季节中,从而有利于不同疾病的传播,如流感或登革热。过度拥挤也有利于经空气传播疾病或人–人接触传播疾病的潜在扩散。

朝觐期间疫苗接种要求

脑膜炎球菌病在朝圣者中的广泛暴发已促使沙特阿拉伯卫生当局推行强制性的疫苗接种。应首先考虑脑膜炎球菌结合疫苗,但任何涵盖了血清型 A、C、Y 和 W135 的 4 价脑膜炎球菌疫苗均可满足入境要求。

上呼吸道不适的症状在朝圣者中最常见。已有报道表明,接种季节性流感疫苗后可减少流感样症状,应强烈建议所有参加朝觐的人群接种,特别是那些有基础疾病的人群(如老年人、慢性心肺疾病患者以及肝肾功能不全者)。此外,应建议 65 岁以上和患有基础疾病从而接种后可获益的人群进行肺炎球菌疫苗的接种(见第 6 章)。

建议无甲肝免疫力的朝圣者接种甲肝疫苗,而常规疫苗如脊髓灰质炎、破伤风、白喉和乙肝的接种记录也应在有效期内(见第 6 章)。来自有黄热病传播风险的国家或地区的朝圣者需强制接种黄热病疫苗(见附录 1)。

沙特阿拉伯卫生部要求，所有来自报道有本地脊髓灰质炎病毒野毒株传播的国家或地区（2010年为阿富汗、印度、尼日利亚和巴基斯坦）的旅行者在申请入境签证前的至少6周[1]接种口服脊髓灰质炎疫苗（OPV）（见第6章）。此外，15岁以下的旅行者若来自报道有脊髓灰质炎病毒野毒株传入病例的国家或地区（更新资料可在 http://www.polioeradication.org/Dataandmonitoring/Poliothisweek.aspx 上查到）也必须遵守上述入境签证规定（见第6章）。所有上述旅客在抵达沙特阿拉伯时也将在边境口岸接种口服脊髓灰质炎疫苗。

一年一度有关朝觐的要求和建议的更新信息可在《疫情周报》（Weekly Epidemiological Record）上找到（可登录 http://www.who.int/wet/en 在线获取）。

9.4 感染 HIV /罹患艾滋病的旅行者

由于健康状况和预后改善，HIV 感染者越来越有可能参加旅行活动，而这些活动会将他们暴露于其他疾病的风险中。

9.4.1 有关 HIV 感染旅行者的特别事项

- 许多热带感染性疾病的易感性/患病率增加。
- 疫苗：
——某些疫苗的免疫应答降低；
——接种活疫苗后出现严重不良反应的风险。
- 药物相互作用。
- 基于旅行者 HIV 感染状况的入境限制。
- 旅行期间医疗资源的获取。

1　2019年8月WHO更新了前往沙特参加朝觐的旅行者健康要求和建议（详见https://www.who.int/ith/ITH－Haj－2019.pdf？ua＝1），对脊灰疫苗接种时间要求改为旅行前4周，此处正文中未修改。沙特阿拉伯卫生部要求所有来自脊髓灰质炎病毒流行国家或地区（2019年为阿富汗，刚果民主共和国，莫桑比克，尼日尔，尼日利亚，巴基斯坦，巴布亚新几内亚，叙利亚，缅甸，也门和索马里）的旅客应提供入境前12个月内（且至少在入境时间4周前）接种过二价口服脊髓灰质炎疫苗（OPV）或灭活脊髓灰质炎疫苗（IPV）的接种证明。来自阿富汗、尼日利亚、巴基斯坦、巴布亚新几内亚、叙利亚、缅甸、也门和索马里的旅客还需在入境时接种一剂 OPV。

9.4.2 HIV 感染的自然病程

HIV 感染的自然病程的特点是 HIV 的慢性复制(可通过血浆 HIV-RNA 进行测定)及导致进行性免疫缺陷,后者的特征是外周血 CD4 淋巴细胞计数下降。因此,旅行前建议也就因旅行者的 CD4 淋巴细胞计数水平而异(见表 9-2)。

表 9-2   根据 CD4 细胞计数实施旅行前咨询

CD4 细胞计数	咨询要点
$>350/mm^3$	食品和水的卫生 如果正在进行 ART:药物相互作用,是否坚持治疗 如果有指征,使用异烟肼预防结核病
$200/mm^3 \sim 350/mm^3$	食品和水的卫生 有适应证进行 ART 如果正在进行 ART:药物相互作用,是否坚持治疗 如果 ART 并不成功:在长途旅行时考虑预防肺囊虫病 如果有适应证,使用异烟肼预防结核病 疫苗的效力降低 黄热病疫苗接种:除非暴露风险高,否则避免接种
$<200/mm^3$	食品和水的卫生 机会性感染的风险,有指征时 ART 联合复方增效磺胺(复方新诺明)首要预防肺囊虫病、细菌性腹泻和弓形虫病 如果有适应证,使用异烟肼预防结核病 疫苗的效力降低 避免接种黄热病疫苗 考虑推迟长时间旅行,直到有效的 ART 治疗数月后,并且 CD4 细胞计数$>200/mm^3$ 如果正在进行 ART:药物相互作用,是否坚持治疗
$<50/mm^3$	食品和水的卫生 机会性感染的风险高,有指征时 ART 联合复方增效磺胺(复方新诺明)首要预防肺囊虫病、细菌性腹泻和弓形虫病 疫苗的效力显著降低 避免接种黄热病疫苗 考虑推迟长时间旅行,直到有效的 ART 治疗数月后,并且 CD4 细胞计数$>200/mm^3$ 如果正在进行 ART:药物相互作用,是否坚持治疗

9.4.3 抗逆转录病毒治疗

抗逆转录病毒治疗（antiretroviral therapy，ART）可抑制 HIV 复制（血浆 HIV-RNA 水平降至检测线以下），并促进免疫功能的部分恢复（CD4 细胞计数上升）。ART 通常包含 3 种抗逆转录病毒药物。为避免耐药性的产生，应严格遵照 ART 方案且不应中断治疗。

旅行前的评估包括与旅行行程相关的风险、目前的 ART 方案、目前 CD4 细胞计数、血浆 HIV-RNA 水平以及病史和体格检查。

理想的状态应是，旅行者在长途旅行前 3 个月内都按照固定的 ART 方案进行治疗，并且血浆 HIV-RNA 水平检测不出（在有检测条件的情况下）。初诊患者若 CD4 细胞计数低于 $200/mm^3$ 不妨推迟旅行，尤其是前往卫生、环境卫生和医疗保健不健全的国家，须待 ART 方案治疗后 CD4 细胞计数升高。这种延迟将最大程度地降低旅行相关感染和旅行中免疫重建炎症综合征的风险，并有时间来观察抗逆转录病毒药物的疗效和耐受性。

旅行打乱了日常规律，使抗逆转录病毒治疗以及预防性治疗一种或多种机会性感染（如肺囊虫、分枝杆菌、弓形虫）的依从性下降，应该与旅行者就此进行讨论。

如果旅行中涉及时区的变化，则需要调整服药时间以适应新的时区。服药时间间隔最好缩短，而不要延长。通常可通过每天增减 1h 来调整，直到找到满意方便的服药时间。对于短途旅行者（旅行时间为 1 周～2 周），继续依照在家的服药时间可能更为简单易行。对于可以在室温下储存的其他抗逆转录病毒药物，没有特殊的存储要求。

旅行者应该知道的是，如果停止抗逆转录病毒治疗无法避免（在因紧急情况如自然灾害或国家内乱所造成的药物短缺时），采用核苷类逆转录酶抑制剂（nucleoside reverse transcriptase inhibitor，NR-TI）/非核苷类逆转录酶抑制剂（non-nucleoside reverse transcriptase inhibitor，NNRTI）联合方案治疗的，应先停用非核苷类逆转录酶抑制剂（依非韦伦或奈韦拉平），继续服用两种核苷类逆转录酶抑制剂，7d 后再停药。据观察，相较在同一时间停止服用所有 3 种药物，这种"交错停药"可显著降低对非核苷类逆转录酶抑制剂的耐药性（高达 60%）。

许多抗逆转录病毒药物与其他药物会产生相互作用，当建议旅行者使用疟疾预防药物和其他药物时必须考虑到这一情况。

需要提醒旅行者的是,利托那韦胶囊应冷藏保存,但也可在室温下(低于 25℃)保存最多 28d,其他抗逆转录病毒药物没有特殊存储要求,可以储存在室温下。

最后,旅行者应携带一份书面文件,证明他们需要这些挽救生命的处方药,但不应提及该旅行者的 HIV 感染状况。应建议他们在随身行李中带上数天治疗量的 ART 药物。

9.4.4 旅行限制

对于 HIV 感染的国际旅行者,一些国家已采取了各种有关限制入境、停留、居留或活动的措施。建议 HIV 感染的旅行者从各驻外使领馆、驻外使团或其他适当来源处获取上述情况的权威信息。

9.4.5 国外医疗资源

HIV 感染的旅行者应该购买涵盖有国外支出报销、紧急援助和遣送回国等内容的医疗保险。应告知他们携带自己的医学检查报告,同时应向他们介绍国外的医疗资源状况。一个建立在社区基础上的非营利性 HIV 信息提供商制作了一本《各国 AIDS 医疗资源手册》(National AIDS Manual,NAM),其中包括全球 175 个国家中 3300 多家可为 HIV 感染个体提供咨询和护理的组织名单,这份名单可在 www. aidsmap. com 上获取。

9.4.6 对特定病原体的易感性增加和患病风险

HIV 感染者因 CD4 细胞计数下降而对许多病原体更易感,且患严重疾病的风险更高。这些感染在免疫功能健全个体中通常是自限性的,而在 HIV 感染者中可能慢性化和重症化。因此,避免暴露十分重要,毕竟通过接种疫苗所能预防的疾病是有限的,而疫苗的免疫原性在免疫功能最脆弱的患者中是降低的。

旅行者腹泻

HIV 感染者对大多数食源性和水源性的病原体更易感,同时患病率和死亡率可能更高,如非伤寒沙门氏菌在严重免疫缺陷患者中往往导致侵袭性感染。隐孢子虫、等孢子球虫、环孢子虫和小孢子虫等原虫在免疫功能健全的旅行者中仅引起自限性的腹泻,而在免疫缺陷患者中可导致慢性或破坏性极大的机会性感染。因此,食品卫生极其关键(见第3章)。

中度至重度免疫缺陷的 HIV 感染者应随身携带抗生素和服用方法等完整信息,以便在偏远地区旅行时出现发热或痢疾样腹泻时实施经验性治疗。在开具抗生素处方药时,必须考虑旅行地区的沙门氏菌、志贺氏菌、大肠杆菌和弯曲杆菌的耐药情况。氟喹诺酮和复方增效磺胺(复方新诺明)对几种肠道致病菌有效,并且同 ART 药物没有明显的相互作用。阿奇霉素也是一个不错的选择,特别适合前往亚洲地区的旅行者,但其他大环内酯类抗生素可能与 ART 药物产生明显的相互作用,选用时须予考虑。如果症状在 24h～48h 内没有改善,患者应寻求专业治疗。

结核

HIV 感染者因结核分枝杆菌暴露或结核分枝杆菌潜伏感染后再次激活,进展为活动性结核的风险更高。应对 HIV 感染的旅行者进行有无潜伏结核感染,有无密切接触暴露于结核感染者(如家庭内)的风险评估;只要排除了活动性结核,可进行异烟肼预防性治疗(isoniazid preventive therapy,IPT)。无论 HIV 感染患者有无临床症状,都不应注射卡介苗(BCG)。

其他病原体

利什曼病(经白蛉传播的原虫感染)、疟疾(经蚊子叮咬传播)、锥虫病和真菌感染,尤其是组织胞浆菌病和球孢子菌病(美洲地区),以及马尔尼菲青霉病(东南亚地区)等,这些疾病在 HIV 感染者中的易感性和/或患病率更高,同时也具有重要意义。预防措施包括使用经药水浸渍的蚊帐、蚊香和驱虫剂等防止节肢动物叮咬,避免前往和停留在不流动的水域、蝙蝠和鸟类洞穴等风险较高地点。

9.4.7 疫苗

适用于所有旅行者的疫苗接种基本原则,如接种时间、剂量和抗体应答评估(见第 6 章)同样适用于 HIV 感染者。个别疫苗的差异总结在表 9－3 中。

表 9 - 3　HIV 感染旅行者的暴露前疫苗接种

疫苗名称	适应证	注意事项
活疫苗		
流感疫苗（鼻内制剂）	禁忌	使用灭活注射疫苗。家庭内接触者应避免接种
乙型脑炎疫苗（减毒株 SA - 14 - 14 - 2）	禁忌	
麻疹/腮腺炎/风疹三联疫苗（MMR）	适用于麻疹 IgG 抗体阴性且 CD4 细胞计数 > 200/mm³ 的旅行者。禁用于 CD4 细胞计数 ≤ 200/mm³ 的旅行者	接种后 1 个月内避免怀孕 哺乳者无禁忌 接种 2 针（至少间隔 1 个月）可能增强预防麻疹的效力 没有数据显示接种了麻疹疫苗的 HIV 感染儿童会出现更多的不良反应，但针对腮腺炎和风疹的效力可能受损 家庭内接触者可接种
口服脊髓灰质炎疫苗（OPV）	适用	所有前往报道有脊髓灰质炎病毒野毒株传播的国家或地区（可参见 http://www. who. polioeradication. org/casecount. asp)的旅行者都应接种。既往接种过至少 3 剂口服或注射疫苗的旅行者应在出发前再接种 1 剂。无免疫力的个体必须完成全程接种 HIV 感染儿童不是禁忌人群 从让旅行者接受接种的角度而言，口服或注射疫苗均可用于无症状的 HIV 感染个体
结核病疫苗（卡介苗）	禁忌	

表 9 - 3(续)

疫苗名称	适应证	注意事项
伤寒疫苗（含 Ty21a 减毒活菌苗）	适用于 CD4 细胞计数 >200/mm³ 的个体	考虑灭活伤寒疫苗(含 Vi 荚膜多糖)
水痘疫苗	适用于水痘抗体阴性且 CD4 细胞计数 >200/mm³ 的患者	接种后 1 个月内避免怀孕
黄热病疫苗（YF）	适用于感染风险极高且 CD4 细胞计数 >200/mm³ 的旅行者，无论其是否进行 ART。禁用于使用趋化因子 CCR5 抑制剂[a]且 CD4 细胞计数 ≤200/mm³ 的 HIV 感染旅行者	是否接种黄热病疫苗应该总是以获得感染的风险可能性大小作为判断依据 对于前往有黄热病风险的国家或地区但有接种禁忌的旅行者，应给他们出具一份豁免接种证书 应建议采取避免蚊子叮咬的措施

灭活疫苗/类毒素

疫苗名称	适应证	注意事项
霍乱疫苗（WC/rBS）	适用于前往疾病正流行或自然灾害后等高危区的旅行者	有效性和安全性数据有限 可同时产生对产毒性大肠杆菌（entero-toxigenic *Escherichia coli*，ETEC）的保护作用 CD4 细胞计数<100/mm³ 的旅行者对疫苗的免疫应答较弱 强调食品质量和水卫生
白喉/破伤风/百日咳疫苗	适用	

表 9－3(续)

疫苗名称	适应证	注意事项
甲肝疫苗	适用于前往有风险的国家或地区且没有免疫力的旅行者,尤其是高危人群[b]	如果条件允许,在接种前可先进行血清学检测以明确有无自然感染 血清学应答在免疫功能抑制的患者中是减弱的,但是即使在 CD4 细胞计数降低的情况下,疫苗也可达到较好的效力 需要接种 2 针～3 针 在免疫功能严重抑制的旅行者中可考虑使用人免疫球蛋白(human normal immunoglobulin,HNIG) 可接种单独的甲肝疫苗或甲乙肝联合疫苗
乙肝疫苗	推荐所有无免疫力的易感旅行者接种	全程为 3 针(0 月、1 月、2 月～12 月),由血清学抗体水平决定是否需要强化免疫 对初次全程接种无应答者(乙肝表面抗体 HBsAb＜10mIU/mL)应进行第二次全程接种 强调采取降低风险的措施,尤其在高危人群中,如男-男性关系者
季节性流感疫苗	适用	在流感季节开始时推荐注射灭活流感疫苗
乙型脑炎疫苗(JE)	适用于前往东南亚和西太平洋地区的长途旅行者,即使是在上述地区进行短途旅行,只要广泛暴露在农村地区也需接种(见第 6 章)	从鼠大脑组织提取的经甲醛灭活的乙型脑炎疫苗可引起严重的神经系统不良反应,必须仔细评估旅行者的风险和接种的必要性 新型灭活疫苗(见第 6 章)已在几个国家获得批准上市,但在 HIV 感染者中的使用方面还没有相关信息

表 9-3（续）

疫苗名称	适应证	注意事项
脑膜炎球菌疫苗	赴沙特阿拉伯的朝觐人员强制接种；适用于前往非洲"脑膜炎带"的旅行者	推荐 4 价（ACYW）疫苗 没有证据显示 HIV 感染人群接种后的不良反应增加
注射脊髓灰质炎疫苗（IPV）	适用	所有前往报道有脊髓灰质炎病毒野毒株传播的国家或地区（可参见 http://www.polioeradication.org/casecount.asp）的旅行者都应接种
		既往接种过至少 3 剂口服或注射疫苗的旅行者应在出发前再接种 1 剂。无免疫力的个体必须完成全程接种
狂犬病疫苗	适用于有狂犬病患病动物暴露可能的旅行者（见第 6 章）	推荐肌内注射而非皮内注射 评估 CD4 细胞计数≤200/m³ 的旅行者的免疫应答反应，如果条件许可，在抗体水平没有达到>0.5IU/mL 的情况下考虑是否强化免疫 告知所有前往有风险国家或地区的旅行者如何进行伤口处理和暴露后预防
蜱传脑炎疫苗	适用于计划将在危险地区丛林地带行走、露营或工作的 HIV 感染旅行者	有关效力的数据有限；CD4 细胞计数>400/mm³ 的旅行者通常有更强的血清学应答反应 春末夏初时的风险最高 强调避免蜱叮咬和不饮用未经巴氏消毒牛奶的重要性

表 9 - 3(续)

疫苗名称	适应证	注意事项
伤寒疫苗（Vi 荚 膜 多 糖, ViCPS)	适用于有暴露风险的 HIV 感染旅行者,尤其是在高危地区	每 3 年进行强化免疫 在 CD4 细胞计数≤200/mm³ 的旅行者中血清学应答反应减弱 强调食品卫生和水卫生

ª曾有 1 例未感染 HIV 但基因所致的 CCR5-RANTES(趋化因子受体 5/依赖激活 T 细胞分泌调节蛋白)轴破坏的个体接种黄热病疫苗后发生严重嗜内脏疾病的报道。

ᵇ男－男性关系者、静脉吸毒者,输注血液制品的血友病患者和感染乙肝和/或丙肝的患者。

免疫原性

大多数疫苗的免疫原性降低与 CD4 细胞计数降低和病毒复制相关。疫苗接种后短时间内抗体滴度较低,并且滴度的下降更为迅速,这种情况在 CD4 细胞计数低于 200/mm³ 的患者中更为明显。如果可行的话,针对旅行相关疾病的疫苗接种应推迟,直到 ART 已成功使 CD4 细胞计数稳定升高(理想状态是高于 350/mm³)。一些疫苗在免疫接种程序中需额外针次或加强接种。如果暴露无法推迟,当存在灭活疫苗接种指征时,即使患者的 CD4 细胞计数较低也应完成接种,然后待其免疫功能恢复后再次复种。

疫苗安全性

HIV 感染者接种灭活疫苗是安全的。通常而言,HIV 感染的旅行者应避免接种活疫苗,但在 CD4 细胞计数高于 200/mm³ 的患者中可考虑接种黄热病疫苗和麻疹/风疹/腮腺炎三联疫苗。

9.4.8　疟疾在 HIV 感染旅行者中的情况

HIV 相关免疫抑制的恶化可导致患者体内的载虫量增加,疟疾的临床表现也更为严重。同其他所有旅行者一样,免疫功能低下的个体在前往有疟疾传播风险的国家或地区旅行时,咨询医生应让他们树立风险意识并了解保护措施避免感染疟疾,如选择恰当的处方药进行预防和提出清晰明确的防蚊建议。若一旦出现发热,需立即寻求诊断和治疗(见

第3章和第7章）。

最好在出发前就开始药物预防,若出现不良反应则有时间调整方案。对 HIV 感染患者而言,对药物预防方案的依从性,及早寻求治疗(任何发热性疾病发病后的 24h 内),快速确诊(疟疾血涂片或快速诊断测试)和有效治疗是极为重要的。HIV 感染的旅行者一旦出现症状,应及时接受有效的抗疟治疗,推荐的治疗方案与其他国际旅行者一致(见第7章)。

HIV 感染患者可能同时服用其他药物,如复方增效磺胺(复方新诺明)预防机会性感染,和/或正在进行抗逆转录病毒治疗。有关抗逆转录病毒治疗和以青蒿素为基础的疟疾联合治疗(artemisinin-based combination therapy,ACT)之间药物相互作用的资料是有限的。一项使用青蒿琥酯-阿莫地喹治疗无并发症疟疾的研究表明,该方案在 HIV 感染儿童和未感染儿童中都十分有效。然而有意义的是,相较未感染儿童,HIV 感染儿童在治疗开始后的 14d 出现嗜中性粒细胞减少症的风险是前者的 7 倍~8 倍。在 HIV 感染人群中,大约 1/5 的嗜中性粒细胞减少症都是十分严重或危及生命的。采用含齐多夫定的 ART 治疗 HIV 感染儿童时,发生嗜中性粒细胞减少症的风险明显增加。已有报道表明依非韦伦与青蒿琥酯-阿莫地喹同时使用会产生肝细胞毒性。鉴于这一有限但令人担忧的信息,如有可能,在治疗疟疾时,若 HIV 感染患者正使用齐多夫定或依非韦伦,则应避免采用含阿莫地喹的 ACT 方案。有关 ACT 方案中其他药物相互作用的信息同样有限。虽然 HIV 感染和复方增效磺胺(复方新诺明)都可能使嗜中性粒细胞计数降低,但是关于含阿莫地喹的 ACT 方案与复方增效磺胺(复方新诺明)和 HIV 感染相互作用的资料有限,也就无法做出相应建议。

- HIV 感染患者一旦出现疟疾症状应得到及时有效的抗疟治疗,推荐方案与其他国际旅行者是一致的(见第7章)。
- 若 HIV 感染患者正服用复方增效磺胺(复方新诺明)预防其他感染性疾病,在国外治疗疟疾时应避免采用含磺胺多辛的 ACT 方案。
- 服用齐多夫定或依非韦伦的 HIV 患者若在国外接受抗疟治疗,在可能的情况下,应避免使用含阿莫地喹的 ACT 方案。

（陈旺、常宝龙 译　孟菁、田洁、汪海波 校）

扩展阅读

Ahmed QA,Arabi YM,Memish ZA. Health risks at the Hajj. *Lancet*,2006,367:
1008 - 1015.

Behrens RH,Barnett ED. Visiting friends and relatives. In:Keystone JS et al. eds.
Travel medicine, 2nd ed. Edinburgh,Mosby,2008,291 - 298.

Geretti AM. et al. British HIV Association guidelines for immunization of HIV-in-
fected adults. 2008. HIVMedicine,2008,9:795 - 848.

Guidelines for the treatment of malaria,2nd edition. Geneva,World Health Organi-
zation,2010.

Information on GeoSentinel: http://www. istm. org/geosentinel/mairh. html(*Inter-
national migration and development. Report of the Secretary General*. New
York,United Nations,2006(A60/871).

Leder K et al. Illness in travelers visiting friends and relatives: a review of the Ge-
oSentinel Surveillance Network,*Clinical Infectious Diseases*,2006,43(9):1185
- 1193.

Tourism highlights:2006 *edition*. Madrid,World Tourism Organization,2006.

Trends in total migrant stock: *the* 2005 *revision*. New York,Population Division,
Depart-ment of Economic and Social Affairs,United Nations.

10 心理健康

10.1 一般注意事项

国际旅行期间,由于远离家人和熟悉的环境,面对不同的语言和文化,健康和安全也受到各种不可知因素的威胁,旅行者常常倍感压力。精神高度紧张可能会引发旅行者生理、心理和社会适应问题。承受多重压力的旅行者遭受心理问题的风险也更高。在旅行压力下,先前存在的心理障碍可能会进一步加剧。此外,本身存在精神障碍倾向的人可能在旅途中首次发病。

在本国或海外照顾病人的医生应当认识到可以获得的心理健康资源(如急救设备、医护人员、病床和检查设施)、药物种类和质量在国家与国家之间以及国家内部都各不相同。国外可能缺乏甚至完全没有既能听懂旅行者母语,又能理解文化差异的临床医生和其他医务人员,因此口语翻译尤为必要。不同国家和地区医生执业的法律环境大相径庭。不同地区针对含有违禁成分的药物亦有不同法律规定,甚至在一些国家使用该类药物会受到严惩。鉴于提供心理健康服务的基础设施和法律环境的不同,接诊医生应首先决定该旅行者是留在目的国还是遣送回国接受治疗。

在治疗精神障碍时,医疗保健工作者应注意遵循国际公约和本国法律的相关规定,充分保护和尊重精神病患者的权利。该权利主要是指患者有知晓有关治疗、健康状况和治疗方案的权利,同时,所有诊断和治疗都需酌情获得患者同意。

旅行者出现精神障碍并不罕见。总体而言,心理健康问题是旅行者健康欠佳的重要原因之一,除外伤与心血管疾病,"精神科急诊"也是用飞机将患者转运回国的最常见原因之一。

10.2　旅行途中预防措施

尽管无法预测旅途中哪些事件或将引发精神紧张,但可以采取一些预防措施以降低与旅行相关的精神压力。旅行者应在出发前搜集必要的信息(如旅行方式、旅行时长等与旅程相关的信息、目的地特征以及可能遇到的困难等方面的信息),这不但能增强旅行者的自信、帮助其适应陌生环境,还可帮助他们找到应对策略,将风险降至最低。所以,旅行前做好信息搜集工作,有助于降低遭受心理困扰或原有精神障碍恶化的风险。

在接受甲氟喹预防疟疾的旅行者中,大约 1/10000 会出现精神障碍(癫痫、精神病和脑病),近期出现过神经精神障碍(如抑郁症、广泛性焦虑、精神病或癫痫发作)的旅行者应选用其他药物预防疟疾。

应帮助有紧张、焦虑倾向,特别是对乘坐飞机感到焦虑的旅行者找到应对措施。如果航空公司提供特定课程,应推荐有飞行恐惧的旅行者参加该类课程。

由于海外旅行可能导致精神病急症,因此,询问精神病史或相应治疗史应成为旅行前咨询的标准内容之一。有过精神障碍病史的旅行者应接受专科关于医疗和精神方面的建议。正在服用精神类药物的患者在旅途中应继续服药。在一些国家,没有医生证明而携带精神类处方药物(如苯二氮卓)是违法行为,所以强烈建议该类旅行者携带有医生签名的证明信,证明其有必要使用该精神类药物或其他治疗用品(见第 1 章),以及所有关于临床情况和治疗细节的相关文件,如药物处方副本等。所有文件最好采用目的地国可以理解的语言文字。在海外长期旅行的人员(如外派人员或商务旅行者)应该在出发前和旅途中学会如何进行自我心理监测和释放压力。如担心药物滥用,应注意不同国家法律层面对滥用药物相关规定的巨大差异。

在采取适当干预措施的情况下,大部分有精神障碍病史但病情稳定的人士在医生的监督下可以出国旅行。

10.3　精神障碍

10.3.1　焦虑障碍

Matsumoto 和 Goebert 的研究表明，美国约 3.5％的机上医疗紧急事件由精神障碍引起。其中，90％的患者诊断为处于焦虑状态，仅有4％的患者诊断为患有精神障碍。

飞行恐惧症

对飞行感到极度恐惧是一种特定恐惧症。特定恐惧症是指对某种基本没有或完全没有实际危险的事物极度惧怕，无法控制自我。特定恐惧症的特点是对特定的对象或情景的显著恐惧或故意躲避。特定恐惧症中，上述症状、故意回避此类场景或者意识到其情绪或行为过度或不合理都可能会引发严重的情绪困扰。有飞行恐惧症的患者通常害怕飞行或避免飞行，在听到关于飞行的生动描述、有飞行需求或是在做飞行所需的准备时，感到焦虑。该恐惧心理可能会严重限制个人追求职业发展或享受外出休闲的能力。飞行恐惧症可能与其他特定恐惧症并存。另外，抗焦虑药物或酒精是克服该类恐惧的常用对策。

飞行恐惧症对暴露性心理治疗反应良好。由于对飞行技术与维护、飞行控制或飞行员培训等方面的担心可能会引发患者对可能发生的灾难的恐惧，因此，治疗前需要向患者讲解这些方面的知识。常规的治疗方案通常为 2d，旨在帮助患者识别自身焦虑等级并进行脱敏。新的虚拟现实技术可帮助治疗师创建更真实的脱敏环境，从而帮助患者完成脱敏训练。但是，目前在大多数国家该技术尚未普及。自我控制、放松和挑战负面想法等其他方法也可以帮助乘客克服飞行恐惧。可以从认知行为自助书籍，或接受过认知行为治疗培训的心理治疗师处获得上述方法。

惊恐发作

旅行者出现的精神急症，常有因为过于强烈的焦虑以至于需要去急诊的情况。惊恐发作的特征是强烈焦虑突然发作，并伴有自主神经亢进的体征和症状。可同时伴有呼吸急促、胸痛、窒息、恶心、现实感丧失和濒死感。惊恐发作时常在 10min 内出现症状高峰，有时会更快，可持续

30min 之久。这些症状可能是惊恐障碍的一种表现,也可能是滥用药物的结果,如在服用大麻或戒酒期间。惊恐发作也可见于有飞行恐惧症的旅客。经历过惊恐发作的患者在飞行过程中,过道座位会让其感到更加舒服和安全。

　　惊恐发作往往在压力事件不断积聚期间或之后引发,而这些压力事件可能与旅行相关。咖啡因、违禁药物甚至是某些非处方感冒药都可能加重焦虑障碍症状,患有严重焦虑障碍的患者应避免食用。

10.3.2　情绪障碍及企图自杀

抑郁症

　　由于远离家庭和熟悉的生活环境,面对陌生的文化和语言,国际旅行或海外居住的压力往往会引发旅行者,尤其是易感人群罹患抑郁症。尽管抑郁症引起患者自杀和/或精神病症状较为罕见,但一旦发生,情况都十分严重。

　　抑郁症的特点是患者数周内持续情绪低落或对周围事物缺乏兴趣。患有抑郁症的人往往表现为行为相对不活跃、对周围事物无反应和做事缺乏动力。与之相关的症状可能包括睡眠困难、缺乏食欲和体重下降(个别患者可能出现贪吃或嗜睡),自我评价低和绝望,有自杀意念或死亡的想法,注意力不集中和记忆障碍等。部分患者可能会表现出精神病的特征,例如出现与他们的情绪相符合的妄想或幻觉。抑郁发作可能为单次发作、反复发作,有时也可能为双相情感障碍的一部分。如果有治疗指征,应接受专业精神科医师的治疗和监测。

自杀风险

　　应当从企图自杀的频率、持续时间、自杀计划、是否可轻易获得自杀方式、自杀意图的强烈程度、个人自杀未遂的历史(如潜在致死率、被发现获救的概率)、家族自杀或自杀未遂史、是否患有精神障碍或滥用药物、近期是否遭遇重大生活变故以及社会人口统计学详细信息(如性别、年龄、婚姻状况和就业状况)等方面对抑郁症患者进行全面评估。如果自杀风险评分高,最佳选择是让患者立即入住精神专科医院(或将其送至最近的适当机构)。不建议将患者送入没有精神科的普通医院住院,以免其发生自伤行为。如为救治自伤行为引起的身体伤害,可能仍需将患者送入普通医院,在此情况下,应继续密切观察患者,以防止其入院后再次发生自残行为。

无论是否能采用下列措施,临床医生都应尝试对患者实施自杀干预措施。这些措施包括:对有自伤企图或行为的患者安排 24h 陪护(家庭成员、私人护士等);避免其接触任何可自杀的工具(火器、药物、刀具、农药、有毒物质等)。应逐步减少其对酒精或其他精神药物的接触,并应对其出现的戒断症状进行评估。建议对自称有自伤企图,或经确认在 1 个月内有自伤计划,或在 1 年内出现过自伤行为的人进行定期随访。出现精神病症状或因药物滥用而出现严重问题的自杀患者应转诊至专科。应当注意,在一些国家,自杀属于非法行为,自杀未遂者还需要得到进一步的法律援助。

躁狂症

躁狂症虽相对少见,但其是海外旅行过程中紧急就医的原因之一。躁狂状态被视为双相情感障碍的一部分,患者同时可能出现抑郁。躁狂症发作的特点是患者数天或数周处于情绪高涨或易激惹状态,同时经常伴有自尊心极度膨胀、精力旺盛、睡眠减少、性欲亢进和对自身异常状态缺乏自知。这些症状可能会导致患者对各种决定的判断力下降(例如经济状况、两性关系、职业生涯,或药物使用)。患者偶尔会出现精神病症状,如语无伦次、妄想和幻觉。轻度躁狂状态是不太严重的躁狂症,通常不需要住院治疗。常见因情绪高涨而开始一段旅行的人。

旅行者在海外躁狂症发作时,尽可能住院治疗,或在其病情稳定后转运回国继续接受治疗。无法以对患者自身和他人是否构成危险作为判断标准以确定该个体是否需要治疗。由于患者缺乏自知力,难以获得其对治疗的自愿首肯,此时往往需请患者家人或其赞助组织给予协助才能使其合作。医生应对躁狂症患者进行医学评估,由于药物滥用可能会引发躁狂症症状,还应进行药物滥用检测(如安非他命或可卡因的使用情况)。

10.3.3 精神病

精神病人的特点是出现妄想、幻觉、思维障碍或行为方式发生重大改变(例如严重自我否定或紧张症)。很多不同的精神障碍,如躁狂症、抑郁症以及许多药物滥用障碍都可能会出现精神病症状。精神病发作时往往需要进行专科急诊处理,尤其是非慢性精神障碍患者或之前未出现过类似症状的患者。

急性短暂性精神病

　　急性短暂性精神病的特点是发病急、病程相对较短(≤3 个月)。由于人们已经认识到压力与急性短暂性精神病之间的关联,旅行压力可能会引发急性短暂性精神病不足为奇。有人推测,长途旅行中的孤独感、药物滥用、不规律饮食、失眠都可能导致该病症。另外,文化和个人因素也可能是重要的病因。有些精神症状可能与有历史、艺术、宗教意义的目的地有关。在麦加、耶路撒冷、圣地亚哥-德孔波斯特拉和印度各个圣地等朝圣中心,有些旅客的精神可能不堪重负。从来自上述和其他特定地点的多例病例报告可以看出,患者病情进展迅速,无既往精神病史,治疗后症状快速缓解。然而,应指出的是,在这些特定情况下有些出现精神症状的旅客,可能是原有精神病的恶化或复发,如精神分裂症。

　　有效的治疗取决于准确的诊断。由于情绪障碍、药物滥用障碍(如大麻)、精神分裂症、某些疾病(如脑型疟疾)或药物(如甲氟喹)都可能会诱发精神障碍,因此诊断时需要排除以上情形。应注意患者是否有暴力或自杀倾向。如患者无法住院或转诊至专科医生,应为患者提供安全、封闭的就医环境以便于密切监测。

精神分裂症

　　近年来,在国际机场或大使馆发现精神分裂症旅客需要帮助的报告并不少见。患精神分裂症的旅客可能因"离奇"或"可疑"的行为而被警方逮捕,警察或患者家人可能因此而联系大使馆。该病症的特点是精神症状可随着时间的推移时好时坏(症状可能长时间缓解,尤其在治疗期间)。即便未发作精神疾病,情感淡漠、缺乏行为动机、思想和语言贫乏等负面症状都可能持续较长时间。精神分裂症通常在青少年或成年初期首次发病。该疾病为慢性病,发病年龄相对较早,通常认为旅行本身不是诱发精神分裂症的病因。罹患精神分裂症的个体常常滥用药物,所以可能同时存在滥用药物的症状。

10.3.4　使用精神科药物所致精神障碍

　　使用一种或多种精神活性物质可导致各种不同程度的精神障碍。国际旅行者人群中存在滥用各种药物的情况。Bellis 等人对 1008 名青年背包族(18 岁～35 岁)展开研究,发现超过一半的研究对象(55.0%)

在背包旅行中至少使用过一种非法药物。与他们在本国的行为相比,他们在其旅行国家的饮酒频率显著增加(每周饮酒 5 次或以上的人数所占的比例在国内为 20.7％,在国外为 40.3％,几乎翻了一番)。

对精神活性物质产生依赖的特点是:渴望(服用该药物的强烈欲望和冲动);用药行为控制困难(无法控制何时开始、何时结束用药,或无法控制用药程度);减少或停止使用该药物时出现生理戒断状态(或需要使用相同的或相近的物质来缓解或避免出现戒断状态);出现耐药性(为了达到最初低剂量产生的效果,而不得不使用更大剂量的药物);使用了精神活性物质后逐渐失去对其他事物的乐趣或兴趣(需花费更多时间获取或服用该药物,或从药物作用中恢复需要更长时间);无视明显有害的后果而持续使用精神活性物质。旅行未必是对精神活性物质产生依赖的决定性因素。然而,当旅行者身处异国他乡的陌生环境,摆脱家庭和社会的束缚,同时可以轻易获得价格低廉的精神活性物质,这些诱因可能让某些已经断瘾的人重新滥用药物。

有药物依赖的旅行者在制定旅行计划时,有时会携带小剂量的药物(或美沙酮等替代物)以避免引起戒断综合征。然而在很多国家,拥有或使用精神活性物质被认为是严重的犯罪行为。因此,患者应当在出发前进行药物戒断和药物依赖治疗。滥用药物的旅客在国外可能因药物中毒或出现药物戒断综合征前往或被送至医院就诊。

中毒

急性中毒是与药物剂量相关的一种短暂病理情况,过量服用酒精或其他精神活性药物后,患者出现意识水平、思维进程、感知、情感、行为或心理生理学功能紊乱等症状。除患者出现暴力或自杀倾向外,单纯酒精中毒(即醉酒)无需进行精神科急诊。然而,兴奋剂、致幻剂、苯环哌啶、吸入剂和大麻等引起的药物中毒,可能出现精神疾病症状,需要进行精神科急诊。鉴于上述中毒状况的复杂性,应住院治疗或在急诊室留观数小时而非门诊治疗。

药物戒断

药物戒断也可表现为精神科急症。酒精、镇静剂或安眠药的戒断特点是自主神经亢奋、震颤、失眠、焦虑和躁动,但偶尔也可能会引发癫痫发作或震颤性谵妄,主要表现为谵妄、严重的自主神经亢奋、生动的幻觉、妄想、严重震颤和躁动等。震颤性谵妄死亡率较高。患者如出现药物戒断综合征,医生应对患者的其他身体状况和可能会导致诊断和治疗复杂化的其他药物进行评估。如有足够的社会心理支持,对于患者逐步减少对药物的依赖有积极作用。

发现患者滥用药物后,即使与患者短暂接触也可以为专业医务人员提供机会对患者实施干预、减少伤害。医护人员应针对不同患者提供个性化的反馈:劝其减少或停止使用某类药物;提供如何获得干净注射设备等方面的信息;采取更安全的性行为;意外过量服用药物的危害等。同时,还应尽可能向患者提供随访服务。部分药物中毒的患者以及大多数出现药物戒断综合征的患者可能对滥用药物有依赖性,应建议其在原居住国接受长期治疗。

10.4 其他需关注的领域

10.4.1 空中暴力

旅客在飞行过程中因心理问题引发的过激行为已成为备受关注的话题,尽管仍不常见,但该问题发生率正在上升。空中暴力形式多样,可能是针对机组人员和其他旅客的口头威胁,也可能是身体侵犯或其他反社会行为。空中暴力行为多为身体攻击,但很少发生严重伤害。空中暴力与道路暴力类似,多发于年轻男性。尽管偶尔与精神障碍有关,但空中暴力发生的主要原因是滥用酒精和药物(例如药物中毒或戒断)、与乘务员发生争执、人群拥挤、航班延误、缺乏有关旅行问题的信息等。为预防空中暴力,可对机组人员进行相关培训。

10.4.2 文化冲击及逆向文化冲击

旅行中往往会接触不同的文化,旅行者需要及时自我调整以适应不同的风俗习惯、生活方式和语言。适应新的文化对于长时间旅行(如外派人员或移民)尤为重要。重大的文化改变可能会使某些个体出现严重困惑和不适,该现象被称作"文化冲击"。当个人突然发现自己处在一种完全陌生的新文化中时,则可能出现该情况。他们可能困惑于保留或改变原有生活方式的哪一方面或采取何种新的生活方式。由于儿童和青年移民学习新的语言并在新文化中继续成长的能力较强,他们往往比中年和老年移民更容易适应新环境。如果个体随家庭或团体一起出行，并且旅行活动是积极而有计划的，压力可能较小。此外，如果原有的文化能安然融入新的文化当中，压力可降至最低。

在适应过程中出现反应性症状合情合理，主要症状为在适应过程中感到焦虑、抑郁、孤独、恐惧和失去认同感。自我理解、时间推移、来自朋友、家人和同事的支持往往能够减轻适应新文化和缺乏经验等带来的困扰。受困扰的个人可向专业医护人员寻求帮助，从而知晓这些反应是自然必经的过程，该精神不适会随着对新文化的适应而逐渐平息。在新社区中积极参加活动，尝试与邻居及同事多接触可减轻文化冲击的影响。

对于在国外长期旅行或居住的个人，尤其是在海外旅行十分愉快或对回国生活预期不佳的个人而言，回国也可能会带来心理挑战。一些年轻或长期侨居在外的旅行者，可能表现出强烈的继续留在国外的愿望和对返回家园的恐惧；而另一些旅行者回国后，他们和亲戚都意识到世事已变，国内外的不同经历拉大了他们之间的距离，从而产生失落感和丧亲之痛。这种不适应可能引发惊讶、沮丧、混乱、焦虑和悲伤等情绪，通常被称为逆向文化冲击。有时朋友和亲戚会对归来者的这些精神反应感到意外或受到伤害。对这种状况的自我理解和正确解读可帮助归国者、朋友和亲戚等各方抚平情绪，恢复正常关系。

（崔颖 译　孟菁、周燕楠、李夏 校）

扩展阅读

Bellis MA et al. Effects of backpacking holidays in Australia on alcohol, tobacco and drug use of UK residents. *BMC Public Health*, 2007, 7:1 (available at http://www.biomedcentral.com/content/pdf/1471 − 2458 − 7 − 1. pdf).

Committee to Advise on Tropical Medicine and Travel (CATMAT). Travel statement on jet lag. *Canada Communicable Disease Report*, 2003, 29:4 − 8.

Gordon H, Kingham M, Goodwin T. Air travel by passengers with mental disorder. *Psychiatric Bulletin*, 2004, 28:295 − 297.

Lavernhe JP, Ivanoff S. Medical assistance to travellers: a new concept in insurance − cooperation with an airline. *Aviation Space and Environmental Medicine*, 1985, 56:367 − 370.

Matsumoto K,Goebert D. In-flight psychiatric emergencies. *Aviation Space and Environmental Medicine*,2001,72:919 – 923.

Sanford C. Urban medicine: threats to health of travellers to developing world cities. *Journal of Travel Medicine*,2004,11:313 – 327.

Sugden R. Fear of flying-Aviophobia. In: Keystone JS et al. ,eds. *Travel medicine*. Edinburgh,Mosby,2004: 361 – 365.

Tourism highlights: 2007 edition. Madrid,World Tourism Organization,2007.

Tran TM,Browning J,Dell ML. Psychosis with paranoid delusions after a therapeutic dose of mefloquine: a case report. *Malaria Journal*,2006,5:74.

Valk TH. Psychiatric disorders and psychiatric emergencies overseas. In: Keystone JS et al. ,eds. *Travel medicine*. Edinburgh,Mosby,2004: 367 – 377.

Waterhouse J et al. Jet lag: trends and coping strategies. *Lancet*,2007,369:1117 – 1129.

国家名录[1]
——对国际旅行者的疫苗接种要求和建议，
各国疟疾状况

引言

　　针对每个国家提供的预防信息,包括该国声明的黄热病疫苗接种要求,以及世界卫生组织(WHO)向旅行者推荐的黄热病疫苗接种建议[2],疟疾风险状况和预防措施应在适当时进行简要介绍。如果有其他疾病的规定要求,国家声明也会提及。[3],[4]

　　本文是经缔约国研讨后,并采纳了WHO总部的技术单位和WHO各区域办公室的意见后形成。每年会向各国征集确认或更新国际旅行者的该国预防要求。[4]此外,还将国际旅行者黄热病风险地理分布图和WHO的预防性建议发送给黄热病地理风险专家咨询组(GRYF)[5]以备核查。

　　各国的预防要求会随时更新。旅行者通过相关领事馆或大使馆,确认目的地国家的预防要求是非常重要的。在WHO的国际旅行卫生(ITH)网址上可查询最新的国家信息。[6]

　　1　本出版物中的"国家"指主权国家、地域领土和地区。

　　2　WHO出版这类要求条例仅以信息发布为目的,本书不用于担保或证实各国的要求条例与《国际卫生条例》达成一致和认可。

　　3　一些国家要求6月龄以上的婴儿接种黄热病疫苗,此要求未遵循WHO的建议(见第6章)。应告知旅行者入境相关国家的黄热病疫苗接种要求。

　　4　若有,最近更新和确定的日期将标注在国家列表的括号中。

　　5　更多信息详见WHO网站 http://www. who. int/ith/yellow－fever－risk－mapping/en/。

　　6　WHO国际旅行健康网站,可浏览旅行者部分的更新内容 http://www. who. int/ith/en/。

黄热病

疫苗接种

黄热病疫苗接种的两个主要目的：

1. 防止黄热病的国际间传播

各国为了防止黄热病病毒传入本国或造成进一步的播散，制定了旅行者入境需接种黄热病疫苗的规定。要求旅行者出示黄热病预防接种证明的国家可能有或没有黄热病发病病例，但可能存在传播黄热病病毒的虫媒和潜在的非人灵长类宿主。一旦黄热病病毒通过受感染的旅行者传入这些国家，就有可能导致传播并定植，进而引发人群感染的长期风险。来自存在黄热病传播风险国家和有时需要在这些国家中转停留的旅行者，经常被要求出示黄热病疫苗接种证明。需要注意的是，有些国家要求所有的旅行者出示黄热病疫苗接种证明。

2010 年召开的黄热病专家会议提议：在有黄热病传播风险的国家机场内停留 12h 以内的过境旅客，几乎无感染风险，因此可能不需要出示接种证明。虽然该信息已告知 WHO 各成员国，但仍建议旅行者咨询目的地国家领事馆或大使馆以了解具体要求。

各国依据《国际卫生条例（2005）》（IHR 2005）将接种黄热病疫苗作为入境要求。黄热病是目前唯一需要旅行者出示预防接种证明作为入境条件的疾病（《国际卫生条例（2005）》附录 7）。2014 年 5 月世界卫生大会对附录 7 做了重要更新，将黄热病疫苗接种有效期从 10 年更改为终身有效。[1] 该项变化于 2016 年 7 月 11 日起生效。

事实上，未提出黄热病疫苗接种要求的国家，不代表该国没有黄热病传播的风险。

2. 保护可能暴露于黄热病感染的个体旅行者

一个国家的黄热病传播风险取决于该病毒是否存在于人类、蚊子或动物体内。对于没有接种过疫苗的人而言，黄热病常常是致命的，因此，推荐前往有黄热病传播风险地区的所有旅行者（极个别例外，详见第 6

---

[1] 世界卫生大会 WHA67.13 号决议和《国际卫生条例（2005）》更新的附录 7 参见 http://www.who.int/ith/A67_2014_Annex-7-en.pdf? ua=1。

章）接种黄热病疫苗。附录1归纳了WHO认定的全部或部分地区存在黄热病传播风险国家的一览表，以及入境需要黄热病疫苗接种证明的国家名单。

WHO判定为"黄热病传播风险区域"的依据是：人类和/或动物黄热病诊断病例，黄热病病毒血清抗体调查，以及媒介和动物宿主的存在情况。为了促进国际旅行健康，2015年成立了黄热病地理风险专家咨询组（GRYF），及时更新黄热病风险的地理分布，并为黄热病疫苗接种提供指导性建议。[1]

决定是否给旅行者接种黄热病疫苗时必须权衡几个因素，即旅行相关黄热病感染风险、国家要求、黄热病疫苗接种后潜在的严重不良反应（见第6章）。黄热病风险地图和图像信息可从WHO网站获得。[2] 下表归纳了WHO修订的旅行者黄热病疫苗接种建议。

WHO推荐的旅行者黄热病疫苗接种建议

黄热病疫苗接种推荐类别	推荐理由
推荐	推荐所有≥9月龄的旅行者前往存在持续性或周期性黄热病病毒传播地区接种黄热病疫苗
通常不推荐	通常不推荐前往黄热病病毒暴露风险可能性低的地区接种黄热病疫苗（无人患黄热病病例报告，过去仅有低水平黄热病病毒传播）。若少数旅行者在这些地区的蚊虫暴露风险会增加，或无法避免蚊虫叮咬，可以考虑接种疫苗。决定是否接种黄热病疫苗时，每位旅行者必须考虑黄热病病毒感染风险、国家入境要求，以及与疫苗严重不良反应相关的个人风险因素（例如年龄、免疫状态）

1　更多信息详见WHO网站：http://www.who.int/ith/yellow-fever-risk-mapping/en/。

2　黄热病风险地图和图像信息参见 http://www.who.int/emergencies/yellow-fever/maps/en/，WHO黄热病网页参见 http://www.who.int/csr/disease/yellowfev/en/。

脊髓灰质炎

2014年5月5日，WHO总干事根据《国际卫生条例》(IHR)宣布脊髓灰质炎野病毒的传播为国际关注的突发公共卫生事件(PHEIC)，并发布了临时性预防建议以减少脊髓灰质炎野病毒的国际传播。对于来自受感染国家的国际旅行者建议如下：

1. 针对存在野生型脊髓灰质炎病毒(WPV1)或循环疫苗衍生型脊髓灰质炎病毒(cVDPV1 或 cVDPV3)国际传播潜在风险的国家，建议为：

- 所有年龄段居民和长驻访客（即停留4周或更长时间），需在国际旅行前4周到12个月之间接种1剂2价口服脊髓灰质炎疫苗(bOPV)或1剂灭活脊髓灰质炎疫苗(IPV)。
- 国际旅行出发前时间紧迫（即不足4周），且在旅行前4周到12个月之间未接种过脊髓灰质炎疫苗(bOPV 或 IPV)，至少应在出发前接种1剂，因为这样仍然会让旅行者受益，尤其是频繁旅行者。
- 旅行者须提供符合《国际卫生条例》(IHR)附录6里特定格式的《疫苗接种或预防措施国际证书》(ICVP)，用来记录并作为脊髓灰质炎疫苗的接种证明。
- 对缺少脊髓灰质炎疫苗接种证明的疫区居民将被限制出境，该要求同样适用于各种交通工具（如公路、海运、航空）出境口岸的国际旅行者。

2. 针对存在循环疫苗衍生型脊髓灰质炎病毒(cVDPV2)国际传播潜在风险的国家，建议为：

- 所有居民和长驻访客，需在国际旅行前4周到12个月之间接种1剂灭活脊髓灰质炎疫苗(IPV)。若出发前时间紧迫（即不足4周），至少应在出发前接种1剂灭活脊髓灰质炎疫苗(IPV)。
- 接种过脊髓灰质炎疫苗的旅行者应有权获取相应的接种证明以记录该疫苗的接种情况。

在"全球根除脊髓灰质炎行动(GPEI)"网站[1]中可找到最新的脊髓

1　请参见全球根除脊髓灰质炎行动网页 http://polioeradication.org/where-we-work/ 和 WHO脊髓灰质炎网页 http://www.who.int/topics/poliomyelitis/en/。

灰质炎病毒当前流行国家、已染疫国家（是否为病例输出国家）和易传入国家的名单。

个别非脊髓灰质炎流行国家，在旅行者申请签证或入境时也要求出示脊髓灰质炎疫苗接种证明。旅行者应着重询问相关领事馆或大使馆，以明确目的地国家的预防要求。

疟疾

第 7 章介绍了疟疾的总体情况、地理分布和详细的预防措施，第 3 章介绍了预防蚊虫叮咬的防护措施。本章提供了每个国家的具体信息，包括所有国家疟疾传播地区的流行病学详情（地理分布、季节分布、海拔高度、主要种属、耐药性报告），还提出了预防措施等级建议。向每个国家推荐的预防措施与下列因素有关：感染疟疾的风险、该区域疟原虫流行种属、各国报告的疟疾用药耐药程度和分布、各种预防药物可能发生严重不良反应的风险。当一个区域同时有恶性疟原虫和间日疟原虫时，优先预防恶性疟原虫感染。除非疟疾风险是指"仅"某一确定种属（如恶性疟原虫或间日疟原虫），否则旅行者可能会感染任何一类疟原虫，包括混合感染。**由于目前恶性疟原虫对氯喹和磺胺多辛–乙胺嘧啶的耐药性几乎遍布全球，因此国家名录里不再做特别提示**。目前这两种药物也不用于旅行者的恶性疟预防和治疗。根据目的地国家/区域中特定地区的疟疾风险类型，推荐的预防方法可为仅预防蚊虫叮咬，或将预防蚊虫叮咬与预防用药和/或备用应急治疗（SBET）相结合。化学预防的药物选择应考虑到当地报告的耐药模式，如下表所示，其中字母 A、B 和 C 表示预防措施类型。请注意，该表包括了所有可能的情况，用于预防所有导致人类疟疾的疟原虫物种。例如，B 类中包括对诺氏疟原虫的预防措施。有关疟疾的更多信息，包括国家概况[1]和风险地图[2]，可从 WHO 网站获得。[3]

1　疟疾国家概况，请参见 http://www.who.int/malaria/publications/country-profiles/en/。

2　疟疾风险地图，请参见 http://apps.who.int/malaria/maps/threats/。

3　WHO 关于疟疾的网页，请参见 http://www.who.int/malaria/en/。

疟疾风险和预防措施分类

类别	疟疾风险	预防措施
A 类	疟疾传播风险非常有限	仅预防蚊虫叮咬
B 类	非恶性疟感染风险	预防蚊虫叮咬，并服用氯喹或多西环素或阿托伐醌-氯胍或甲氟喹预防（根据耐药模式、报道的不良反应和禁忌证选择）[a]
C 类	恶性疟感染风险	预防蚊虫叮咬，并服用阿托伐醌-氯胍或多西环素或甲氟喹预防（根据耐药模式、报道的不良反应和禁忌证选择）[a,b]

[a] 前往疟疾感染风险较低的偏远乡村，也可以将防蚊措施与备用应急治疗（SBET）相结合。

[b] 在柬埔寨、缅甸东南部、泰国等耐多药疟疾疫区，目前已不再推荐甲氟喹作为预防药物。

其他疾病

登录 WHO 国际旅行健康网站[1],[2] 可查询威胁旅行者健康的主要传染病、地理分布和相应的预防措施，以及疫苗可预防的疾病信息。

国家名录[3]

对国际旅行者的疫苗接种要求和建议，各国疟疾状况

阿富汗

黄热病（2019）

入境要求：无。

WHO 疫苗接种建议：不推荐。

疟疾（2019）

疟疾风险来自恶性疟和间日疟，5 月至 11 月在海拔 2000m 以下地

---

[1] 旅行者感染性疾病的潜在风险参见 WHO 国际旅行健康网页 http//www.who.int/ith/other_health_risks/infectious_diseases/en/。

[2] 疫苗可预防疾病和疫苗的文件参见 WHO 国际旅行健康网页 http://www.who.int/ith/ITH_chapter_6.pdf? ua=1。

[3] 本出版物中的"国家"指主权国家、地域领土和地区。

区存在风险。

WHO 推荐的风险地区预防措施：C 类。

其他预防接种要求（2019）

来自脊髓灰质炎流行国家的旅行者需要提供疫苗接种证明。对于本国居民或在阿富汗停留超过 4 周的旅行者，从阿富汗离境时可能需要脊髓灰质炎疫苗接种证明。应当在出发日期前 4 周到 12 个月之间接种疫苗。

阿尔巴尼亚

黄热病（2013 年以前）

入境要求：来自存在黄热病传播风险国家的 1 周岁及以上旅行者，须提供黄热病疫苗接种证明。

WHO 疫苗接种建议：不推荐。

阿尔及利亚

黄热病（2015）

入境要求：来自存在黄热病传播风险国家的 1 周岁及以上旅行者，以及在这些国家机场转机停留超过 12h 的旅行者，须提供黄热病疫苗接种证明。

WHO 疫苗接种建议：不推荐。

疟疾（2019）

2019 年经认证为无疟疾风险国家。[1]

美属萨摩亚（见美利坚合众国）

安道尔共和国

黄热病（2019）

入境要求：无。

WHO 疫苗接种建议：不推荐。

1　WHO 认证的无疟疾国家和地区清单参见 https://www. who. int/malaria/areas/elimination/malaria-free-countries/en/。

安哥拉

黄热病（2015）

入境要求：所有 9 月龄及以上旅行者须提供黄热病疫苗接种证明。

WHO 疫苗接种建议：推荐。

疟疾（2018）

疟疾风险主要来自恶性疟，全国全年存在风险。

WHO 推荐的预防措施：C 类。

安圭拉岛（见英国）

安提瓜和巴布达

黄热病（2017）

入境要求：来自存在黄热病传播风险国家的 1 周岁及以上旅行者，须提供黄热病疫苗接种证明。

WHO 疫苗接种建议：不推荐。

阿根廷

黄热病（2019）

入境要求：无。

WHO 疫苗接种建议：推荐。

推荐接种：前往 Corrientes 和 Misiones 省的 9 月龄及以上的旅行者。

通常不推荐接种：前往 Formosa 省以及前往 Chaco 省、Jujuy 省和 Salta 省指定区域的旅行者。

不推荐接种：未在上文列出的其他省份和地区。

疟疾（2019）

2019 年经认证为无疟疾风险国家。[1]

---

[1] WHO 认证的无疟疾国家和地区清单参见 https://www.who.int/malaria/areas/elimination/malaria-free-countries/en/。

亚美尼亚

黄热病（2018）

入境要求：无。

WHO 疫苗接种建议：不推荐。

阿鲁巴

黄热病（2019）

入境要求：来自存在黄热病传播风险国家的 9 月龄及以上旅行者，以及在这些国家机场转机停留超过 12h 的旅行者，须提供黄热病疫苗接种证明。如果无法提供有效的疫苗接种证书将被拒绝入境。

WHO 疫苗接种建议：不推荐。

阿森松群岛（见英国）

澳大利亚

黄热病（2019）

入境要求：来自存在黄热病传播风险国家（除厄瓜多尔的 Galápagos 群岛）的 1 周岁及以上旅行者，以及在这些国家机场（与上述相同的除外）转机停留超过 12h 的旅行者，须提供黄热病疫苗接种证明。

WHO 疫苗接种建议：不推荐。

奥地利

黄热病（2019）

入境要求：无。

WHO 疫苗接种建议：不推荐。

阿塞拜疆

黄热病（2019）

入境要求：无。

WHO 疫苗接种建议：不推荐。

疟疾（2019）

疟疾风险仅来自间日疟，从 6 月～10 月集中分布在低地地区，主要是 Kura 河和 Arax 河之间的区域。在首都 Baku 市没有疟疾传播。2013 年起已无本地病例报告。

WHO 推荐的风险地区预防措施：A 类。

亚速尔群岛（见葡萄牙）

巴哈马群岛

黄热病（2018）

入境要求：来自存在黄热病传播风险国家的 1 周岁及以上旅行者，以及在这些国家机场转机停留超过 12h 的旅行者，须提供黄热病疫苗接种证明。

WHO 疫苗接种建议：不推荐。

巴林

黄热病（2018）

入境要求：来自存在黄热病传播风险国家的 9 月龄及以上的旅行者，以及在这些国家机场转机停留超过 12h 的旅行者，须提供黄热病疫苗接种证明。

WHO 疫苗接种建议：不推荐。

孟加拉国

黄热病（2019）

入境要求：来自存在黄热病传播风险国家的 1 周岁及以上的旅行者，以及在这些国家机场转机停留的旅行者，须提供黄热病疫苗接种证明。

WHO 疫苗接种建议：不推荐。

疟疾（2019）

疟疾风险全年存在，5 月～10 月为高峰，但只在 64 个行政区域中的 13 个区的农村和城市地区传播。高风险地区：Chittagong Hill Tract 行政区（Bandarban、Rangamati 和 Khagrachari）、Chittagong 行政区和

Cox's Bazarr 行政区。低风险地区：Hobigonj、Kurigram、Moulvibazar、Mymensingh、Netra kona、Sherpur、Sunamgonj 和 Sylhet 行政区。该国家的大部分地区没有疟疾风险，包括首都达卡市。

WHO 推荐的风险地区预防措施：C 类。

巴巴多斯

黄热病（2019）

入境要求：来自存在黄热病传播风险国家（除圭亚那和特立尼达岛，除非在城市地区有疫情暴发）的 1 周岁及以上旅行者，须提供黄热病疫苗接种证明。

WHO 疫苗接种建议：不推荐。

白俄罗斯

黄热病（2015）

入境要求：无。

WHO 疫苗接种建议：不推荐。

比利时

黄热病（2019）

入境要求：无。

WHO 疫苗接种建议：不推荐。

伯利兹

黄热病（2016）

入境要求：来自存在黄热病传播风险国家的 1 周岁及以上旅行者，以及在这些国家机场转机停留的旅行者，须提供黄热病疫苗接种证明。

WHO 疫苗接种建议：不推荐。

疟疾（2018）

疟疾风险主要来自 Stan Creek 部分地区的间日疟，其他地区的风险可以忽略不计。

WHO 推荐的风险地区预防措施：A 类。

其他预防接种要求（2016）

所有来自脊髓灰质炎流行国家的旅行者，以及伯利兹人或居住在伯利兹的人，前往已确认有脊髓灰质炎病例的国家旅行，必须持有脊髓灰质炎疫苗接种证明。

贝宁

黄热病（2016）

入境要求：来自存在黄热病传播风险国家的 1 周岁及以上旅行者，以及在这些国家机场转机停留的旅行者，须提供黄热病疫苗接种证明。

WHO 疫苗接种建议：推荐。

疟疾（2018）

疟疾风险主要来自恶性疟，全国全年存在风险。

WHO 推荐的预防措施：C 类。

百慕大群岛（见英国）

不丹

黄热病（2019）

入境要求：无。

WHO 疫苗接种建议：不推荐。

疟疾（2019）

在南部由 7 个地区组成的带状区：Chukha、Dagana、Pemagatshel、Samdrup Jonkhar、Samtse、Sarpang 和 Zhemgang，全年存在疟疾风险。无疟疾风险的 4 个地区：Bumthang、Gasa、Paro 和 Thimphu。其他地区的局部区域在多雨的夏季月有季节性传播。

WHO 推荐的风险地区预防措施：C 类。

玻利维亚（多民族国）

黄热病（2018）

入境要求：来自存在黄热病传播风险国家的 1 周岁及以上旅行者，须提供黄热病疫苗接种证明。

WHO 疫苗接种建议：推荐。

推荐接种：所有前往海拔低于 2300m 的东部安第斯山脉地区的 9 月龄及以上旅行者，涉及区域包括 Beni、Pando 和 Santa Cruz 的整个区域和 Chuquisaca、Cochabamba、La Paz 和 Tarija 的指定区域。

不推荐接种：行程所涉地区海拔位于 2300m 以上，行程未涉及上述所有推荐接种地区，仅前往 La Paz 市和 Sucre 市。

疟疾（2018）

疟疾风险主要（99.9％）来自间日疟，全国范围内海拔低于 2500m 的地区全年都存在风险。风险最高地区位于 Beni 和 Pando 的北部地区，尤其是在 Guayaramin、Riberalta 和 Sena 当地。

WHO 推荐的风险地区预防措施：B 类。

博内尔岛

黄热病（2019）

入境要求：来自存在黄热病传播风险国家的 9 月龄及以上旅行者，以及在这些国家机场转机停留超过 12h 的旅行者，须提供黄热病疫苗接种证明。

WHO 疫苗接种建议：不推荐。

波斯尼亚和黑塞哥维纳

黄热病（2017）

入境要求：无。

WHO 疫苗接种建议：不推荐。

博茨瓦纳

黄热病（2018）

入境要求：来自存在黄热病传播风险国家以及在这些国家转机的 1 周岁及以上旅行者，须提供黄热病疫苗接种证明。

WHO 疫苗接种建议：不推荐。

疟疾（2018）

疟疾风险主要来自恶性疟，从 11 月到次年 5 月或 6 月，位于北部地区：Bobirwa、Boteti、Chobe、Ngamiland、Okavango、Tutume 区 /Tutume 分区。

WHO 推荐的风险地区预防措施：C 类。

巴西

黄热病（2019）

入境要求：无。

WHO 疫苗接种建议：推荐。

推荐接种：所有 9 月龄及以上的旅行者，前往 Acre、Amapá、Amazonas、Distrito Federal（包括首都巴西利亚）、Espirito Santo、Goiás、Maranhão、Mato Grosso、Mato Grosso do Sul、Minas Gerais、Pará、Paraná、Piauí、Rio de Janeiro、Rio Grande do Sul、Rondônia、Roraima、Santa Catarina、São Paulo、Tocantins 等州，以及 Bahia 州的指定区域。前往巴西伊瓜苏瀑布的旅行者也推荐接种。

不推荐接种：行程未涉及上述地区的旅行者，包括 Fortaleza 和 Recife 市。

疟疾（2019）

疟疾风险来自间日疟（88.8%）、恶性疟（10.6%）和混合感染（0.5%），位于亚马逊地区 9 个州内海拔低于 900m 的大多数林区[Acre、Amapá、Amazonas、Maranhão、Mato Grosso（北部）、Pará（Belém 市除外）、Rondônia、Roraima 和 Tocantins（西部）]。疟疾的传播强度因地区而异，在丛林矿区、农业聚集区、土著居民区和 Cruzeiro do Sul、Manaus 和 Pôrto Velho 的城郊地区风险较高。疟疾也发生在大城市的城郊，如 Boa Vista、Macapá、Maraba、Rio Branco 和 Santarém。在亚马逊行政区域之外的各州，疟疾传播的风险可以忽略不计或不存在，但是位于大西洋林区的 São Paulo、Minas Gerais、Rio de Janeiro 和 Espirito Santo 各州残存间日疟传播风险。有关巴西疟疾流行病学状况的详细信息见 www.saude.gov.br/malaria。

WHO 推荐的风险地区预防措施：间日疟风险地区 B 类；恶性疟风险地区 C 类。

英属维尔京群岛（见英国）

英属印度洋领地

黄热病（2017）
入境要求：无。
WHO 疫苗接种建议：不推荐。

文莱达鲁萨兰国

黄热病（2019）
入境要求：来自存在黄热病传播风险国家的 9 月龄及以上旅行者，以及在这些国家机场转机停留超过 12h 的旅行者，须提供黄热病疫苗接种证明。
WHO 疫苗接种建议：不推荐。

疟疾（2019）
曾有人感染诺氏疟原虫的报告。
WHO 推荐的预防措施：B 类。

其他预防接种要求（2019）
要求来自脊髓灰质炎流行国家（脊髓灰质炎病毒输出国家）的旅行者接种脊髓灰质炎疫苗。

保加利亚

黄热病（2019）
入境要求：无。
WHO 疫苗接种建议：不推荐。

布基纳法索

黄热病（2015）
入境要求：来自存在黄热病传播风险国家的 9 月龄及以上旅行者，以及在这些国家机场转机停留的旅行者，须提供黄热病疫苗接种证明。
WHO 疫苗接种建议：推荐。

疟疾（2018）

疟疾风险主要来自恶性疟，全国全年存在风险。

WHO 推荐的预防措施：C 类。

布隆迪

黄热病（2019）

入境要求：来自存在黄热病传播风险国家的 9 月龄及以上旅行者，以及在这些国家机场转机停留的旅行者，须提供黄热病疫苗接种证明。

WHO 疫苗接种建议：推荐。

疟疾（2019）

疟疾风险主要来自恶性疟，全国全年存在风险。

WHO 推荐的预防措施：C 类。

佛得角

黄热病（2013）

入境要求：来自存在黄热病传播风险国家的 1 周岁及以上旅行者，以及在这些国家机场转机停留超过 12h 的旅行者，须提供黄热病疫苗接种证明。

WHO 疫苗接种建议：不推荐。

疟疾（2018）

有限的疟疾风险主要来自恶性疟，从 8 月～11 月分布在 Santiago 岛和 Boa Vista 岛。

WHO 推荐的风险地区预防措施：A 类。

柬埔寨

黄热病（2017）

入境要求：来自存在黄热病传播风险国家的 1 周岁及以上旅行者，以及在这些国家机场转机停留超过 12h 的旅行者，须提供黄热病疫苗接种证明。

WHO 疫苗接种建议：不推荐。

疟疾（2019）

疟疾风险主要来自恶性疟和间日疟，在丛林乡村地区全年存在风险。金边和洞里萨河（暹粒省）附近地区没有风险。旅行圣地吴哥窟的疟疾风险可以忽略不计。西部已有对青蒿琥酯、甲氟喹、苯芴醇和哌喹耐药的恶性疟报告,且耐药有向中部扩散的趋势。东部已有对氯喹耐药的间日疟报告。

WHO 推荐的风险地区预防措施:C 类。

喀麦隆

黄热病（2019）

入境要求:所有 9 月龄及以上旅行者须提供黄热病疫苗接种证明。

WHO 疫苗接种建议:推荐。

疟疾（2019）

疟疾风险主要来自恶性疟,全国全年存在风险。

WHO 推荐的预防措施:C 类。

加拿大

黄热病（2019）

入境要求:无。

WHO 疫苗接种建议:不推荐。

加那利群岛（见西班牙）

开曼群岛（见英国）

中非共和国

黄热病（2018）

入境要求:所有 9 月龄及以上的旅行者须提供黄热病疫苗接种证明。

WHO 疫苗接种建议:推荐。

疟疾（2018）

疟疾风险主要来自恶性疟,全国全年存在风险。

WHO 推荐的预防措施:C 类。

乍得

黄热病（2018）

入境要求:所有 9 月龄及以上的旅行者须提供黄热病疫苗接种

证明。

WHO 疫苗接种建议：推荐。

推荐接种：所有前往撒哈拉沙漠以南地区的 9 月龄及以上旅行者。

不推荐接种：行程仅限于撒哈拉沙漠地区的旅行者。

疟疾（2018）

疟疾风险主要来自恶性疟，全国全年存在风险。

WHO 推荐的预防措施：C 类。

智利

黄热病（2019）

入境要求：无。

WHO 疫苗接种建议：不推荐。

中国

黄热病（2019）

入境要求：来自存在黄热病传播风险国家的 9 月龄及以上旅行者，以及在这些国家机场转机停留的旅行者，须提供黄热病疫苗接种证明。此要求不适用于行程仅限于香港特别行政区和澳门特别行政区的旅行者。

WHO 疫苗接种建议：不推荐。

疟疾（2019）

中国在消除疟疾方面取得了巨大成功。自 2017 年以来，已没有本土病例报道。

WHO 推荐的风险地区预防措施：A 类。

圣诞岛（印度洋）

黄热病（2019 年以前）

要求同澳大利亚本土。

WHO 疫苗接种建议：不推荐。

哥伦比亚

黄热病（2019）

入境要求：来自安哥拉、巴西、刚果民主共和国和乌干达的 1 周岁及以上旅行者，以及在这些国家机场转机停留超过 12h 的旅行者，须提供黄热病疫苗接种证明。

WHO 疫苗接种建议：推荐。

推荐接种：所有 9 月龄及以上去哥伦比亚的旅行者，但下述地区除外。

通常不推荐接种：前往 Barranquilla、Cali、Cartagena 和 Medellín 市的旅行者。

不推荐接种：行程仅限于海拔 2300m 以上地区，San Andrès y Providencia 区域和首都波哥大市的旅行者。

疟疾（2018）

疟疾高风险区位于以下省的各区：Antioquia（El Bagre、Vigía del Fuerte、Segovia、Tarazá、Zaragoza、Cáceres、Nechí、Murindó、Anorí、Remedios、Mutatá、Frontino、San Pedro de Urabá、Dabeiba、Valdivia 和 Caucasia）、Amazonas（Tarapacá、La Pedrera、Puerto Nariño、Leticia、Miriti Paraná 和 La Chorrera）、Bolívar（Montecristo、Norosi、Tiquisio 和 San Pablo）、Cauca（Timbiquí）、Chocó（Bagadó、Nóvita、Lloró、Tadó、Río Quito、El Cantón del San Pablo、Río Iro、Atrato、Bojaya、San José del Palmar、Quibdó、Bajo Baudó、Medio San Juan、Carmen de Darien、Nuquí、Medio Baudó、Alto Baudó、Istmina、Bahía Solano、Medio Atrato、Juradó、Sipí、Unión Panamericana、Condoto 和 Certegui）、Córdoba（Puerto Libertador 和 Tierralta）、Guainía（Inirida 和 La Guadalupe）、Nariño（Roberto Payán、Olaya Herrera、El Charco、Mosquera、Barbacoas、Santa Barbarba、Magüi、Francisco Pizarro 和 San Andrés de Tumaco）、Risaralda（Pueblo Rico 和 La Virginia）、Valle del Cauca（Cartago）、Vaupés（Taraira 和 Yavarate）以及 Vichada（Puerto Carreño 和 Cumaribo）。

疟疾中等风险区位于以下省的各区：Antioquia（Urrao、Chigorodó、Apartadó、Necoclí 和 Yondo）、Amazonas（El Encanto 和 Puerto Santander）、Bolívar（Santa Rosa del Sur 和 Río Viejo）、Cauca（Guapi 和 López）、Chocó（El Litoral de San Juan、Riosucio、Acandí 和 Unguía）、Córdoba（San José de Uré 和 La Apartada）、Guaviare（San José de Guaviare、Miraflores、Calamar 和 El Retorno）、Nariño（La Tola）以及 Vaupés（Pacoa）。

疟疾较低风险区位于以下部分省：Amazonas、Caqueta、Guaviare、Guainia、Meta、Putumayo、Vaupes 和 Vichada。

WHO 推荐的风险地区预防措施:C 类。

科摩罗

黄热病(2015)
入境要求:无。
WHO 疫苗接种建议:不推荐。
疟疾(2018)
疟疾风险主要来自恶性疟,全国全年存在风险。
WHO 推荐的预防措施:C 类。

刚果共和国

黄热病(2018)
入境要求:所有 9 月龄及以上旅行者须提供黄热病疫苗接种证明。
WHO 疫苗接种建议:推荐。
疟疾(2018)
疟疾风险主要来自恶性疟,全国全年存在风险。
WHO 推荐的预防措施:C 类。

库克群岛

黄热病(2013 年以前)
入境要求:无。
WHO 疫苗接种建议:不推荐。

哥斯达黎加

黄热病(2019)
入境要求:来自存在黄热病传播风险国家的 9 月龄及以上旅行者,须提供黄热病疫苗接种证明。黄热病传播风险国家增加了非洲地区的坦桑尼亚和赞比亚;美洲除外阿根廷和巴拿马;以及以下国家的特定地区:哥伦比亚(除 Barranquilla、Cali、Cartagena、Medellín 和 San Andrés Providencia y Bogotá 外的全部区域);厄瓜多尔(仅限于 Morona-Santiago、Napo、Orellana、Pastaza、Sucumbíos y Zamora-Chinchipe,其他区域除外);巴拉圭(除首都 Asunción 以外的全部区域);秘鲁(除首都 Lima、Cuzco、el

Machu Picchu、la Ruta de los Incas、Lambayeque、Tumbes，Piura 和 Cajamarca 以外的全部区域）；特立尼达和多巴哥（除西班牙港市区以外区域的全部区域以及仅过境或行程仅限于 Tobago 岛的旅行者除外）。

WHO 疫苗接种建议：不推荐。

疟疾（2019）

极低的疟疾风险有史以来仅来自间日疟。疟疾风险可忽略不计或完全没有。

WHO 推荐的风险地区预防措施：A 类。

科特迪瓦

黄热病（2013）

入境要求：所有 9 月龄及以上的旅行者须提供黄热病疫苗接种证明。

WHO 疫苗接种建议：推荐。

疟疾（2018）

疟疾风险主要来自恶性疟，全国全年存在风险。

WHO 推荐的预防措施：C 类。

克罗地亚

黄热病（2019）

入境要求：无。

WHO 疫苗接种建议：不推荐。

古巴

黄热病（2019）

入境要求：来自存在黄热病传播风险国家的 9 月龄及以上旅行者，以及在这些国家机场转机停留超过 12h 的旅行者，须提供黄热病疫苗接种证明。

WHO 疫苗接种建议：不推荐。

库拉索岛

黄热病（2019）

入境要求：来自存在黄热病传播风险国家的 9 月龄及以上旅行者，

以及在这些国家机场转机停留超过 12h 的旅行者，须提供黄热病疫苗接种证明。

WHO 疫苗接种建议：不推荐。

塞浦路斯

黄热病（2019）
入境要求：无。
WHO 疫苗接种建议：不推荐。

捷克

黄热病（2019）
入境要求：无。
WHO 疫苗接种建议：不推荐。

朝鲜民主主义人民共和国

黄热病（2013 年以前）
入境要求：来自存在黄热病传播风险国家的 1 周岁及以上旅行者，须提供黄热病疫苗接种证明。
WHO 疫苗接种建议：不推荐。
疟疾（2013 年以前）
部分南方地区存在有限的间日疟风险。
WHO 推荐的风险地区预防措施：A 类。

刚果民主共和国

黄热病（2017）
入境要求：所有 9 月龄及以上的旅行者须提供黄热病疫苗接种证明。
WHO 疫苗接种建议：推荐。
疟疾（2017）
疟疾风险主要来自恶性疟，全国全年存在风险。
WHO 推荐的预防措施：C 类。

丹麦

黄热病（2019）
入境要求：无。

WHO 疫苗接种建议：不推荐。

吉布提

黄热病（2019）
入境要求：无。
WHO 疫苗接种建议：不推荐。
疟疾（2019）
疟疾风险主要来自恶性疟，全国全年存在风险。
WHO 推荐的预防措施：C 类。

多米尼克

黄热病（2017）
入境要求：来自存在黄热病传播风险国家的 1 周岁及以上旅行者，以及在这些国家机场转机停留超过 12h 的旅行者，须提供黄热病疫苗接种证明。
WHO 疫苗接种建议：不推荐。

多米尼加共和国

黄热病（2019）
入境要求：来自巴西 Mina Gerais、Espirito Santo、Sao Paulo 和 Rio de Janeiro 州的 1 周岁及以上旅行者，以及在这些州机场转机停留超过 12h 的旅行者，须提供黄热病疫苗接种证明。
WHO 疫苗接种建议：不推荐。
疟疾（2019）
疟疾风险仅来自恶性疟，全国全年存在风险。尤其在 Dajabón、Elias Pina 和 San Juan 西部省份。2015 年在国家区（即首都）和 Santo Domingo 和 La Altagracia 省尤其是 Bávaro 地区传播增加。其他地区风险很低或可以忽略不计。没有证据表明恶性疟对任何一种抗疟药物耐药。
WHO 推荐的风险地区预防措施：C 类。

厄瓜多尔

黄热病（2019）
入境要求：来自巴西、刚果民主共和国和乌干达的 1 周岁及以上旅行者，以及在以上这些国家机场转机停留超过 12h 的旅行者，须提供黄热病疫苗接种证明。

WHO 疫苗接种建议：推荐。

推荐接种：所有 9 月龄及以上的旅行者前往海拔低于 2300m 的安第斯山脉东部省份，包括 Mrrona-Santiago、Napo、Orellana、Pastaza、Sucumbios 和 Zamora-Chinchipe，以及科迪勒拉山脉以西的 Esmeraldas 省。

通常不推荐接种：行程仅限于海拔低于 2300m 的安第斯山脉西部省份的旅行者。包括 Guayas、Los Rios、Santa Helena、Santo Domingo de los Tsachilas 以及 Azuay、Bolivar、Canar、Carchi、Chimborazo、Cotopaxi、El Oro、Imbabura、Loja、Pichincha 和 Tungurahua 的指定地区。

不推荐接种：行程仅限于海拔 2300m 以上区域，Guayaquil 市和 Quito 市，以及 Galápagos 群岛的旅行者。

疟疾（2019）

疟疾风险来自间日疟（67%）和恶性疟（33%），海拔低于 1500m 的地区全年存在风险，沿海省份中等传播风险。在首都基多、安第斯山脉中部或 Sierra 地区省份风险低。间日疟风险主要存在于亚马逊地区的一些省份，尤其是 Morona Santiago、Pastaza、Orellana 和 Sucumbíos 省。恶性疟风险主要在一些沿海省份，尤其是 Esmeraldas 省，以及亚马逊地区的 Pastaza 和 Morano Santiago 省。

WHO 推荐的风险地区预防措施：C 类。

埃及

黄热病（2019）

入境要求：来自存在黄热病传播风险国家（新增了厄利特里亚、卢旺达、索马里、坦桑尼亚联合共和国和赞比亚）的 9 月龄及以上旅行者，以及在这些国家（同上）机场转机停留超过 12h 的旅行者，须提供黄热病疫苗接种证明。如无黄热病疫苗接种证书，自离开黄热病传播风险区域时算起，旅行者将会被留验满 6 日。

WHO 疫苗接种建议：不推荐。

疟疾（2019）

非常有限的疟疾风险来自恶性疟和间日疟，6 月～10 月可能发生在 El Faiyûm 省。自 1998 年以来没有本土病例报告。

WHO 推荐的预防措施：无。

其他预防接种要求（2019）

无论年龄和疫苗接种史，旅行者均须接种脊髓灰质炎疫苗。来自阿富汗、尼日利亚、巴基斯坦、巴布亚新几内亚和索马里的旅行者在申请入境签证时，须出具出发前至少 4 周至 12 个月以内接种 1 剂脊髓灰质炎疫苗（OPV 或 IPV）的证明，证明应使用 IHR 附件 6 中国际接种证书的格式。来自刚果民主共和国、肯尼亚、尼日尔和阿拉伯叙利亚共和国的所有旅行者须出具 OPV 或 IPV 接种证明。

萨尔瓦多

黄热病（2019）

入境要求：来自存在黄热病传播风险国家的 1 周岁及以上旅行者，以及在这些国家机场转机停留超过 12h 的旅行者，须提供黄热病疫苗接种证明。

WHO 疫苗接种建议：不推荐。

疟疾（2019）

疟疾风险非常有限，几乎全部来自间日疟，位于中美洲国家移民倾向选择的农村地区。该国的某些地区有散发间日疟病例报告。

WHO 推荐的风险地区预防措施：A 类。

赤道几内亚

黄热病（2019）

入境要求：来自存在黄热病传播风险国家的 9 月龄及以上旅行者，须提供黄热病疫苗接种证明。

WHO 疫苗接种建议：推荐。

疟疾（2019）

疟疾风险主要来自恶性疟，全国全年存在风险。

WHO 推荐的预防措施：C 类。

厄立特里亚

黄热病（2019）

入境要求：来自存在黄热病传播风险国家的 9 月龄及以上旅行者，以及在这些国家机场转机停留超过 12h 的旅行者，须提供黄热病疫苗接种证明。

WHO 疫苗接种建议：通常不推荐。

通常不推荐接种：前往 Anseba、Debub、Gash Barka、Mae Kel 和 Semenawi Keih Bahri 的旅行者。

不推荐接种：前往非上述所列的其他地区，包括 the Dahlak Archipelagos 群岛。

疟疾（2019）

疟疾风险来自恶性疟（65％）和间日疟（35％），全国海拔低于 2200m 的地区全年存在风险。在 Asmara 没有疟疾风险。

WHO 推荐的风险地区预防措施：C 类。

爱沙尼亚

黄热病（2019）

入境要求：无。

WHO 疫苗接种建议：不推荐。

伊斯瓦蒂尼（斯威士兰）

黄热病（2018）

入境要求：来自存在黄热病传播风险国家的 9 月龄及以上旅行者，以及在这些国家机场转机的旅行者，须提供黄热病疫苗接种证明。

WHO 疫苗接种建议：不推荐。

疟疾（2018）

疟疾风险主要来自恶性疟，所有低洼地区（主要是 Big Bend、Mhlume、Simunye 和 Tshaneni）全年存在风险。从 11 月至次年 5 月风险最高。

WHO 推荐的风险地区预防措施：C 类。

埃塞俄比亚

黄热病（2018）

入境要求：来自存在黄热病传播风险国家的 9 月龄及以上旅行者，以及在这些国家机场转机停留超过 12h 的旅行者，须提供黄热病疫苗接种证明。

WHO 疫苗接种建议：推荐。

推荐接种：除下述情况外，所有 9 月龄及以上的旅行者。

通常不推荐接种：行程仅限于 Afar 和 Somali 省的旅行者。

疟疾（2018）

疟疾风险来自恶性疟（大约 60％）和间日疟（大约 40％），全国海拔低于 2000m 的地区全年存在风险。有对氯喹耐药的间日疟报告。在 Addis Ababa 没有疟疾风险。

WHO 推荐的风险地区预防措施：C 类。

福克兰群岛（马尔维纳斯群岛）（见英国）

法罗群岛

黄热病（2013）

入境要求：无。

WHO 疫苗接种建议：不推荐。

斐济

黄热病（2016）

入境要求：来自存在黄热病传播风险国家的 1 周岁及以上旅行者，以及在这些国家机场转机停留超过 12h 的旅行者，须提供黄热病疫苗接种证明。

WHO 疫苗接种建议：不推荐。

芬兰

黄热病（2018）

入境要求：无。

WHO 疫苗接种建议：不推荐。

法国

黄热病（2019）

入境要求：无。

WHO 疫苗接种建议：不推荐。

法属圭亚那

黄热病（2019）

入境要求：所有 1 周岁以上旅行者须提供黄热病疫苗接种证明。

WHO 疫苗接种建议：推荐。

疟疾（2018）

疟疾风险来自恶性疟（45％）和间日疟（55％），在与巴西（Oiapoque 河谷）和苏里南（Maroni 河谷）接壤的 9 个自治市全年传播风险高。在其他 13 个自治市，传播风险很低或可以忽略不计。在受巴西移民影响的地区，已经有耐多药恶性疟的报告。

WHO 推荐的风险地区预防措施：C 类。

法属波利尼西亚

黄热病（2013）

入境要求：来自存在黄热病传播风险国家的 1 周岁及以上旅行者，以及在 这些国家机场转机停留超过 12h 的旅行者，须提供黄热病疫苗接种证明。

WHO 疫苗接种建议：不推荐。

加蓬

黄热病（2016）

入境要求：所有 1 周岁及以上旅行者须提供黄热病疫苗接种证明。

WHO 疫苗接种建议：推荐。

疟疾（2018）

疟疾风险主要来自恶性疟，全国全年存在风险。

WHO 推荐的预防措施：C 类。

加拉帕格斯群岛（见厄瓜多尔）

冈比亚

黄热病（2013）

入境要求：来自存在黄热病传播风险国家的 9 月龄及以上旅行者，

须提供黄热病疫苗接种证明。

WHO疫苗接种建议：推荐。

疟疾（2018）

疟疾风险主要来自恶性疟，全国全年存在风险。

WHO推荐的预防措施：C类。

其他预防接种要求（2013）

须接种脑膜炎球菌疫苗。

格鲁吉亚

黄热病（2018）

入境要求：无。

WHO疫苗接种建议：不推荐。

疟疾（2018）

有限的疟疾风险仅来自间日疟，6月～10月在与阿塞拜疆接壤的东部地区存在风险。2010年以来已经没有本地病例报告。

WHO推荐的风险地区预防措施：A类。

其他预防接种要求（2018）

来自脊髓灰质炎传播风险国家或地区的旅行者须出具脊髓灰质炎疫苗接种证明。没有接种脊髓灰质炎疫苗或不能出示疫苗接种证明的旅行者，须在边境口岸完成口服脊髓灰质炎疫苗接种。

德国

黄热病（2019）

入境要求：无。

WHO疫苗接种建议：不推荐。

加纳

黄热病（2019）

入境要求：所有9月龄及以上旅行者须提供黄热病疫苗接种证明。

WHO疫苗接种建议：推荐。

疟疾（2019）

疟疾风险主要来自恶性疟，全国全年存在风险。

WHO 推荐的预防措施:C 类。

直布罗陀(见英国)

希腊

黄热病(2017)

入境要求:无。

WHO 疫苗接种建议:不推荐。

疟疾(2017)

极其有限的疟疾风险仅来自间日疟,5 月~10 月在某些高风险农业区存在风险。

WHO 推荐的高风险农业区预防措施:A 类。

格陵兰岛

黄热病(2013)

入境要求:无。

WHO 疫苗接种建议:不推荐。

格林纳达

黄热病(2015)

入境要求:来自存在黄热病传播风险国家的 1 周岁及以上旅行者,以及在这些国家机场转机停留超过 12h 的旅行者,须提供黄热病疫苗接种证明。

WHO 疫苗接种建议:不推荐。

瓜德罗普

黄热病(2019)

入境要求:来自存在黄热病传播风险国家的 1 周岁及以上旅行者,以及在这些国家机场转机停留超过 12h 的旅行者,须提供黄热病疫苗接种证明。

WHO 疫苗接种建议:不推荐。

关岛（见美利坚合众国）

危地马拉

黄热病（2017）

入境要求：来自存在黄热病传播风险国家的 1 周岁及以上旅行者，以及在这些国家机场转机停留超过 12h 的旅行者，须提供黄热病疫苗接种证明。

WHO 疫苗接种建议：不推荐。

疟疾（2017）

疟疾风险主要来自间日疟（99.9%），海拔低于 1500m 的地区全年存在风险。

最高风险区：Escuintla 省（尤其是 Gomera、Masagua、Santa Lucia Cotzumalguapa 和 Tiquisate 自治市）和 Alta Vera paza 省（Telemán，Panzós 和 La Tinta 自治市）。

中等风险区：Suchitepéquez、Retalhuleu 和 Izabal 省。

低风险区：其余省（Chiquimula、Zacapa、Baja Verapaz、San Mrrcos、Peten、Jutiapa、Jalapa、El Progreso、Santa Rosa、Guatemala、Chimaltenango、Huehuetenango、Quiche）。

WHO 推荐的风险地区预防措施：B 类。

几内亚

黄热病（2019）

入境要求：来自存在黄热病传播风险国家的 9 月龄及以上旅行者，须提供黄热病疫苗接种证明。

WHO 疫苗接种建议：推荐。

疟疾

疟疾风险主要来自恶性疟，全国全年存在风险。

WHO 推荐的预防措施：C 类。

几内亚比绍

黄热病（2019）

入境要求：所有 1 周岁及以上的旅行者须提供黄热病疫苗接种证明。

WHO 疫苗接种建议：推荐。

疟疾（2019）

疟疾风险主要来自恶性疟，全国全年存在风险。

WHO 推荐的预防措施：C 类。

圭亚那

黄热病（2015）

入境要求：来自存在黄热病传播风险国家的 1 周岁及以上旅行者，以及在 这些国家机场转机停留的旅行者，须提供黄热病疫苗接种证明。

WHO 疫苗接种建议：推荐。

疟疾（2018）

疟疾风险来自间日疟（36%）、恶性疟（53%）和混合感染（11%），全年在整个内陆地区为高风险。第 1、第 7、第 8、第 9 区风险最高，第 3、第 4、第 5、第 6 区风险很低。人口稠密的沿海地带有散发疟疾病例报告。

WHO 推荐的风险地区预防措施：C 类。

海地

黄热病（2017）

入境要求：来自存在黄热病传播风险国家的 1 周岁及以上旅行者，须提供黄热病疫苗接种证明。

WHO 疫苗接种建议：不推荐。

疟疾（2018）

疟疾风险仅来自恶性疟，全国全年存在风险。无恶性疟对氯喹耐药的报告。

WHO 推荐的预防措施：C 类。

洪都拉斯

黄热病（2019）

入境要求：来自存在黄热病传播风险国家的 1 周岁及以上旅行者，须提供黄热病疫苗接种证明。

WHO 疫苗接种建议：不推荐。

疟疾（2019）

疟疾风险来自间日疟（79%）、恶性疟（20%）和混合感染（约0.8%）。间日疟在 Colon 和 Gracias a Dios 省的传播风险高，在 Atlántida、El Paraíso、Olancho 和 Yoro 省为中等传播风险。恶性疟在 Colon 和 Gracias a Dios 省的传播风险高。无恶性疟对氯喹耐药的报告。

WHO 推荐的风险地区预防措施：间日疟和混合感染风险区为 B 类；恶性疟风险区为 C 类。

匈牙利

黄热病（2019）

入境要求：无。

WHO 疫苗接种建议：不推荐。

冰岛

黄热病（2019）

入境要求：无。

WHO 疫苗接种建议：不推荐。

印度

黄热病（2019）

入境要求：任何乘飞机或轮船的入境者（9 月龄以下的婴儿除外）无黄热病疫苗接种证明，有下列情形之一将被限制入境并隔离至满 6d：

（1）离开有黄热病传播风险地区不足 6d；

（2）在黄热病传播风险地区过境（除非这些乘客和机组成员在有风险地区的机场过境时，整个停留期间都在机场范围内，而且本国卫生官员同意予以豁免）；

（3）所乘轮船在到达印度的 30d 前，出发于或曾经到过有黄热病传播风险地区的任何一个港口，除非该船已按 WHO 规定程序进行了除虫处理；

（4）所乘飞机曾到过黄热病传播风险地区，且未按《印度飞机公共卫生规则》（1954 年）或 WHO 的建议除虫。

以下国家和地区被认为有黄热病传播风险。

非洲：安哥拉、贝宁、布基纳法索、布隆迪、喀麦隆、中非共和国、乍得、刚果共和国、科特迪瓦、刚果民主共和国、赤道几内亚、埃塞俄比亚、加蓬、冈比亚、加纳、几内亚、几内亚比绍、肯尼亚、利比里亚、马里、毛里塔尼亚、尼日尔、尼日利亚、卢旺达、塞内加尔、塞拉利昂、苏丹、南苏丹、多哥和乌干达。

美洲：阿根廷、玻利维亚、巴西、哥伦比亚、厄瓜多尔、法属圭亚那、圭亚那、巴拿马、巴拉圭、秘鲁、苏里南、特立尼达和多巴哥（仅特立尼达）、委内瑞拉（玻利瓦尔共和国）。

注：任何国家一经报告有黄热病病例，印度政府即会认为该国家有黄热病传播风险，并加入上述名单中。

WHO 疫苗接种建议：不推荐。

疟疾（2019）

疟疾风险来自恶性疟和间日疟，全国海拔 2000m 以下地区全年存在风险。印度报告的大部分病例来自该国东部和中部地区以及有大面积森林、丘陵和部落地区的州。这些州包括 Odisha、Chhattisgarh、Jharkhand、Madhya Pradesh、Maharashtra 和一些东北部的州，例如 Tripura、Meghalaya 和 Mizoram。Himachal Pradesh、Jammu 和 Kashmir 以及 Sikkim 州的部分地区没有疟疾传播。

WHO 推荐的风险地区预防措施：C 类。

其他预防接种要求（2018）

居住国为脊髓灰质炎流行的国家（阿富汗、尼日利亚、巴基斯坦）和有输入性脊髓灰质炎病毒传播的国家（刚果民主共和国、埃塞俄比亚、肯尼亚、索马里、阿拉伯叙利亚共和国）的旅行者，须出具出发前至少 4 周口服脊髓灰质炎疫苗的证明。

印度尼西亚

黄热病（2019）

入境要求：来自存在黄热病传播风险国家的 9 月龄及以上旅行者，须提供黄热病疫苗接种证明。

WHO 疫苗接种建议：不推荐。

疟疾（2018）

疟疾风险在以下 5 个东部省份的大部分地区全年存在：East Nusa Tenggara、Maluku、North Maluku、Papua 和 West Papua。在该国其他区域的某些地区有疟疾风险，但除外雅加达首都特区、城区和主要的旅游胜地。有间日疟对氯喹耐药的报告。在 Kalimantan 省有人感染诺氏疟原虫的报告。

WHO 推荐的风险地区预防措施：C 类。

其他预防接种要求（2019）

前往或来自沙特阿拉伯的旅行者须出具脑膜炎球菌（A、C、Y 和 W135 群）疫苗的接种证明。

伊朗（伊斯兰共和国）

黄热病（2018）

入境要求：来自存在黄热病传播风险国家的 9 月龄及以上旅行者，以及在这些国家机场转机停留超过 12h 的旅行者，须提供黄热病疫苗接种证明。

WHO 疫苗接种建议：不推荐。

疟疾（2018）

疟疾风险来自间日疟和非常有限的恶性疟，3 月～11 月在 Hormozgan 省和 Kerman 省（热带区域）的农村地区、以及 Sistan 和 Baluchestan 省的南部地区存在风险。

WHO 推荐的风险地区预防措施：C 类。

其他预防接种要求（2018）

来自脊髓灰质炎流行国家（阿富汗、尼日利亚、巴基斯坦）的任何年龄旅行者须出具到达伊朗前至少 4 周至 12 个月以内接种脊髓灰质炎疫苗的证明。如果无法出具接种证明，旅行者将在入境时接种 1 剂脊髓灰质炎疫苗。

伊拉克

黄热病（2018）

入境要求：来自存在黄热病传播风险国家的 9 月龄及以上旅行者，以及在这些国家机场转机停留超过 12h 的旅行者，须提供黄热病疫苗接种证明。

WHO疫苗接种建议：不推荐。

疟疾（2018）

有限的疟疾风险仅来自间日疟，5月～11月在海拔1500m以下的北部地区（Duhok、Erbil和Sulaimaniya省）可能存在风险。自2009年以来已经没有本地病例报告。

WHO推荐的风险地区预防措施：无。

其他预防接种要求（2018）

所有来自有脊髓灰质炎流行国家的旅行者，以及从伊拉克前往脊髓灰质炎流行国家的旅行者须接种脊髓灰质炎疫苗。

爱尔兰

黄热病（2018）

入境要求：无。

WHO疫苗接种建议：不推荐。

以色列

黄热病（2019）

入境要求：无。

WHO疫苗接种建议：不推荐。

意大利

黄热病（2019）

入境要求：无。

WHO疫苗接种建议：不推荐。

牙买加

黄热病（2017）

入境要求：来自存在黄热病传播风险国家的1周岁及以上旅行者，以及在这些国家机场转机停留超过12h的旅行者，须提供黄热病疫苗接种证明。

WHO疫苗接种建议：不推荐。

日本

黄热病（2019）

入境要求：无。

WHO 疫苗接种建议：不推荐。

约旦

黄热病（2019）

入境要求：来自存在黄热病传播风险国家的 1 周岁及以上旅行者，以及在这些国家机场转机停留超过 12h 的旅行者，须提供黄热病疫苗接种证明。

WHO 疫苗接种建议：不推荐。

其他预防接种要求（2019）

来自 WHO 确定的脊髓灰质炎流行国家的旅行者申请入境签证时，须出具出发前至少 4 周至 12 个月以内接种 1 剂脊髓灰质炎疫苗（OPV 或 IPV）的证明。

哈萨克斯坦

黄热病（2018）

入境要求：无。

WHO 疫苗接种建议：不推荐。

肯尼亚

黄热病（2013 年以前）

入境要求：来自存在黄热病传播风险国家的 1 周岁及以上旅行者，须提供黄热病疫苗接种证明。

WHO 疫苗接种建议：推荐。

推荐接种：所有 9 月龄及以上的旅行者，以下情况除外。

通常不推荐接种：行程仅限于整个东北省，海岸省的 Kilifi、Kwale、Lamu、Malindi 和 Tanariver 州，以及内罗毕和蒙巴萨市的旅行者。

疟疾（2018 年以前）

疟疾风险主要来自恶性疟，全国全年存在风险。通常，在内罗毕市和中部省、东部省、尼扬扎（Nyanza）省、裂谷省、西部省的高原地区（海拔 2500m 以上）疟疾风险极小。

WHO 推荐的预防措施：C 类。

基里巴斯

黄热病（2019）

入境要求：无。

WHO 疫苗接种建议：不推荐。

大韩民国（见韩国）

朝鲜民主主义人民共和国（见朝鲜）

科威特

黄热病（2018）

入境要求：无。

WHO 疫苗接种建议：不推荐。

吉尔吉斯斯坦

黄热病（2013 年以前）

入境要求：来自存在黄热病传播风险国家的 1 周岁及以上旅行者，以及在这些国家机场转机停留超过 12h 的旅行者，须提供黄热病疫苗接种证明。

WHO 疫苗接种建议：不推荐。

老挝人民民主共和国

黄热病（2013 年以前）

入境要求：来自存在黄热病传播风险国家的旅行者须提供黄热病疫苗接种证明。

WHO 疫苗接种建议：不推荐。

疟疾（2018 年以前）

疟疾风险主要来自恶性疟，除万象外，全国全年存在风险。

WHO 推荐的风险地区预防措施：C 类。

拉脱维亚

黄热病（2019）

入境要求：无。

WHO 疫苗接种建议：不推荐。

黎巴嫩

黄热病（2019）

入境要求：无。

WHO 疫苗接种建议：不推荐。

其他预防接种要求（2019）

根据 WHO 的建议，来自或前往脊髓灰质炎流行国家的旅行者须接种脊髓灰质炎疫苗。前去正朝、副朝或一些非洲国家的旅行者，须出示脑膜炎球菌（A、C、Y 和 W135 群）疫苗的接种证明。

莱索托

黄热病（2018）

入境要求：来自存在黄热病传播风险国家的 6 月龄及以上旅行者，以及在这些国家机场转机停留超过 12h 的旅行者，须提供黄热病疫苗接种证明。

WHO 疫苗接种建议：不推荐。

利比里亚

黄热病（2018）

入境要求：来自存在黄热病传播风险国家的 9 月龄及以上旅行者，须提供黄热病疫苗接种证明。

WHO 疫苗接种建议：推荐。

疟疾（2018）

疟疾风险主要来自恶性疟，全国全年存在风险。

WHO 推荐的预防措施：C 类。

利比亚

黄热病（2019）

入境要求：来自存在黄热病传播风险国家的 1 周岁及以上旅行者，须提供黄热病疫苗接种证明。

WHO 疫苗接种建议：不推荐。

其他预防接种要求（2019）

须提供脑膜炎球菌（A、C、Y 和 W135 群）疫苗接种证明。

来自阿富汗和巴基斯坦的旅行者入境时须提供 4 周前至 12 个月内脊髓灰质炎疫苗接种证明。

列支敦士登

黄热病（2019）

入境要求：无。

WHO 疫苗接种建议：不推荐。

立陶宛

黄热病（2019）

入境要求：无。

WHO 疫苗接种建议：不推荐。

卢森堡

黄热病（2019）

入境要求：无。

WHO 疫苗接种建议：不推荐。

马达加斯加

黄热病（2018）

入境要求：来自存在黄热病传播风险国家的 9 月龄及以上旅行者，以及在这些国家机场转机停留超过 12h 的旅行者，须提供黄热病疫苗接种证明。

WHO 疫苗接种建议：不推荐。

疟疾（2018）

疟疾风险主要来自恶性疟,全国全年存在风险,在沿海地区风险最高。

WHO 推荐的预防措施:C 类。

马德拉群岛（见葡萄牙）

马拉维

黄热病（2013）

入境要求:来自存在黄热病传播风险国家的 1 周岁及以上旅行者,以及在这些国家机场转机停留超过 12h 的旅行者,须提供黄热病疫苗接种证明。

WHO 疫苗接种建议:不推荐。

疟疾（2018）

疟疾风险主要来自恶性疟,全国全年存在风险。

WHO 推荐的预防措施:C 类。

马来西亚

黄热病（2019）

入境要求:来自存在黄热病传播风险国家的 1 周岁及以上旅行者,以及在这些国家机场转机停留超过 12h 的旅行者,须提供黄热病疫苗接种证明。

WHO 疫苗接种建议:不推荐。

疟疾（2019）

疟疾风险只限于 Sabah 和 Sarawak 的纵深内陆地区及马来西亚半岛的中部地区。市区、郊区和沿海地区都没有疟疾。报告过人感染诺氏疟原虫病例。

WHO 推荐的风险地区预防措施:C 类。

马尔代夫

黄热病（2019）

入境要求:来自存在黄热病传播风险国家的 9 月龄及以上旅行者,以及在这些国家机场转机停留超过 12h 的旅行者,须提供黄热病疫苗接种证明。

WHO 疫苗接种建议：不推荐。

其他预防接种要求（2016）

来自和前往有脊髓灰质炎病毒输出国家的旅行者，以及前去正朝和副朝的朝觐人员，须出具脊髓灰质炎疫苗接种证明。

马里

黄热病（2013）

入境要求：所有 1 周岁及以上旅行者须提供黄热病疫苗接种证明。

WHO 疫苗接种建议：推荐。

推荐接种：所有 9 月龄及以上前往撒哈拉沙漠以南地区的旅行者。

不推荐接种：行程仅限于撒哈拉沙漠地区的旅行者。

疟疾（2018）

疟疾风险主要来自恶性疟，全国全年存在风险。

WHO 推荐的预防措施：C 类。

马耳他

黄热病（2019）

入境要求：来自存在黄热病传播风险国家的 9 月龄及以上旅行者，以及在这些国家机场转机停留超过 12h 的旅行者，须提供黄热病疫苗接种证明。来自存在黄热病传播风险地区的 9 月龄以下的婴儿，如果存在黄热病感染的流行病学依据，须接受隔离或监测。

WHO 疫苗接种建议：不推荐。

马绍尔群岛

黄热病（2013 年以前）

入境要求：无。

WHO 疫苗接种建议：不推荐。

马提尼克

黄热病（2019）

入境要求：来自存在黄热病传播风险国家的 1 周岁及以上旅行者，

以及在这些国家机场转机停留超过 12h 的旅行者，须提供黄热病疫苗接种证明。

WHO 疫苗接种建议：不推荐。

毛里塔尼亚

黄热病（2013）

入境要求：来自存在黄热病传播风险国家的 1 周岁及以上旅行者，须提供黄热病疫苗接种证明。

WHO 疫苗接种建议：推荐。

推荐接种：所有 9 月龄及以上前往撒哈拉沙漠以南地区的旅行者。

不推荐接种：行程仅限于撒哈拉沙漠地区的旅行者。

疟疾（2018）

疟疾风险主要来自恶性疟，全国除北部地区（Dakhlet-Nouadhibou 和 Tiris-Zemour）以外全年存在风险。雨季（7 月～10 月）在 Adrar 和 Inchiri 有疟疾风险。

WHO 推荐的风险地区预防措施：C 类。

毛里求斯

黄热病（2019）

入境要求：无。

WHO 疫苗接种建议：不推荐。

马约特岛

黄热病（2019）

入境要求：来自存在黄热病传播风险国家的 1 周岁及以上旅行者，以及在这些国家机场转机停留超过 12h 的旅行者，须提供黄热病疫苗接种证明。

WHO 疫苗接种建议：不推荐。

疟疾（2019）

全国逐渐进入疟疾消除阶段，疟疾负担显著下降。低疟疾风险主要来自全年存在的恶性疟。

WHO 推荐的预防措施：C 类。

墨西哥

黄热病（2019）

入境要求：无。

WHO疫苗接种建议：不推荐。

疟疾（2018）

疟疾风险几乎仅来自全年间断出现的间日疟，主要存在于一些游客较少涉足的农村地区。Chiapas 州的一些地区（Costa）为低风险。在 Chihuahua、Durango、Nayarit、Quintana Roo 和 Sinaloa 州存在一些风险非常低的地区。

WHO推荐的中等风险地区预防措施：A类。

密克罗尼西亚联邦

黄热病（2013 年以前）

入境要求：无。

WHO疫苗接种建议：不推荐。

摩纳哥

黄热病（2018）

入境要求：无。

WHO疫苗接种建议：不推荐。

蒙古

黄热病（2016）

入境要求：无。

WHO疫苗接种建议：不推荐。

黑山

黄热病（2019）

入境要求：无。

WHO疫苗接种建议：不推荐。

蒙特塞拉特岛

黄热病（2017）

入境要求：来自存在黄热病传播风险国家的 1 周岁及以上旅行者，以及在这些国家机场转机停留的旅行者，须提供黄热病疫苗接种证明。

WHO 疫苗接种建议：不推荐。

摩洛哥

黄热病（2019）

入境要求：无。

WHO 疫苗接种建议：不推荐。

其他预防接种要求（2019）

来自脊髓灰质炎流行国家的所有旅行者，入境时须提供旅行前 4 周至 12 个月内接种过 1 剂脊髓灰质炎疫苗的国际证明。

莫桑比克

黄热病（2018）

入境要求：来自存在黄热病传播风险国家的 9 月龄及以上旅行者，以及在这些国家机场转机停留超过 12h 的旅行者，须提供黄热病疫苗接种证明。

WHO 疫苗接种建议：不推荐。

疟疾（2018）

疟疾风险主要来自恶性疟，全国全年存在风险。

WHO 推荐的预防措施：C 类。

缅甸

黄热病（2019）

入境要求：来自存在黄热病传播风险国家的 1 周岁及以上旅行者，以及在这些国家机场转机停留超过 12h 的旅行者，须提供黄热病疫苗接种证明。

WHO 疫苗接种建议：不推荐。

疟疾（2019）

疟疾风险主要来自恶性疟，在偏远的农村、丘陵和森林地区以及在 Rahkine 州的一些沿海地区，全年存在风险。在城市和市区没有疟疾传播。中部平原和干旱地区通常无疟疾传播，但仍存在小范围传播。在 Kayin 州和 Shan 州东部地区报告过甲氟喹耐药疟疾。缅甸东南部疑似出现青蒿素耐药疟疾。对氯喹耐药的间日疟也有报告。已有人感染诺氏疟原虫的报告。

WHO 推荐的风险地区预防措施：C 类。

纳米比亚

黄热病（2018）

入境要求：来自存在黄热病传播风险国家的 9 月龄及以上旅行者，以及在这些国家机场转机停留超过 12h 的旅行者，须提供黄热病疫苗接种证明。

WHO 疫苗接种建议：不推荐。

疟疾（2018）

疟疾风险主要来自恶性疟，从 11 月至次年 6 月存在以下区域：Ohangwena、Omaheke、Oshana、Oshikoto 和 Otjozondjupa。在 Kunene 地区的 Kunene 河沿岸、Zambesi 地区的 Zambesi 河沿岸、Ka-vango 地区（西部和东部）的 Okavango 河沿岸全年存在风险。

WHO 推荐的风险地区预防措施：C 类。

瑙鲁

黄热病（2019）

入境要求：无。

WHO 疫苗接种建议：不推荐。

尼泊尔

黄热病（2019）

入境要求：来自存在黄热病传播风险国家的 1 周岁及以上旅行者，以及在这些国家机场转机停留超过 12h 的旅行者，须提供黄热病疫苗接种证明。

WHO 疫苗接种建议:不推荐。

疟疾(2019)

疟疾感染存在于 Terai 南部地区,主要是 Terai 内(平原地区)——沿森林、山麓、森林边缘以及山区丘陵河谷上游。疟疾的传播主要是季节性的(3 月~10 月);高峰月份是在雨季(5 月~8 月)。风险主要来自间日疟,7 月~10 月偶有恶性疟暴发。

WHO 推荐的风险地区预防措施:C 类。

其他预防接种要求(2019)

来自阿富汗、肯尼亚、尼日利亚、巴基斯坦、巴布亚新几内亚和索马里的旅行者需要提供脊髓灰质炎疫苗接种证明。

荷兰

黄热病(2019)

入境要求:无。

WHO 疫苗接种建议:不推荐。

新喀里多尼亚

黄热病(2013)

入境要求:来自存在黄热病传播风险国家的 1 周岁及以上旅行者,以及在这些国家机场转机停留超过 12h 的旅行者,须提供黄热病疫苗接种证明。

注:在发生威胁到本国领土的黄热病疫情时,可能会要求特定的黄热病疫苗接种证明。

WHO 疫苗接种建议:不推荐。

新西兰

黄热病(2019)

入境要求:无。

WHO 疫苗接种建议:不推荐。

尼加拉瓜

黄热病(2018)

入境要求:来自存在黄热病传播风险国家的 1 周岁及以上旅行者,

须提供黄热病疫苗接种证明。

WHO 疫苗接种建议:不推荐。

疟疾(2018)

疟疾风险主要来自间日疟(79.2%)和恶性疟(20.8%)。在许多自治市全年存在,主要在 Región Autónoma del Atlántico Norte,而在 Boaca、Chinandega、Jinoteca、Léon 和 Matagalpa 有零星传播病例报告。在中部和西部地区的其他自治市也有病例报告,但这些地区的风险非常低,或可以忽略不计。恶性疟高风险主要集中在 Región Autónoma del Atlántico Norte,尤其是 Rosita、Siuna、Bonanza、Puerto Cabezas 和 Waspán 自治市。无耐氯喹恶性疟的报告。

WHO 推荐的风险地区预防措施:间日疟风险区 B 类;恶性疟风险区 C 类。

尼日尔

黄热病(2013 年以前)

入境要求:所有 1 周岁及以上旅行者须提供黄热病疫苗接种证明。建议离开尼日尔的旅行者,也持有黄热病疫苗接种证明。

WHO 疫苗接种建议:推荐。

推荐接种:所有 9 月龄及以上,前往撒哈拉沙漠以南地区的旅行者。

不推荐接种:行程仅限于撒哈拉沙漠地区的旅行者。

疟疾(2018 年以前)

疟疾风险主要来自恶性疟,全国全年存在风险。

WHO 推荐的预防措施:C 类。

尼日利亚

黄热病(2019)

入境要求:所有 9 月龄及以上旅行者须提供黄热病疫苗接种证明。

WHO 疫苗接种建议:推荐。

疟疾(2018)

疟疾风险主要来自恶性疟,全国全年存在风险。

WHO 推荐的预防措施:C 类。

纽埃

黄热病（2019）

入境要求：来自存在黄热病传播风险国家的 9 月龄及以上旅行者，须提供黄热病疫苗接种证明。

WHO 疫苗接种建议：不推荐。

诺福克岛（见澳大利亚）

北马里亚纳群岛（见美利坚合众国）

北马其顿

黄热病（2019）

入境要求：无。

WHO 疫苗接种建议：不推荐。

挪威

黄热病（2016）

入境要求：无。

WHO 疫苗接种建议：不推荐。

阿曼

黄热病（2019）

入境要求：来自存在黄热病传播风险国家的 9 月龄及以上旅行者，以及在这些国家机场转机停留超过 12h 的旅行者，须提供黄热病疫苗接种证明。

WHO 疫苗接种建议：不推荐。

疟疾（2019）

继输入性疟疾传入后，可能有零星的恶性疟和间日疟传播。2010 年北部省份 Ash Sharqiva 报告过恶性疟和间日疟的局部暴发。2011 年和 2012 年也有当地病例报告。

WHO 推荐预防措施：无。

其他预防接种要求（2019）

来自脊髓灰质炎病毒输出国家的旅行者须接种脊髓灰质炎疫苗。

巴基斯坦

黄热病（2019）

入境要求：来自存在黄热病传播风险国家的 1 周岁及以上旅行者，须提供黄热病疫苗接种证明。

WHO 疫苗接种建议：不推荐。

疟疾（2019）

疟疾风险来自间日疟和恶性疟，在全国海拔低于 2000m 的地区全年存在风险，尤其 7 月~12 月的农村地区。

WHO 推荐的风险地区预防措施：C 类。

其他预防接种要求（2019）

所有年龄的出境旅行者和长期居留的入境旅行者（大于 4 周），必须强制性口服脊髓灰质炎疫苗，并签发预防接种国际证书作为接种证明。

帕劳

黄热病（2013 年以前）

入境要求：无。

WHO 疫苗接种建议：不推荐。

巴拿马

黄热病（2019）

入境要求：来自存在黄热病传播风险或正在流行黄热病国家的 1 周岁及以上旅行者，以及在这些国家机场转机停留超过 12h 的旅行者，须提供黄热病疫苗接种证明。

WHO 疫苗接种建议：推荐。

推荐接种：所有 9 月龄及以上前往大运河周围区域东部大陆地区的旅行者（Emberá 和 Kuna Yala 的原住民地区全境，Darién 省及大运河东部的 Colón 省和 Panama 省）。

不推荐接种：行程仅限于大运河以西地区、巴拿马市、大运河区、Balboa 群岛（珍珠群岛）和 San Blas 群岛的旅行者。

疟疾（2019）

疟疾风险主要来自间日疟（97％），沿大西洋海岸的省份和原住民居留地，以及与哥斯达黎加和哥伦比亚接壤地区：Bocas del Toro、Chiriquí、Colón、Darién、Kuna Yala、Ngäbe Buglé、Panama 和 Veraguas，全年存在风险。在巴拿马市，大运河区及其他省份没有传播风险或风险可以忽略不计。

WHO 推荐的风险地区预防措施：B 类；与哥伦比亚接壤的东部流行区 C 类。

巴布亚新几内亚

黄热病（2019）

入境要求：来自有黄热病传播风险国家的 1 周岁及以上旅行者，以及在这些国家机场转机停留的旅行者，须提供黄热病疫苗接种证明。

WHO 疫苗接种建议：不推荐。

疟疾（2019）

疟疾风险主要来自恶性疟，在全国海拔低于 1800m 的地区全年存在风险。有对氯喹耐药的间日疟报告。

WHO 推荐的风险地区预防措施：C 类。

巴拉圭

黄热病（2019）

入境要求：来自存在黄热病传播风险国家的 1 周岁及以上旅行者，以及在这些国家机场转机停留超过 12h 的旅行者，须提供黄热病疫苗接种证明。

WHO 疫苗接种建议：推荐。

推荐接种：所有 9 月龄及以上的旅行者，下述情况除外。

通常不推荐接种：行程仅限于 Asunción 市的旅行者。

疟疾（2019）

疟疾风险非常低，最后一例本地病例出现在 2011 年。在历史上疟疾流行的 Alto Paraná、Canindeyú 和 Caaguazú 区，依然存在间日疟再次流行的可能。

WHO 推荐的风险地区预防措施：A 类。

秘鲁

黄热病（2018）

入境要求：无。

WHO疫苗接种建议：推荐。

推荐接种：9月龄及以上前往海拔低于2300m以下下述地区的旅行者，包括Amazonas、Loreto、Madre de Dios、San Martin、Ucayali、Puno、Cuzco、Junín、Pasco和Huánuco地区，以及下列特定地区：Apurimac北部偏远地区、Huancavelica北部偏远地区、Ancash东北部偏远地区、La Libertad东部、Cajamarca北部和东部、Ayacucho北部和东北部和Piura东部。

通常不推荐接种：行程仅限于安第斯山脉西部以下地区的旅行者，包括Lambayeque和Tumbes区域，以及Piura西部、Cajamarca南部、西部和中部指定区域。

不推荐接种：行程仅限于以下地区的旅行者，包括所有海拔2300m以上的地区，上面没有列出的安第斯山脉西部地区，Cuzco市、首都利马、马丘比丘和印加古道。

疟疾（2018）

疟疾风险来自间日疟（84%）和恶性疟（16%），在海拔2300m以下安第斯山谷间的乡村地区以及亚马逊高低丛林区全年存在。病例数量最多的45个风险最高的地区集中在Amazonas、Junin、San Martin区，Loreto区最为严重。98%的恶性疟病例来自Loreto区，它坐落在亚马逊区域，且包含该国14个风险最高的地区。

WHO推荐的风险地区预防措施：间日疟风险区B类；Loreto区C类。

菲律宾

黄热病（2019）

入境要求：来自存在黄热病传播风险国家的1周岁及以上旅行者，以及在这些国家机场转机停留超过12h的旅行者，须提供黄热病疫苗接种证明。

WHO疫苗接种建议：不推荐。

疟疾（2019）

疟疾风险全年存在于以下9个省：Palawan、Sultan Kudarat、Davao

del norte、Maguindanao、Sulu、Mindoro occidental、Tawi-tawi，Cagayan 山谷以及 Davao 市。

WHO 推荐的风险地区预防措施：C 类。

其他预防接种要求（2019）

来自或前往脊髓灰质炎高危国家的旅行者须提供脊髓灰质炎疫苗接种国际证明。朝觐人员须接种脑膜炎球菌疫苗。

皮特凯恩群岛

黄热病（2019）

入境要求：来自存在黄热病传播风险国家的 1 周岁及以上旅行者，须提供黄热病疫苗接种证明。

WHO 疫苗接种建议：不推荐。

波兰

黄热病（2018）

入境要求：无。

WHO 疫苗接种建议：不推荐。

葡萄牙

黄热病（2019）

入境要求：无。

WHO 疫苗接种建议：不推荐。

波多黎各

黄热病（2019）

入境要求：无。

WHO 疫苗接种建议：不推荐。

卡塔尔

黄热病（2017）

入境要求：无。

WHO 疫苗接种建议：不推荐。

其他预防接种要求（2017）

根据《国际卫生条例》（IHR,附录 6），所有来自脊髓灰质炎病毒输出国家的旅行者,需出示脊髓灰质炎疫苗预防接种国际证明。

韩国

黄热病（2019）

入境要求:无。

WHO 疫苗接种建议:不推荐。

疟疾（2019）

有限的疟疾风险仅限于间日疟,主要在 Gangwon-do 和 Gyeonggi-do 省的北部地区和仁川市（向非军事区延伸）。

WHO 推荐的风险地区预防措施:A 类。

摩尔多瓦共和国

黄热病（2019）

入境要求:无。

WHO 疫苗接种建议:不推荐。

留尼旺岛

黄热病（2019）

入境要求:无。

WHO 疫苗接种建议:不推荐。

罗马尼亚

黄热病（2019）

入境要求:无。

WHO 疫苗接种建议:不推荐。

俄罗斯联邦

黄热病（2016）

入境要求:无。

WHO 疫苗接种建议:不推荐。

疟疾（2016）

非常有限的间日疟风险可能存在于受独联体南方国家大量移民迁徙影响的地区。

WHO 推荐的预防措施：无。

卢旺达

黄热病（2016）

入境要求：来自存在黄热病传播风险国家的 1 周岁及以上旅行者，须提供黄热病疫苗接种证明。

WHO 疫苗接种建议：通常不推荐。

通常不推荐接种：前往卢旺达的旅行者。

疟疾（2018）

疟疾风险主要来自恶性疟，全国全年存在风险。

WHO 推荐的预防措施：C 类。

萨巴岛

黄热病（2019）

入境要求：无。

WHO 疫苗接种建议：不推荐。

圣巴泰勒米岛

黄热病（2019）

入境要求：来自存在黄热病传播风险国家的 1 周岁及以上旅行者，以及在这些国家机场转机停留超过 12h 的旅行者，须提供黄热病疫苗接种证明。

WHO 疫苗接种建议：不推荐。

圣赫勒拿岛

黄热病（2017）

入境要求：来自存在黄热病传播风险国家的 1 周岁及以上旅行者，须提供黄热病疫苗接种证明。

WHO 疫苗接种建议：不推荐。

圣基茨和尼维斯

黄热病（2017）

入境要求：来自存在黄热病传播风险国家的 1 周岁及以上旅行者，须提供黄热病疫苗接种证明。

WHO 疫苗接种建议：不推荐。

其他预防接种要求（2016）

来自经 WHO 证实有脊髓灰质炎流行国家的旅行者，须完成口服脊髓灰质炎疫苗接种。

圣卢西亚

黄热病（2019）

入境要求：来自存在黄热病传播风险国家的 9 月龄及以上旅行者，须提供黄热病疫苗接种证明。

WHO 疫苗接种建议：不推荐。

法属圣马丁岛

黄热病（2019）

入境要求：来自存在黄热病传播风险国家的 1 周岁及以上旅行者，以及在这些国家机场转机停留超过 12h 的旅行者，须提供黄热病疫苗接种证明。

WHO 疫苗接种建议：不推荐。

圣皮埃尔和密克隆

黄热病（2019）

入境要求：无。

WHO 疫苗接种建议：不推荐。

圣文森特和格林纳丁斯

黄热病（2013 年以前）

入境要求：来自存在黄热病传播风险国家的 1 周岁及以上旅行者，须提供黄热病疫苗接种证明。

WHO 疫苗接种建议：不推荐。

萨摩亚

黄热病（2013）

入境要求：来自存在黄热病传播风险国家的 1 周岁及以上旅行者，以及在这些国家机场转机停留超过 12h 的旅行者，须提供黄热病疫苗接种证明。

WHO 疫苗接种建议：不推荐。

圣马力诺

黄热病（2013 年以前）

入境要求：无。

WHO 疫苗接种建议：不推荐。

圣多美和普林西比

黄热病（2015）

入境要求：来自存在黄热病传播风险国家的 1 周岁及以上旅行者，以及在这些国家机场转机停留的旅行者，须提供黄热病疫苗接种证明。

WHO 疫苗接种建议：通常不推荐。

通常不推荐接种：前往圣多美和普林西比的旅行者。

疟疾（2018）

疟疾风险主要来自恶性疟，全国全年存在风险。

WHO 推荐的预防措施：C 类。

沙特阿拉伯

黄热病（2019）

入境要求：来自存在黄热病传播风险国家的 1 周岁及以上旅行者，以及在这些国家机场转机停留超过 12h 的旅行者，须提供黄热病疫苗接种证明。

WHO 疫苗接种建议：不推荐。

疟疾（2019）

该国处于疟疾消除前期。曾报道与也门接壤的村庄（除外 Asir 省高海拔地区)有恶性疟的局部传播,时间主要从 9 月至次年 1 月。感染率已经下降到每 10 万居民不到 0.3 例。麦加市和麦地那市没有风险。

WHO 推荐的风险地区预防措施:C 类。

其他预防接种要求(2019)

脑膜炎球菌性脑膜炎

2 周岁以上前来正朝、副朝或从事季节性工作的旅行者,须提供有效的 4 价脑膜炎球菌疫苗(ACYW135)的接种证明,且接种日期为到达沙特阿拉伯当日的至少 10d 前。下列任一种疫苗接种方式均可:

- 3 年内接种过 4 价(ACYW135)多糖疫苗。
- 5 年内接种过 4 价(ACYW135)结合疫苗。

目前研究数据表明 55 岁以上人群接种结合疫苗是安全和有效的。朝觐国家的卫生当局应该确保朝觐人群接种疫苗的有效时间,并在接种证明中清楚标明接种疫苗的类型。如果疫苗类型未标明,接种证明的有效期默认为 3 年。

下列人群须接种 4 价(ACYW135)结合疫苗:

- 沙特阿拉伯国内的朝觐者。
- 两个圣城(麦加和麦地那)的居民。
- 任何可能与朝觐者接触的人员,包括医疗机构的工作人员或其他官员。

如果认为必要,沙特阿拉伯王国卫生部可能会选择在入境口岸让一些旅行者服用预防性抗生素。

脊髓灰质炎

来自脊髓灰质炎病毒正在传播的地区(即野生型或疫苗衍生型脊髓灰质炎病毒传播)的旅行者,以及来自存在脊髓灰质炎再流行危险国家的旅行者,须提供有效的脊髓灰质炎疫苗接种证明。

来自阿富汗、刚果民主共和国、莫桑比克、缅甸、尼日尔、尼日利亚、巴基斯坦、巴布亚新几内亚、阿拉伯叙利亚共和国、索马里和也门的旅行者需要提供以下至少一种疫苗接种证明:

- 到达前至少 4 周至 12 个月内,接种过至少 1 剂口服 2 价脊髓灰质炎疫苗(OPV);
- 到达前至少 4 周至 12 个月内,接种过至少 1 剂灭活脊髓灰质炎疫苗(IPV)。

来自阿富汗、缅甸、尼日利亚、巴基斯坦、巴布亚新几内亚、阿拉伯叙利亚共和国、索马里和也门的旅行者在沙特阿拉伯入境处仍需接受 1 剂口服脊髓灰质炎疫苗。

塞内加尔

黄热病（2016）

入境要求：来自存在黄热病传播风险国家的 9 月龄及以上旅行者，以及在这些国家机场转机停留的旅行者，须提供黄热病疫苗接种证明。

WHO 疫苗接种建议：推荐。

疟疾（2018）

疟疾风险主要来自恶性疟，全国全年存在风险。1 月～6 月的中西部地区风险较低。

WHO 推荐的预防措施：C 类。

塞尔维亚

黄热病（2013 年以前）

入境要求：无。

WHO 疫苗接种建议：不推荐。

塞舌尔

黄热病（2019）

入境要求：来自存在黄热病传播风险国家的 1 周岁及以上旅行者，以及在这些国家机场转机停留时间超过 12h 的旅行者，须提供黄热病疫苗接种证明。

WHO 疫苗接种建议：不推荐。

其他预防接种要求（2018）

来自脊髓灰质炎暴发国家的旅行者，须接种脊髓灰质炎疫苗。

塞拉利昂

黄热病（2013 年以前）

入境要求：所有旅行者须提供黄热病疫苗接种证明。

WHO 疫苗接种建议：推荐。

疟疾（2018 年以前）

疟疾风险主要来自恶性疟,全国全年存在风险。

WHO 推荐的预防措施:C 类。

新加坡

黄热病（2019）

入境要求:来自黄热病传播风险国家的 1 周岁及以上旅行者,以及在这些国家机场转机停留超过 12h 的旅行者,须提供黄热病疫苗接种证明。

WHO 疫苗接种建议:不推荐。

圣尤斯特歇斯岛

黄热病（2019）

入境要求:来自黄热病传播风险国家的 6 月龄及以上旅行者,须提供黄热病疫苗接种证明。

WHO 疫苗接种建议:不推荐。

荷属圣马丁岛

黄热病（2019）

入境要求:来自存在黄热病传播风险国家的 9 月龄及以上旅行者,须提供黄热病疫苗接种证明。

WHO 疫苗接种建议:不推荐。

斯洛伐克

黄热病（2019）

入境要求:无。

WHO 疫苗接种建议:不推荐。

斯洛文尼亚

黄热病（2019）

入境要求:无。

WHO 疫苗接种建议:不推荐。

所罗门群岛

黄热病（2019）

入境要求：来自存在黄热病传播风险国家的 9 月龄及以上旅行者，须提供黄热病疫苗接种证明。

WHO 疫苗接种建议：不推荐。

疟疾（2019）

疟疾风险主要来自恶性疟，除东部和南部的一些偏远岛屿外，全年存在风险。曾有对氯喹耐药的间日疟报告。

WHO 推荐的风险地区预防措施：C 类。

索马里

黄热病（2018）

入境要求：来自存在黄热病传播风险国家的 9 月龄及以上旅行者，以及在这些国家机场转机停留超过 12h 的旅行者，须提供黄热病疫苗接种证明。

WHO 疫苗接种建议：通常不推荐。

通常不推荐接种：前往以下地区的旅行者，包括 Bakool、Banaadir、Bay、Gado、Galgadud、Hiran、Lower Juba、Middle Juba、Lower Shabelle 和 Middle Shabelle。

不推荐接种：前往上述未列出地区的旅行者。

疟疾（2018）

疟疾风险主要来自恶性疟，全国全年存在风险。北部风险相对较低并呈季节性，中部和南部风险相对较高。

WHO 推荐的预防措施：C 类。

南非

黄热病（2018）

入境要求：来自存在黄热病传播风险国家的 1 周岁及以上旅行者，以及在这些国家机场转机停留超过 12h 的旅行者，须提供黄热病疫苗接种证明。

WHO 疫苗接种建议：不推荐。

疟疾（2018）

疟疾风险主要来自恶性疟，全年在 Mpumalanga 省的低海拔地区（包括 Kruger 国家公园），Limpopo 省和 KwaZulu-Natal 省东北部存在风险。从 10 月至次年 5 月风险最高。

WHO 推荐的风险地区预防措施：C 类。

南苏丹

黄热病（2018）

入境要求：所有 9 月龄及以上旅行者须提供黄热病疫苗接种证明。

WHO 疫苗接种建议：推荐。

疟疾（2018）

疟疾风险主要来自恶性疟，全国全年存在风险。

WHO 推荐的预防措施：C 类。

西班牙

黄热病（2019）

入境要求：无。

WHO 疫苗接种建议：不推荐。

斯里兰卡

黄热病（2019）

入境要求：来自存在黄热病传播风险国家的 9 月龄及以上旅行者，以及在这些国家机场转机停留超过 12h 的旅行者，须提供黄热病疫苗接种证明。

WHO 疫苗接种建议：不推荐。

苏丹

黄热病（2015）

入境要求：来自存在黄热病传播风险国家的 1 周岁及以上旅行者，以及在这些国家机场转机停留超过 12h 的旅行者，须提供黄热病疫苗接种证明。

WHO 疫苗接种建议：推荐。

推荐接种：所有前往撒哈拉沙漠以南地区的 9 月龄及以上旅行者。

不推荐接种：行程仅限于撒哈拉沙漠地区和喀土穆（Khartoum）市的旅行者。

疟疾（2018）

疟疾风险主要来自恶性疟，全国全年存在风险。北部呈季节性低风险，中部和南部地区风险较高。红海沿岸的风险非常有限。

WHO 推荐的预防措施：C 类。

苏里南

黄热病（2019）

入境要求：来自存在黄热病传播风险国家的 1 周岁及以上旅行者，以及在这些国家机场转机停留超过 12h 的旅行者，须提供黄热病疫苗接种证明。

WHO 疫苗接种建议：推荐。

疟疾（2019）

近年来，恶性疟（40％）、间日疟（58％）和混合感染（2％）的风险持续下降，苏里南正在逐步消除疟疾。在沿海草原地区以外的该国内陆地区，全年均有疟疾发生，东部边境和黄金开采区风险最高。Paramaribo 城和其他 7 个沿海地区自 1968 年起已不再有疟疾传播。已出现对甲氟喹耐药的恶性疟报告，奎宁敏感性下降也有报告。

WHO 推荐的风险地区预防措施：C 类。

瑞典

黄热病（2019）

入境要求：无。

WHO 疫苗接种建议：不推荐。

瑞士

黄热病（2018）

入境要求：无。

WHO 疫苗接种建议：不推荐。

阿拉伯叙利亚共和国

黄热病（2015）

入境要求：无。

WHO 疫苗接种建议：不推荐。

疟疾（2015）

非常有限的疟疾风险仅来自间日疟，5 月～10 月在北部边界局部存在，特别是在 El Hasaka 省的农村地区。自 2005 年起没有本地病例报告，但 2010 年后上报系统已中断。

WHO 推荐的预防措施：无。

其他预防接种要求（2015）

要求来自喀麦隆、赤道几内亚、巴基斯坦的旅行者，以及从阿拉伯叙利亚共和国前往其他国家的旅行者须接种脊髓灰质炎疫苗。

塔吉克斯坦

黄热病（2017）

入境要求：无。

WHO 疫苗接种建议：不推荐。

疟疾（2017）

自 2009 年起没有恶性疟本地病例报告，2015 年起没有间日疟本地病例报告。过去的疟疾风险主要来自间日疟（6 月～10 月），集中在南部地区（Khatlon 区）以及部分中部（Dushanbe）、西部（Gorno-Badakhshan 自治区）及北部（Leninabad 区）地区。

WHO 推荐的风险地区预防措施：A 类。

坦桑尼亚（见坦桑尼亚联合共和国）

泰国

黄热病（2019）

入境要求：来自存在黄热病传播风险国家的 1 周岁及以上旅行者，以及在这些国家机场转机停留超过 12h 的旅行者，须提供黄热病疫苗接种证明。

WHO 疫苗接种建议：不推荐。

疟疾（2019）

疟疾风险在该国农村地区（特别是森林和丘陵地带）全年存在，主要集中在边境地区，包括最南端的省份。大城市（如曼谷、清迈、芭提雅）、城区、苏梅岛以及普吉岛上的主要旅游度假区没有疟疾风险，但其他地区和岛屿存在风险。在与柬埔寨和缅甸接壤的边境地区曾有对甲氟喹和奎宁耐药的恶性疟报告，在与缅甸接壤的边境地区曾有对青蒿素耐药的恶性疟报告。对氯喹耐药的间日疟曾有报告。人感染诺氏疟原虫的病例曾有报告。

WHO推荐的风险地区预防措施：A类；与柬埔寨和缅甸接壤的边境地区C类。

东帝汶

黄热病（2019）

入境要求：无。

WHO疫苗接种建议：不推荐。

疟疾（2019）

疟疾风险主要来自恶性疟，全国全年存在风险。

WHO推荐的预防措施：C类。

多哥

黄热病（2018）

入境要求：所有9月龄及以上旅行者须提供黄热病疫苗接种证明。

WHO疫苗接种建议：推荐。

疟疾（2018）

疟疾风险主要来自恶性疟，全国全年存在风险。

WHO推荐的预防措施：C类。

托克劳群岛（见新西兰）

汤加

黄热病（2013年以前）

入境要求：无。

WHO 疫苗接种建议：不推荐。

特立尼达和多巴哥

黄热病（2019）

入境要求：来自存在黄热病传播风险国家的 1 周岁及以上旅行者，以及在这些国家机场转机停留超过 12h 的旅行者，须提供黄热病疫苗接种证明。

WHO 疫苗接种建议：推荐。

推荐接种：所有前往特立尼达岛茂密丛林区的 9 月龄及以上旅行者。

不推荐接种：中转的游轮旅客及转机的航空旅客，或行程仅限于多巴哥岛的旅行者。

特里斯坦-达库尼亚群岛（见英国）

突尼斯

黄热病（2019）

入境要求：无。

WHO 疫苗接种建议：不推荐。

特克斯和凯科斯群岛（见英国）

土耳其

黄热病（2018）

入境要求：无。

WHO 疫苗接种建议：不推荐。

疟疾（2018）

本土已无疟疾传播，自 2010 年起无本地感染病例报告。国内无疟疾风险。

WHO 推荐的风险地区预防措施：无。

土库曼斯坦

黄热病（2018）

入境要求：无。

WHO疫苗接种建议：不推荐。

图瓦卢

黄热病（2019）

入境要求：无。

WHO疫苗接种建议：不推荐。

乌干达

黄热病（2018）

入境要求：所有1周岁及以上旅行者须提供黄热病疫苗接种证明。

WHO疫苗接种建议：推荐。

疟疾（2018）

疟疾风险主要来自恶性疟，全国全年存在风险。

WHO推荐的预防措施：C类。

乌克兰

黄热病（2019）

入境要求：无。

WHO疫苗接种建议：不推荐。

其他预防接种要求（2019）

长期前往野生型或疫苗衍生型脊髓灰质炎病毒传播国家的旅行者，应出示在到达前至少4周至12个月内，接种过至少1剂口服2价脊髓灰质炎疫苗（bOPV）或1剂灭活脊髓灰质炎疫苗（IPV）的证明。需紧急出行的国际旅行者必须在出发前接种1剂脊髓灰质炎疫苗。根据《国际卫生条例》，旅行者将获得一本《疫苗接种或预防措施国际证书》（ICVP），以记录其脊髓灰质炎疫苗接种情况并作为接种证明。

阿拉伯联合酋长国

黄热病（2019）

入境要求：来自存在黄热病传播风险国家的 9 月龄及以上旅行者，以及在这些国家机场转机停留超过 12h 的旅行者，须提供黄热病疫苗接种证明。

WHO 疫苗接种建议：不推荐。

英国（含海峡群岛和马恩岛）

黄热病（2019）

入境要求：无。

WHO 疫苗接种建议：不推荐。

坦桑尼亚联合共和国

黄热病（2018）

入境要求：来自存在黄热病传播风险国家的 1 周岁及以上旅行者，以及在这些国家机场转机停留超过 12h 的旅行者，须提供黄热病疫苗接种证明。

WHO 疫苗接种建议：通常不推荐。

通常不推荐接种：前往坦桑尼亚联合共和国的旅行者。

疟疾（2018）

疟疾风险主要来自恶性疟，全国海拔低于 1800m 的地区全年存在风险。

WHO 推荐的风险地区预防措施：C 类。

美利坚合众国

黄热病（2019）

入境要求：无。

WHO 疫苗接种建议：不推荐。

美属维京群岛（见美利坚合众国）

乌拉圭

黄热病（2019）

入境要求：无。

WHO 疫苗接种建议：不推荐。

乌兹别克斯坦

黄热病（2013 年以前）

入境要求：无。

WHO 疫苗接种建议：不推荐。

疟疾（2018）

有限的疟疾风险仅来自间日疟，6 月～10 月在与阿富汗、吉尔吉斯斯坦和塔吉克斯坦接壤的南部、东部地区的一些村庄存在风险。自 2011 年起无本地病例报告。

WHO 推荐的风险地区预防措施：A 类。

瓦努阿图

黄热病（2019）

入境要求：无。

WHO 疫苗接种建议：不推荐。

疟疾（2019）

低至中度疟疾风险主要来自间日疟，全国大部分地区全年存在风险。曾有对氯喹耐药的间日疟报告。恶性疟风险依然存在。

WHO 推荐的预防措施：C 类。

委内瑞拉（玻利瓦尔共和国）

黄热病（2018）

入境要求：来自巴西的 1 周岁及以上旅行者，以及在巴西机场转机停留超过 12h 的旅行者，须提供黄热病疫苗接种证明。

WHO 疫苗接种建议：推荐。

推荐接种:所有 9 月龄及以上的旅行者,下列情况除外。

通常不推荐接种:行程仅限于 Aragua 州、Carabobo 州、Miranda 州、Vargas 州和 Yaracuy 州以及 Distrito 联邦全境的旅行者。

不推荐接种:行程仅限于 Merida 州 、Trujillo 州和 Tachira 州海拔 2300 米以上地区,Falcon 州、Lara 州、Margarita 岛、首都加拉加斯(Caracas)和 Valencia 市的旅行者。

疟疾(2018)

疟疾风险来自间日疟(74.6%)和恶性疟(25.4%),全年在 Amazonas、Bolívar、Delta Amacuro 和 Sucre 州的部分地区存在高风险。在 Zulia 州存在中风险,在 Anzoátegui 和 Monagas 州风险较低。恶性疟风险主要局限在 Amazonas 州(Alto Orinoco、Atabapo、Atures、Autana 和 Manapiare)、Bolivar 州(Angostura、Cedeño、El Callao、Gran Sabana、Heres、Piar、 Rocio 和 Sifontes), Delta Amacuro 州,以及 Sucre 州(Benítez、Bermúdez、Cajigal 和 Arismendi) 的城市。

WHO 推荐的风险地区预防措施:间日疟风险区 B 类;恶性疟风险区 C 类。

越南

黄热病(2019)

入境要求:无。

WHO 疫苗接种建议:不推荐。

疟疾(2019)

疟疾风险主要来自恶性疟,除城市中心、红河三角洲、湄公河三角洲、越南中部沿海平原地区外,全国均存在风险。高风险地区是北纬 18°以南海拔 1500m 以下的高地地区,特别是 Dak Lak、Dak Nong、Gia Lai 和 Kon Tum 4 个中央高地省,Binh Phuoc 省,以及 Khanh Hoa 省、Ninh Thuan 省、Quang Nam 省、Quang Tri 省等沿海省份的西部地区。有甲氟喹耐药的恶性疟报告。

WHO 推荐的风险地区预防措施:C 类。

威克岛

黄热病（2013 年以前）

入境要求：无。

WHO 疫苗接种建议：不推荐。

瓦利斯和富图纳群岛

黄热病（2019）

入境要求：来自存在黄热病传播风险国家的 1 周岁及以上旅行者，以及在这些国家机场转机停留超过 12h 的旅行者，须提供黄热病疫苗接种证明。

WHO 疫苗接种建议：不推荐。

也门

黄热病（2013 年以前）

入境要求：无。

WHO 疫苗接种建议：不推荐。

疟疾（2018 年以前）

疟疾风险主要来自恶性疟，全国海拔低于 2000m 的地区全年均存在风险，但主要集中在 9 月至次年 2 月。Sana'a 市没有风险，Socotra 岛风险非常有限。

WHO 推荐的风险地区预防措施：C 类；Socotra 岛 A 类。

赞比亚

黄热病（2018）

入境要求：来自存在黄热病传播风险国家的 1 周岁及以上旅行者，以及在这些国家机场转机停留超过 12h 的旅行者，须提供黄热病疫苗接种证明。

WHO 疫苗接种建议：通常不推荐。

通常不推荐接种：前往整个西北部地区和西部省份的旅行者。

不推荐接种：前往上述地区以外的旅行者。

疟疾（2018）

疟疾风险主要来自恶性疟，全国全年存在风险。

WHO 推荐的预防措施：C 类。

津巴布韦

黄热病（2019）

入境要求：来自存在黄热病传播风险国家的 9 月龄及以上旅行者，以及在这些国家机场转机停留超过 12h 的旅行者，须提供黄热病疫苗接种证明。

WHO 疫苗接种建议：不推荐。

疟疾（2019）

疟疾风险主要来自恶性疟，从 11 月至次年 6 月在海拔 1200m 以下地区存在风险，Zambezi 山谷全年存在风险。Bulawayo 和 Harare 地区的风险可以忽略不计。

WHO 推荐的风险地区预防措施：C 类。

本出版物中所使用的名称和材料的表述并不代表 WHO 对任何国家、领土、城市、地区及其当局的法律地位或对其边界和边界的划定发表任何意见。

（孟菁、田洁、张瑾、李夏、蔡常青、王亚伦 译　孟菁 校）

附录 1
存在黄热病传播风险[1]的国家[2]和要求
接种黄热病疫苗的国家

截至 2019 年 7 月 1 日

此名单仅包含 WHO 已确定存在黄热病传播风险和（或）对旅行者有要求的国家或地区。

国家	存在黄热病传播风险的国家	该国对旅行者[3]接种黄热病疫苗的要求	
		来自存在黄热病传播风险的国家（旅行者年龄）	来自所有国家（旅行者年龄）
阿尔巴尼亚		是（≥1 周岁）	
阿尔及利亚		是[4]（≥1 周岁）	
安哥拉	是		是（≥9 月龄）
安提瓜和巴布达		是（≥1 周岁）	

---

1 黄热病传播风险是指当前或曾经报告过黄热病病例，存在感染和传播黄热病的病媒和动物宿主潜在风险的地区。

2 本出版物中的"国家"指主权国家、地域领土和地区。

3 各国要求随时可能改变。旅行者应务必向有关领事馆或大使馆查询了解其前往国家的要求。

有效期：根据世界卫生大会在 WHA67.13 号决议中通过的《国际卫生条例》(2005)修正案，自 2016 年 7 月 11 日起，所有已签发和新签发的黄热病疫苗接种证明有效期由 10 年改为终生有效。

据此，自 2016 年 7 月 11 日起，对持有效预防接种证明的入境旅客，不能以证明上注明的接种生效日期已超过 10 年为由拒绝入境，也不能要求其补种或复种。

4 在有黄热病传播风险国家机场转机停留超过 12 小时的旅行者须接种黄热病疫苗。

国家	存在黄热病传播风险的国家	该国对旅行者[3]接种黄热病疫苗的要求	
		来自存在黄热病传播风险的国家（旅行者年龄）	来自所有国家（旅行者年龄）
阿根廷（Misiones省和 Corrientes 省）	是[6]		
阿鲁巴		是[4]（≥9 月龄）	
澳大利亚		是[4,7]（≥1 周岁）	
巴哈马群岛		是[4]（≥1 周岁）	
巴林		是[4]（≥9 月龄）	
孟加拉国		是[5]（≥1 周岁）	
巴巴多斯		是[7]（≥1 周岁）	
伯利兹		是[5]（≥1 周岁）	
贝宁	是	是[5]（≥1 周岁）	
玻利维亚（多民族国）	是[6]	是（≥1 周岁）	
博内尔岛		是[4]（≥9 月龄）	
博茨瓦纳		是[5]（≥1 周岁）	
巴西	是[6]		
文莱达鲁萨兰国		是[4]（≥9 月龄）	
布基纳法索	是	是[5]（≥9 月龄）	
布隆迪	是	是[5]（≥9 月龄）	
佛得角		是[4]（≥1 周岁）	
柬埔寨		是[4]（≥1 周岁）	
喀麦隆	是		是（≥9 月龄）
中非共和国	是		是（≥9 月龄）
乍得	是[6]		是（≥9 月龄）

5　在有黄热病传播风险国家机场转机停留的旅行者须接种黄热病疫苗。

6　黄热病的传播风险只存在于该国部分地区。详见《国际旅行卫生》中国家名录。

7　这些要求适用的国家名单与 WHO 的黄热病传播风险国家名单不同。详见《国际旅行卫生》中国家名录。

国家	存在黄热病传播风险的国家	该国对旅行者[3]接种黄热病疫苗的要求	
		来自存在黄热病传播风险的国家（旅行者年龄）	来自所有国家（旅行者年龄）
中国		是[5]（≥9月龄）	
圣诞岛		是[4,7]（≥1周岁）	
哥伦比亚	是[6]	是[4,7]（≥1周岁）	
刚果共和国	是		是（≥9月龄）
哥斯达黎加		是[7]（≥9月龄）	
科特迪瓦	是		是（≥9月龄）
古巴		是[4]（≥9月龄）	
库拉索岛		是[4]（≥9月龄）	
朝鲜民主主义人民共和国		是（≥1周岁）	
刚果民主共和国	是		是（≥9月龄）
多米尼克		是[4]（≥1周岁）	
多米尼加共和国		是[4,7]（≥1周岁）	
厄瓜多尔	是[6]	是[4,7]（≥1周岁）	
埃及		是[4,7]（≥9月龄）	
萨尔瓦多		是[4]（≥1周岁）	
赤道几内亚	是	是（≥9月龄）	
厄立特里亚		是[4]（≥9月龄）	
伊斯瓦蒂尼（斯威士兰）		是[5]（≥9月龄）	
埃塞俄比亚	是[6]	是[4]（≥9月龄）	
斐济		是[4]（≥1周岁）	
法属圭亚那	是		是（≥1周岁）
法属波利尼西亚		是[4]（≥1周岁）	
加蓬	是		是（≥1周岁）
冈比亚	是	是（≥9月龄）	
加纳	是		是（≥9月龄）

国家	存在黄热病传播风险的国家	该国对旅行者[3] 接种黄热病疫苗的要求	
		来自存在黄热病传播风险的国家（旅行者年龄）	来自所有国家（旅行者年龄）
格林纳达		是[4]（≥1周岁）	
瓜德罗普		是[4]（≥1周岁）	
危地马拉		是[4]（≥1周岁）	
几内亚	是	是（≥9月龄）	
几内亚比绍	是		是（≥1周岁）
圭亚那	是	是[5]（≥1周岁）	
海地		是（≥1周岁）	
洪都拉斯		是（≥1周岁）	
印度		是[5,7]（≥9月龄）	
印度尼西亚		是（≥9月龄）	
伊朗（伊斯兰共和国）		是[4]（≥9月龄）	
伊拉克		是[4]（≥9月龄）	
牙买加		是[4]（≥1周岁）	
约旦		是[4]（≥1周岁）	
肯尼亚	是[6]	是（≥1周岁）	
吉尔吉斯斯坦		是[4]（≥1周岁）	
老挝人民民主共和国		是	
莱索托		是[4]（≥6月龄）	
利比里亚	是	是（≥9月龄）	
利比亚		是（≥1周岁）	
马达加斯加		是[4]（≥9月龄）	
马拉维		是[4]（≥1周岁）	
马来西亚		是[4]（≥1周岁）	
马尔代夫		是[4]（≥9月龄）	
马里	是[6]		是（≥1周岁）

国家	存在黄热病传播风险的国家	该国对旅行者[3] 接种黄热病疫苗的要求	
		来自存在黄热病传播风险的国家（旅行者年龄）	来自所有国家（旅行者年龄）
马耳他		是[4]（≥9 月龄）	
马提尼克		是[4]（≥1 周岁）	
毛里塔尼亚	是[6]	是（≥1 周岁）	
马约特岛		是[4]（≥1 周岁）	
蒙特塞拉特岛		是[5]（≥1 周岁）	
莫桑比克		是[4]（≥9 月龄）	
缅甸		是[4]（≥1 周岁）	
纳米比亚		是[4]（≥9 月龄）	
尼泊尔		是[4]（≥1 周岁）	
新喀里多尼亚		是[4]（≥1 周岁）	
尼加拉瓜		是（≥1 周岁）	
尼日尔	是[6]		是（≥1 周岁）
尼日利亚	是		是（≥9 月龄）
纽埃		是（≥9 月龄）	
阿曼		是[4]（≥9 月龄）	
巴基斯坦		是（≥1 周岁）	
巴拿马	是[6]	是[4]（≥1 周岁）[a]	
巴布亚新几内亚		是[5]（≥1 周岁）	
巴拉圭	是[6]	是（≥1 周岁）	
秘鲁	是[6]		
菲律宾		是[4]（≥1 周岁）	
皮特凯恩群岛		是（≥1 周岁）	
卢旺达		是（≥1 周岁）	
圣巴泰勒米岛		是[4]（≥1 周岁）	
圣赫勒拿岛		是（≥1 周岁）	

---

[a] 来自黄热病流行国家的旅行者还须提供黄热病疫苗接种证明。

附录1 存在黄热病传播风险的国家和要求接种黄热病疫苗的国家

国家	存在黄热病传播风险的国家	该国对旅行者[3] 接种黄热病疫苗的要求	
		来自存在黄热病传播风险的国家（旅行者年龄）	来自所有国家（旅行者年龄）
圣基茨和尼维斯		是（≥1 周岁）	
圣卢西亚		是（≥9 月龄）	
法属圣马丁岛		是[4]（≥1 周岁）	
圣文森特和格林纳丁斯		是（≥1 周岁）	
萨摩亚		是[4]（≥1 周岁）	
圣多美和普林西比		是[5]（≥1 周岁）	
沙特阿拉伯		是[4]（≥1 周岁）	
塞内加尔	是	是[5]（≥9 月龄）	
塞舌尔		是[4]（≥1 周岁）	
塞拉利昂	是		是
新加坡		是[4]（≥1 周岁）	
圣尤斯特歇斯岛		是（≥6 个月）	
荷属圣马丁岛		是（≥9 月龄）	
所罗门群岛		是（≥9 月龄）	
索马里		是[4]（≥9 月龄）	
南非		是[4]（≥1 周岁）	
南苏丹	是		是（≥9 月龄）
斯里兰卡		是[4]（≥9 月龄）	
苏丹	是[6]	是[4]（≥1 周岁）	
苏里南	是	是[4]（≥1 周岁）	
泰国		是[4]（≥1 周岁）	
多哥	是		是（≥9 月龄）
特立尼达和多巴哥（特立尼达岛）	是[6]	是[4]（≥1 周岁）	
乌干达	是		是（≥1 周岁）

国家	存在黄热病传播风险的国家	该国对旅行者[3]接种黄热病疫苗的要求	
		来自存在黄热病传播风险的国家（旅行者年龄）	来自所有国家（旅行者年龄）
阿拉伯联合酋长国		是[4]（≥9月龄）	
坦桑尼亚联合共和国		是[4]（≥1周岁）	
委内瑞拉（玻利瓦尔共和国）	是[6]	是[4,7]（≥1周岁）	
瓦利斯群岛和富图纳群岛		是[4]（≥1周岁）	
赞比亚		是[4]（≥1周岁）	
津巴布韦		是[4]（≥9月龄）	

© World Health Organization 2019. Some rights reserved. This work is available under the CC BY-NC-SA 3.0 IGO licence.

本出版物中所使用的名称和材料的表述并不代表 WHO 对任何国家、领土、城市、地区及其当局的法律地位或对其边界和边界的划定发表任何意见。

（李夏 译　孟菁 校）

附录 2
国际卫生条例

　　传染病从世界的一个地方传播到另外一个地方并不是一个新的现象,但近几十年来,许多因素突出了这样的事实:一个国家的传染病流行事件有可能威胁全世界。这些因素包括:旅游、移民或灾害导致的日益增长的人口流动;国际食品贸易的增长;与城市化相关联的生物、社会和环境改变;森林砍伐;气候变化;以及食品加工方法、配送和消费习惯的变化。因此,为了保障全球卫生安全的国际合作变得越来越重要。

　　《国际卫生条例(IHR)》于 1969 年正式通过,1973 年及 1981 年[1] 分别进行了修正,2005 年[2] 进行了全面修订,为开展国际合作提供了法律框架。制定条例的目的是为了提供公共卫生应对措施来预防、防范、控制以相应方式在国际间传播的疾病,降低公共卫生风险,并避免对国际交通和贸易不必要的干扰。

　　主要目的是确保:①适当应用常规的预防措施(例如:在港口和机场),和所有国家使用国际认可的文件(例如:疫苗接种证书);②将可能构成受国际关注的公共卫生突发事件的通知送达世界卫生组织;③发生突发事件时,执行世界卫生组织总干事决定的临时性建议。除了新的通知和报告要求以外,《国际卫生条例(2005)》还专注于:向受影响的国家提供支持,避免受感染国家名誉受到伤害,以及避免对国际旅行和贸易产生不必要的负面影响。

　　《国际卫生条例(2005)》于 2007 年 6 月 15 日开始实施。它考虑到了当前国际交通和贸易量、当前传染病流行病学的趋势,以及其他新出现的和再现的健康风险。

　　《国际卫生条例(2005)》中有两条特别应用条款与旅行者最具关联:

---

[1]　国际卫生条例(1969 年):第三注解版. 日内瓦,世界卫生组织,1983 年。

[2]　国际卫生条例(2005 年): http://www.who.int/health-topics/international-health-regulations # tab＝tab_1

某些国家对黄热病的预防接种要求（见第 6 章和国家名录）；为防止病媒输入对航空器实施灭虫措施（见第 2 章）[1]。

疫苗接种要求和杀虫措施,旨在帮助防止国际旅行中疾病的跨国传播,并将对旅行者在国际旅行时造成的不便减少到最小。这需要在检测、减少或消除感染源方面开展国际合作。

最终,一个国家的流行病学和公共卫生管理能力的质量,特别是对健康和疾病的日常国内监测、检测,实施及时有效的控制措施的能力,决定了传染源在一个国家能够构成的威胁有多大。据此提出国家建立最低限度能力的要求,如果得以实施,就能为访客和当地人群提供更好的健康安全保障。

（孟菁 译 李夏 校）

---

[1] Hardiman M., Wilder-Smith A. 修订的《国际卫生条例》和与旅游相关的中医部分。旅行医学杂志,2007,14（3）：141－144.